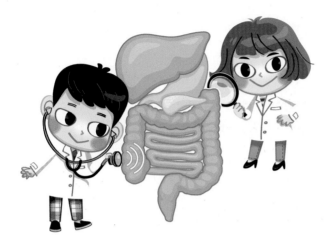

# 보고
# 배우는
# 소화기

See & Learn,
Digestive System

감수 : MICHIMATA Yukihiro
편집 : SUGIYAMA Masanori, ARIMURA Sayuri
역자 : 김연희, 최혜정

군자출판사

# 편저자 일람

## ■ 감수
| | |
|---|---|
| 道又元裕 | 교린대학 의학부 부속병원 간호부장 |

## ■ 편집
| | |
|---|---|
| 杉山政則 | 교린대학 의학부 부속병원 소화기·일반외과 교수 |
| 有村さゆり | 교린대학 의학부 부속병원 소화기외과병동 간호사장 |

## ■ 집필(집필순)
| | |
|---|---|
| 青木早苗 | 교린대학 의학부 부속병원 소화기외과병동 주임 |
| 渡辺奈緒 | 교린대학 의학부 부속병원 소화기외과병동 |
| 鈴木亜希子 | 교린대학 의학부 부속병원 뇌졸중센터·SCU부간호사장 |
| 磯貝香織 | 교린대학 의학부 부속병원 소화기외과병동 부주임 |
| 松本楓 | 교린대학 의학부 부속병원 소화기외과병동 주임보좌 |
| 岸田洋子 | 교린대학 의학부 부속병원 소화기외과병동 주임보좌 |
| 有村さゆり | 교린대학 의학부 부속병원 소화기외과병동 간호사장 |
| 長尾玄 | 교린대학 의학부 부속병원 소화기·일반외과 |
| 杉山政則 | 교린대학 의학부 부속병원 소화기·일반외과 교수 |
| 青木久惠 | 독립행정법인 국립병원기구 무라야마 의료센터 외과 |
| 中里徹矢 | 교린대학 의학부 부속병원 소화기·일반외과 |
| 鈴木裕 | 교린대학 의학부 부속병원 소화기·일반외과 |
| 横山政明 | 교린대학 의학부 부속병원 소화기·일반외과 |
| 小林敬明 | 교린대학 의학부 부속병원 소화기·일반외과 |
| 小河晃士 | 교린대학 의학부 부속병원 소화기·일반외과 |
| 松岡弘芳 | 교린대학 의학부 부속병원 소화기·일반외과 강사 |
| 正木忠彦 | 교린대학 의학부 부속병원 소화기·일반외과 교수 |
| 竹内弘久 | 교린대학 의학부 부속병원 소화기·일반외과 |

# 머리말

임상간호실천의 철칙은 의료서비스를 받는 대상자에게 안전하면서도 안정적인 간호를 제공하는 것이다. 이 철칙은 몇 개의 요소에 따라 실현된다. 그것은 환자의 입장을 토대로 지지자로서의 위치를 전제로 한, 환자의 자연치유력의 촉진, 셀프케어 능력의 향상, 스트레스에 대한 적응의 원조, 일상생활의 정비·조정, 안전의 보장이다. 그리고 환자가 가진 건강문제의 반응을 정확하게 지켜보고 적절한 케어를 실천하는 것이 중요하다.

적절한 케어를 실천하기 위해서는 환자의 정서적인 측면의 이해와 지원은 물론이지만, 환자가 갖고 있는 질병구조와 그에 대한 치료나 검사에 관한 올바른 이해, 과학적 근거를 배경으로 한 케어와 의료정보의 지식이 꼭 필요하다 할 것이다.

그래서 각과별「간호순서」와「질환의 지식」을 사진과 일러스트로 알기 쉽게 몸에 익혀두었으면 하는 의도에서 기획한 것이 이「보고 배우는」시리즈이다.

본서「보고 배우는 소화기」에서는 Part 1「간호사와 관련된 처치와 간호」로써, 위관이나 일레우스관 삽입이라는 각종 배액술을 비롯하여, PEG, 스토마, 창부의 관리 등 일상에서 자주 이뤄지는 처치의 순서를 상세히 서술하였다. Part 2「간호 사정과 간호 포인트」에서는 수술 전·수술 후 관리에 중점을 두고, 문합부전이나 감염, 심부정맥혈전증, 섬망 등, 합병증의 대책에 대해서 해설하고 있다. 근래 소화기영역은 내시경적 치료 등의 저침습처치가 증가하고, 치료·검사방법은 복잡하고 다양하다. 간호사는 처치가 어떤 영향을 미치는가를 이해하고 환자·가족에게 정확하게 설명할 수 있어야 한다. 그리고 Part 3「간호사와 관련된 검사」에서는 실시의 목적, 기본적인 영상을 보는 법, 주의점이나 간호 포인트 등을 검사의 흐름을 따라 정리하였다.

Part 4「알아야 할 소화기질환」은 대표질환의 이해에 도움이 될 것이다. 해부일러스트를 넣어 상부소화관, 췌담관, 하부소화관, 그 밖의 질환, 장기별로 분류하고 있다. 병태, 검사, 치료, 케어까지 폭넓게 망라하고 있어서, Part 1부터 Part 3에서 소개한 기술·지식도 아울러 임상에서 반드시 활용해 주길 바란다.

본서는 하나하나의 항목을 보기 쉽고 간결하게 정리하여, 신입간호사부터 베테랑간호사, 교육을 담당하시는 모두가 만족하는 내용으로 완성할 것이다. 다만 우리나라의 간호케어 기술에 정확하고 근거를 바탕으로 한 골든 스탠다드가 확립되어 있지 않은 이상, 일본 내의 모든 병원에서 아주 동일한 표준적인 간호가 전개되고 있지 않다는 것은 틀림없을 것이다. 그래서 감히 교린대학의학부 부속병원에서 현재 실천하고 있는 것을, 일선에서 환자를 매일 접하고 있는 간호사가 집필해 주었다. 이러한 하나의 병원의 실천이 기초가 되고 독자 여러분으로부터 많은 의견을 받아, 머지않아 근거에 기초한 최고의 실천이 완성될 것을 기대한다.

의사담당영역을 편집해 주신 소화기·일반외과교수·스기야마 마사노리 선생님, 간호사담당부분을 편집해 주신 아리무라 사유리·소화기외과 병동 간호사장에게 깊은 감사의 말씀을 전합니다.

2012년 11월

道又元裕

# CONTENTS

# 소화기계의 전체상

인체에는 여러 가지의 장기가 존재한다. 소화·흡수의 역할을 담당하는 것이 소화기계이며, 소화관과 간·담·췌로 이루어져 있다.

## ■ 신체전면에서 본 내장계

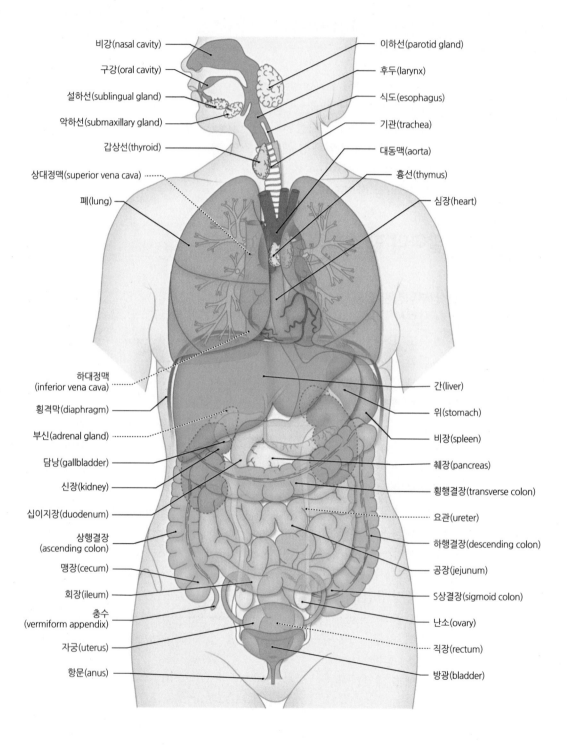

- 비강(nasal cavity)
- 구강(oral cavity)
- 설하선(sublingual gland)
- 악하선(submaxillary gland)
- 갑상선(thyroid)
- 상대정맥(superior vena cava)
- 폐(lung)
- 하대정맥(inferior vena cava)
- 횡격막(diaphragm)
- 부신(adrenal gland)
- 담낭(gallbladder)
- 신장(kidney)
- 십이지장(duodenum)
- 상행결장(ascending colon)
- 맹장(cecum)
- 회장(ileum)
- 충수(vermiform appendix)
- 자궁(uterus)
- 항문(anus)

- 이하선(parotid gland)
- 후두(larynx)
- 식도(esophagus)
- 기관(trachea)
- 대동맥(aorta)
- 흉선(thymus)
- 심장(heart)
- 간(liver)
- 위(stomach)
- 비장(spleen)
- 췌장(pancreas)
- 횡행결장(transverse colon)
- 요관(ureter)
- 하행결장(descending colon)
- 공장(jejunum)
- S상결장(sigmoid colon)
- 난소(ovary)
- 직장(rectum)
- 방광(bladder)

## ■ 복부의 시상단면

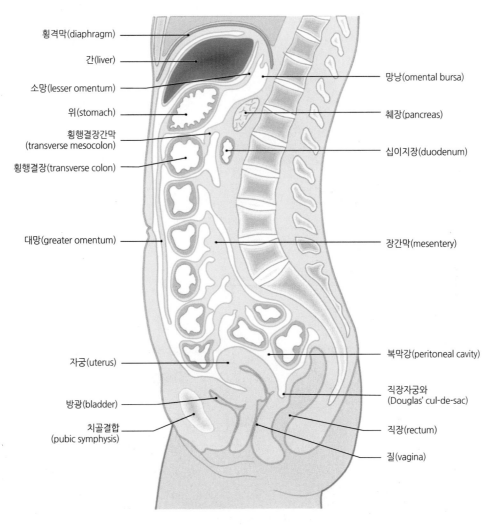

횡격막(diaphragm)

간(liver)

소망(lesser omentum)

위(stomach)

횡행결장간막
(transverse mesocolon)

횡행결장(transverse colon)

대망(greater omentum)

자궁(uterus)

방광(bladder)

치골결합
(pubic symphysis)

망낭(omental bursa)

췌장(pancreas)

십이지장(duodenum)

장간막(mesentery)

복막강(peritoneal cavity)

직장자궁와
(Douglas' cul-de-sac)

직장(rectum)

질(vagina)

## ■ 복부의 횡단면

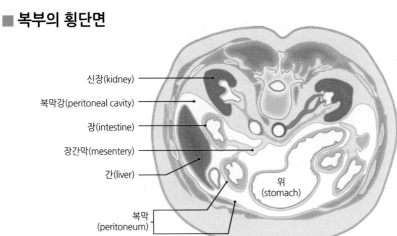

신장(kidney)

복막강(peritoneal cavity)

장(intestine)

장간막(mesentery)

간(liver)

복막
(peritoneum)

위
(stomach)

## ■ 소화에 관련된 장기

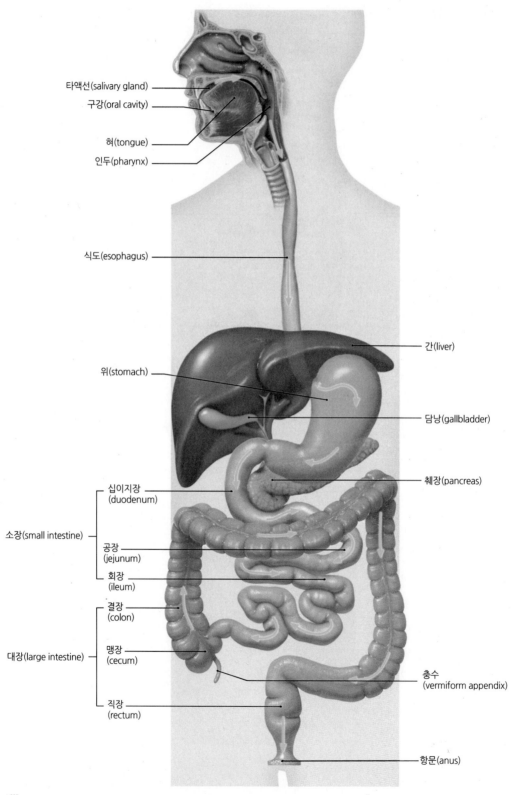

소화흡수의 흐름

타액선(salivary gland)

구강(oral cavity)

혀(tongue)

인두(pharynx)

식도(esophagus)

간(liver)

위(stomach)

담낭(gallbladder)

췌장(pancreas)

십이지장
(duodenum)

소장(small intestine)

공장
(jejunum)

회장
(ileum)

결장
(colon)

맹장
(cecum)

대장(large intestine)

충수
(vermiform appendix)

직장
(rectum)

항문(anus)

# 식도

식도는 구강에서 저작한 식괴를 인두를 통해 위로 넘긴다. 크게 경부, 흉부, 복부로 나뉘고, 3군데 협착부가 있다.

## ■ 식도의 전체상

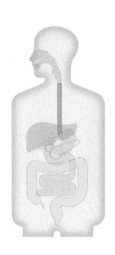

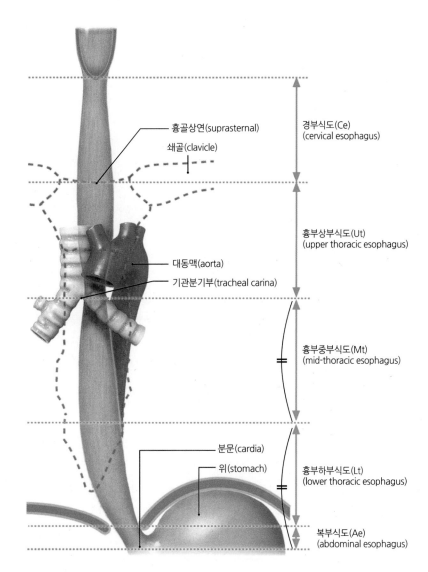

흉골상연(suprasternal)

쇄골(clavicle)

경부식도(Ce) (cervical esophagus)

흉부상부식도(Ut) (upper thoracic esophagus)

대동맥(aorta)

기관분기부(tracheal carina)

흉부중부식도(Mt) (mid-thoracic esophagus)

분문(cardia)

위(stomach)

흉부하부식도(Lt) (lower thoracic esophagus)

복부식도(Ae) (abdominal esophagus)

## ■ 식도의 단면

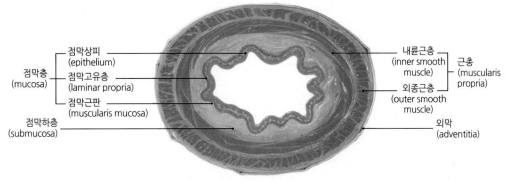

점막상피 (epithelium)

점막층 (mucosa)

점막고유층 (laminar propria)

점막근판 (muscularis mucosa)

점막하층 (submucosa)

내륜근층 (inner smooth muscle)

근층 (muscularis propria)

외종근층 (outer smooth muscle)

외막 (adventitia)

# 위

위는 식도와 십이지장의 사이를 잇는 주머니 모양의 소화관이다. 음식을 일시적으로 저장하고 위액에 의해 식괴를 분해, 죽 상태로 만든다.

## ■ 위의 전체상

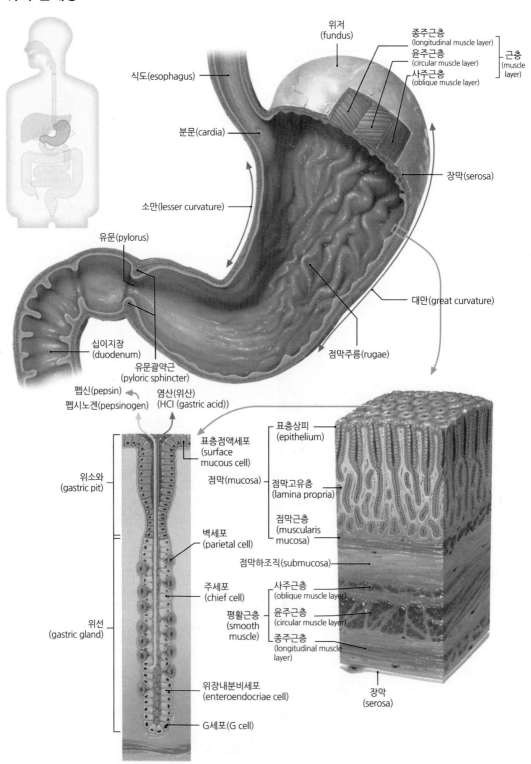

위저(fundus)

식도(esophagus)

종주근층(longitudinal muscle layer)
윤주근층(circular muscle layer)
사주근층(oblique muscle layer)
근층(muscle layer)

분문(cardia)

장막(serosa)

소만(lesser curvature)

유문(pylorus)

대만(great curvature)

십이지장(duodenum)

점막주름(rugae)

유문괄약근(pyloric sphincter)

펩신(pepsin)
펩시노겐(pepsinogen)

염산(위산)(HCl (gastric acid))

표층점액세포(surface mucous cell)

표층상피(epithelium)

위소와(gastric pit)

점막(mucosa)

점막고유층(lamina propria)

점막근층(muscularis mucosa)

벽세포(parietal cell)

점막하조직(submucosa)

주세포(chief cell)

사주근층(oblique muscle layer)
윤주근층(circular muscle layer)
종주근층(longitudinal muscle layer)

평활근층(smooth muscle)

위선(gastric gland)

위장내분비세포(enteroendocriae cell)

장막(serosa)

G세포(G cell)

# 소장(십이지장)

소장의 시작인 십이지장은 C자 모양으로 커브하여 공장으로 이어진다. 췌장과 담낭에 작용하여 췌액과 담즙을 분비시킨다.

## ■ 십이지장의 전체상

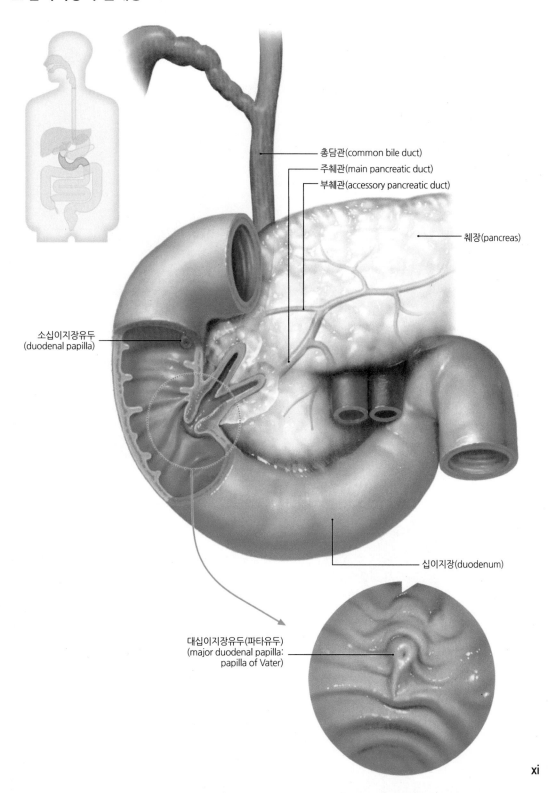

총담관(common bile duct)

주췌관(main pancreatic duct)

부췌관(accessory pancreatic duct)

췌장(pancreas)

소십이지장유두
(duodenal papilla)

십이지장(duodenum)

대십이지장유두(파타유두)
(major duodenal papilla:
papilla of Vater)

# 소장(공장, 회장)

십이지장에서 이어지는 공장과 회장은 내강이 점막으로 둘러싸여 있다. 점막에는 다수의 융모가 있어서, 영양의 흡수율을 올리고 있다.

## ■ 소장벽의 단면

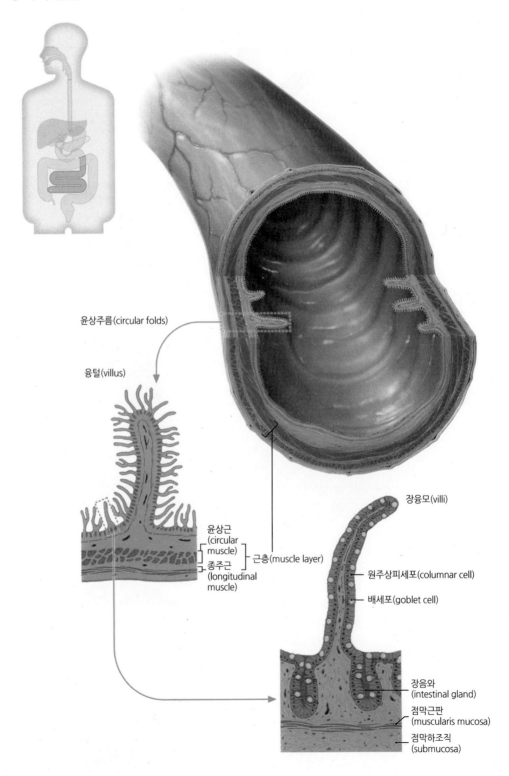

윤상주름(circular folds)

융털(villus)

윤상근(circular muscle)

종주근(longitudinal muscle)

근층(muscle layer)

장융모(villi)

원주상피세포(columnar cell)

배세포(goblet cell)

장음와(intestinal gland)

점막근판(muscularis mucosa)

점막하조직(submucosa)

# 대장

대장은 소화관의 말단부분이며, 맹장, 결장, 직장으로 이루어져 있다. 소화물의 수분을 흡수하고 남은 찌꺼기는 변이 되어 항문을 통해 배출된다.

## ■ 대장의 전체상

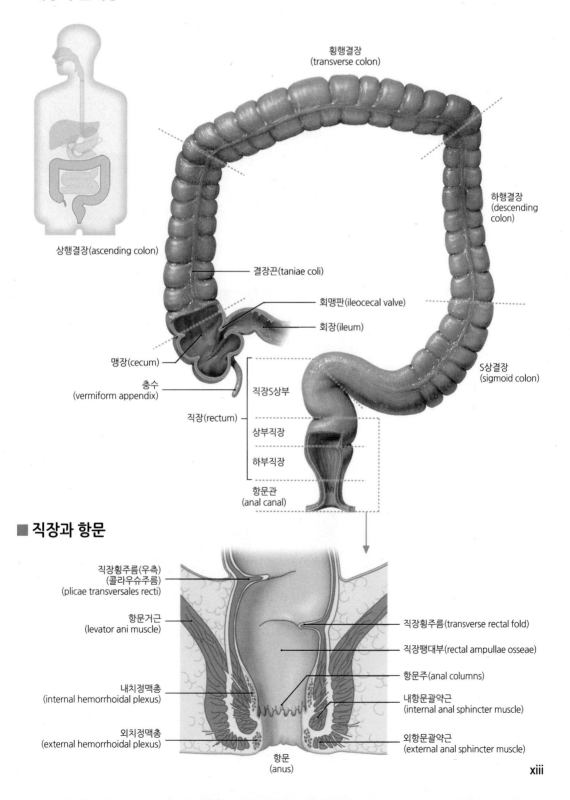

횡행결장
(transverse colon)

하행결장
(descending colon)

상행결장(ascending colon)

결장끈(taniae coli)

회맹판(ileocecal valve)

회장(ileum)

맹장(cecum)

충수
(vermiform appendix)

직장S상부

직장(rectum)

상부직장

하부직장

항문관
(anal canal)

S상결장
(sigmoid colon)

## ■ 직장과 항문

직장횡주름(우측)
(콜라우슈주름)
(plicae transversales recti)

항문거근
(levator ani muscle)

내치정맥총
(internal hemorrhoidal plexus)

외치정맥총
(external hemorrhoidal plexus)

항문
(anus)

직장횡주름(transverse rectal fold)

직장팽대부(rectal ampullae osseae)

항문주(anal columns)

내항문괄약근
(internal anal sphincter muscle)

외항문괄약근
(external anal sphincter muscle)

# 간

간은 복부최대의 장기이며 간소엽이라는 조직이 무수하게 모여 만들어졌다.
문맥과 간동맥의 두 혈관으로 혈액이 유입된다.

## ■ 전면

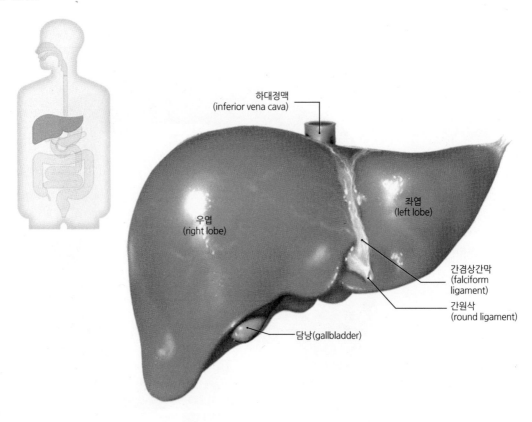

하대정맥
(inferior vena cava)

좌엽
(left lobe)

우엽
(right lobe)

간겸상간막
(falciform
ligament)

간원삭
(round ligament)

담낭(gallbladder)

## ■ 후면

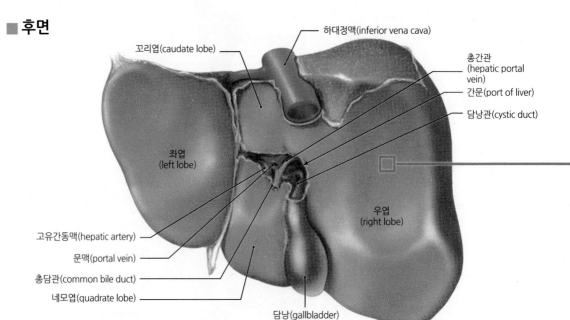

꼬리엽(caudate lobe)

하대정맥(inferior vena cava)

총간관
(hepatic portal
vein)

간문(port of liver)

담낭관(cystic duct)

좌엽
(left lobe)

우엽
(right lobe)

고유간동맥(hepatic artery)

문맥(portal vein)

총담관(common bile duct)

네모엽(quadrate lobe)

담낭(gallbladder)

## ■ 간구역(segments of liver)

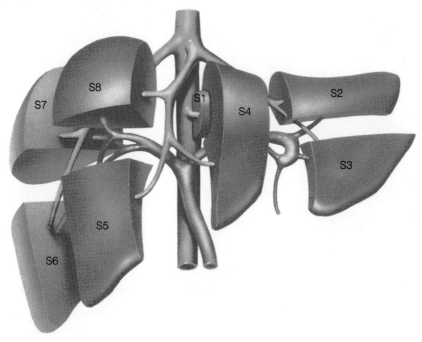

## ■ 간소엽

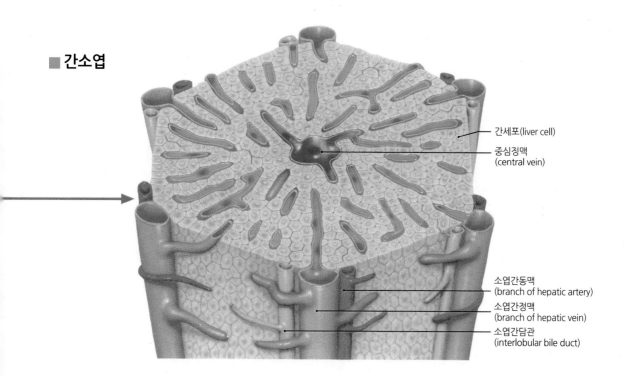

간세포(liver cell)

중심정맥
(central vein)

소엽간동맥
(branch of hepatic artery)

소엽간정맥
(branch of hepatic vein)

소엽간담관
(interlobular bile duct)

# ■ 간에 유입되는 혈관

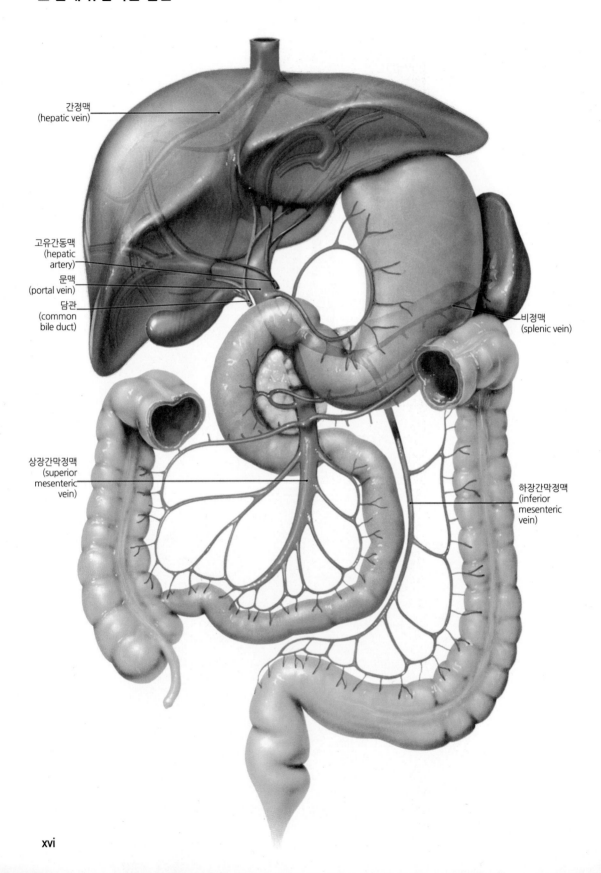

간정맥
(hepatic vein)

고유간동맥
(hepatic
artery)

문맥
(portal vein)

담관
(common
bile duct)

상장간막정맥
(superior
mesenteric
vein)

비정맥
(splenic vein)

하장간막정맥
(inferior
mesenteric
vein)

# 담낭

담낭은 간장에서 만들어진 담즙을 저장·농축하여 십이지장으로 분비한다. 간장과 십이지장을 연결하는 담즙의 배출로가 담도이다.

## ■ 담낭의 전체상

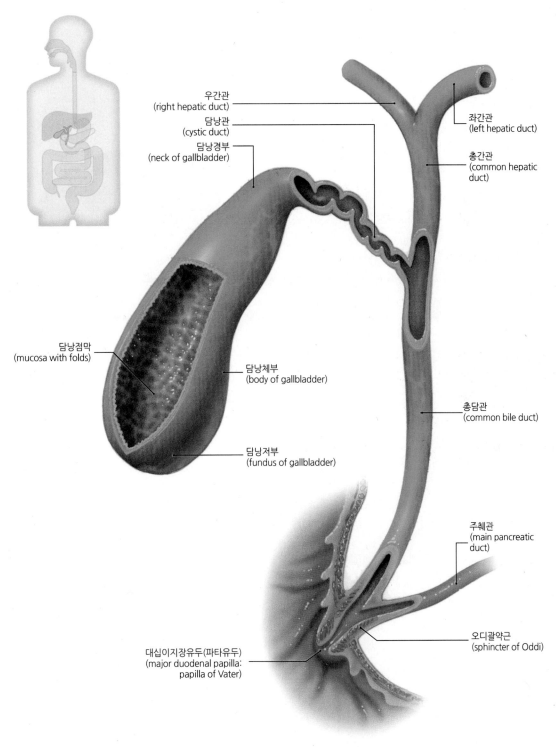

우간관
(right hepatic duct)

담낭관
(cystic duct)

담낭경부
(neck of gallbladder)

좌간관
(left hepatic duct)

총간관
(common hepatic duct)

담낭점막
(mucosa with folds)

담낭체부
(body of gallbladder)

담낭저부
(fundus of gallbladder)

총담관
(common bile duct)

주췌관
(main pancreatic duct)

오디괄약근
(sphincter of Oddi)

대십이지장유두(파타유두)
(major duodenal papilla: papilla of Vater)

# 췌장

췌장은 위의 뒤쪽에 있는 가로로 긴 장기로, 외분비선과 내분비선을 가진다. 외분비선으로부터 췌액, 내분비선으로부터는 호르몬이 분비된다.

## ■ 췌장과 주변 장기

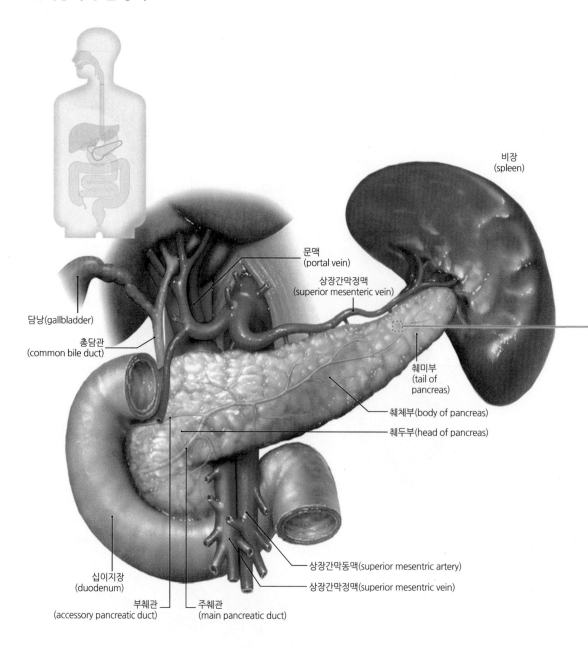

비장
(spleen)

문맥
(portal vein)

상장간막정맥
(superior mesenteric vein)

담낭(gallbladder)

총담관
(common bile duct)

췌미부
(tail of pancreas)

췌체부(body of pancreas)

췌두부(head of pancreas)

상장간막동맥(superior mesentric artery)

상장간막정맥(superior mesentric vein)

십이지장
(duodenum)

부췌관
(accessory pancreatic duct)

주췌관
(main pancreatic duct)

## ■ 췌조직

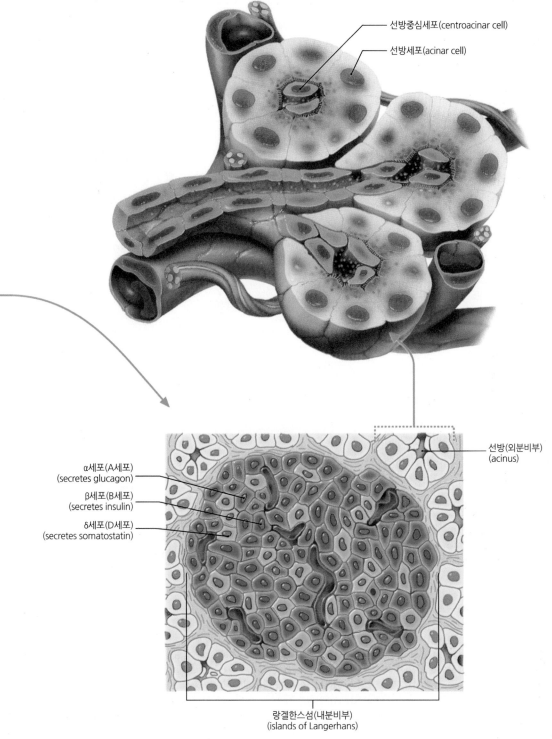

선방중심세포(centroacinar cell)

선방세포(acinar cell)

선방(외분비부)
(acinus)

α세포(A세포)
(secretes glucagon)

β세포(B세포)
(secretes insulin)

δ세포(D세포)
(secretes somatostatin)

랑겔한스섬(내분비부)
(islands of Langerhans)

# 간호기술이 「보인다!」 질환을 「안다!」

 **2대 구성**

「간호기술」, 「질환의 지식」

 **보고 배운다**

알아 두어야 할 간호요령이나 행동

## 간호기술

● 자주 시행되는 간호기술의 순서를 사진의 흐름으로 알 수 있도록 구성되어 있습니다.

리스크 관리상, 주의가 필요한 점을 강조

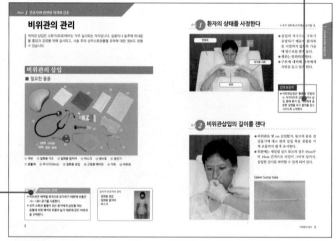

## 질환의 지식

● 자주 만나는 주요 질환, 드물지만 알아 두어야 할 질환, 주요 수술 방법 등의 기본지식을 화상이나 일러스트로 알기 쉽게 해설하고 있습니다.

개념, 증상, 진단, 치료, 간호를 한눈에 알 수 있다

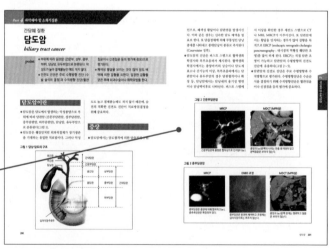

● 본서에서 소개하고 있는 치료·간호방법 등은 각 집필자가 임상의 예를 중심으로 하여 전개하고 있습니다. 실천에 의해 얻어진 방법을 보편화하려고 노력하고 있습니다만, 만일 본서의 기재 내용에 의해 예측하지 못한 사고 등이 일어난 경우, 저자, 출판사는 그 책임을 질 수 없다는 것을 양해해 주시기 바랍니다. 또한 본서에 게재된 사진은 임상의 예 중에서 환자본인·가족의 동의를 얻어 사용하고 있습니다.

● 본서에 기재되어 있는 약제·재료·기기 등의 선택·사용법 등에 대해서는 출판 당시의 가장 새로운 것입니다. 약제 등의 사용에 있어서는 개개의 첨부 문서를 참조하여 적응, 용량 등은 항상 확인해 주세요.

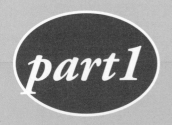

part 1

# 간호사와 관련된
# 처치와 간호

# 비위관의 관리

비위관 삽입은 소화기(외과)에서는 자주 실시되는 처치입니다. 수술 중이나 수술 후에 위내용물 흡입과 감압을 위해 실시하고, 시술 후의 상부소화관 출혈 유무에 대한 정보도 얻을 수 있습니다.

## 비위관의 삽입

### ■ 필요한 물품

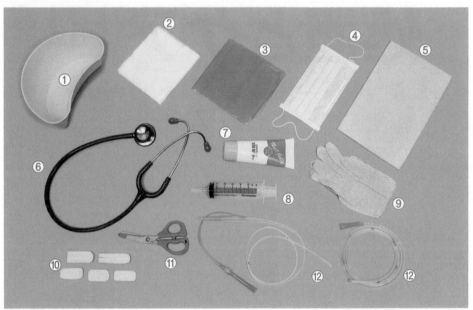

① 곡반   ② 일회용 거즈   ③ 일회용 앞치마   ④ 마스크   ⑤ 방수포   ⑥ 청진기

⑦ 윤활제   ⑧ 주사기(50mL)   ⑨ 일회용 장갑   ⑩ 고정용 테이프   ⑪ 가위   ⑫ 비위관

---

**Check** / 비위관의 선택

● 비위관은 배액을 목적으로 유치하기 때문에 보통은 14~18Fr 굵기를 사용한다.

● 상부 소화관 출혈이 있는 환자에게 삽입할 때는 응혈에 의한 폐색의 위험이 높기 때문에 굵은 비위관을 선택한다.

실시자·보조자의 장비

· 일회용 장갑
· 일회용 앞치마
· 마스크

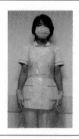

# 순서 1 환자의 상태를 사정한다

※처치 전후에 손위생을 실시할 것.

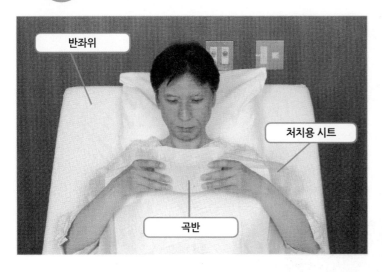

반좌위

처치용 시트

곡반

- 삽입할 때 자극으로 인해 구토가 유발되기 때문에 환자복을 더럽히지 않도록 가슴에 방수포를 펼쳐 둔다.
- 체위는 반좌위로 한다.
- 구토에 대비해 환자에게 곡반을 들고 있게 한다.

### 간호포인트

- 비위관삽입은 통증을 유발하는 처치이므로 삽입 전이나 삽입 중에 환자와 가족에게 충분한 설명을 하고 불안을 감소시키도록 노력한다.

# 순서 2  비위관삽입의 길이를 잰다

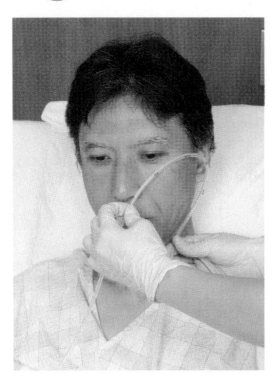

- 비위관을 몇 cm 삽입할지, 튜브의 끝을 검상돌기에 대고 관의 삽입 쪽을 귓볼을 거쳐 코끝까지 잰 후 표시한다.
- 위관에는 세일럼 섬프 튜브의 경우 45cm부터 10cm 간격으로 라인이 그어져 있어서, 삽입한 길이를 파악할 수 있게 되어 있다.

Salem Sump tube

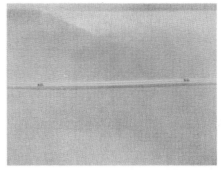

# 비위관을 삽입한다

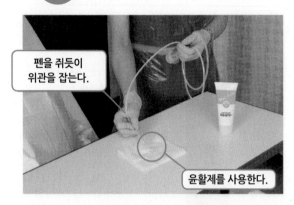

펜을 쥐듯이 위관을 잡는다.

윤활제를 사용한다.

● 비위관의 끝에 윤활제를 바른다.

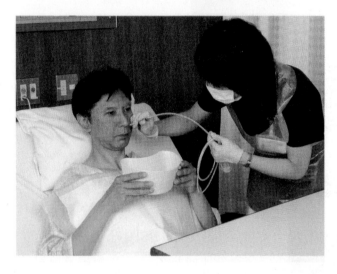

**비위관삽입의 이미지**

비위관

분문

유문    위

● 좌우의 비강 중에서 공기가 통하기 좋은 쪽으로 비위관을 삽입한다.
● 비위관이 인두에 닿으면 환자에게 삼키라고 말한다.

---

### 이럴 때 어떻게 하지?

#### 환자가 숨이 막히는 경우
● 비위관이 기도로 들어갔을 가능성을 확인한다.

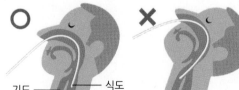

기도 ——— 식도

턱을 내린(머리를 앞으로 굽힌) 자세는 후두거상 시에 작용하는 경부근을 쉽게 수축하게 한다. 삼키기 쉽게 하여 튜브가 식도로 잘 들어가도록 유도할 수 있다.

턱을 치켜든 상태에서는 삼키기가 어렵고, 식도가 아닌 후두로 튜브가 들어가기 쉽다.

---

**주의!**

● 구강내에 비위관이 들어갈 수가 있으므로 환자에게 구강내를 보여 달라고 하고 삽입을 확인한다.

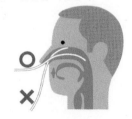

튜브는 수평(안면에 수직)으로 넣는다. 위를 향해 삽입하면 비갑개를 손상시켜 출혈될 염려가 있다.

순서 **4** # 위액을 흡인한다

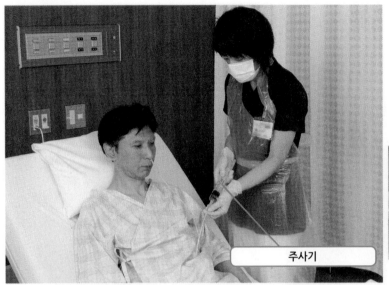

주사기

● 성인의 경우 비강에서 45~60cm 삽입한 시점에서 위관에 주사기를 연결하여 위액의 역류를 확인한다.

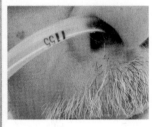

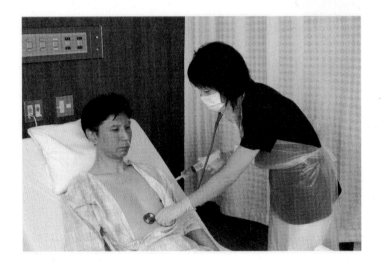

● 위상부에 청진기를 대고 주사기로 10mL 정도 공기를 넣어 '휙'하는 거품소리가 들리는지 확인한다.

---

*이럴때 어떻게 하지?*

**공기가 차있는 경우**
● 공기를 제거한 후에 위액을 흡인한다.

**거품소리가 들리지 않는 경우**
● 비위관이 기도에 삽입될 수 있기 때문에 다시 한 번 시도한다.

# 비위관의 위치를 확인한다

**비위관삽입 후의 X선 사진**

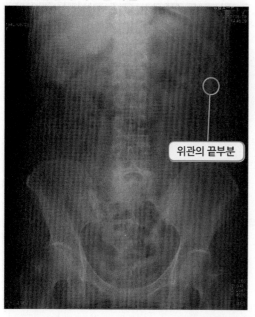

위관의 끝부분

● 위 내에 유치되어 있는지 기도에 들어가 있는 건 아닌지를 의사가 X선 검사로 확인한다.

## 순서 5 비위관을 고정시킨다

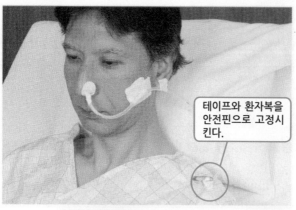

테이프와 환자복을 안전핀으로 고정시킨다.

● 비강에서 몇 cm유치되었는지를 확인하고 테이프로 고정시킨다.

● 예: ○Fr○를 ○에서 ○cm 유치했는지 확인하고 '16Fr Salem Sump tube를 오른쪽 비강에서 60cm 삽입' 등으로 기록한다.

● 위관을 잠시 유치하는 경우는 배액백에 연결한다.

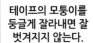

### 비위관의 고정 방법

● 고정용 테이프를 7cm 정도로 자르고 반으로 가위집을 낸다. 가위집이 없는 쪽을 환자의 코에 붙이고, 가위집을 낸 쪽을 양쪽으로 튜브에 감는다.

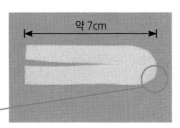

약 7cm

테이프의 모퉁이를 둥글게 잘라내면 잘 벗겨지지 않는다.

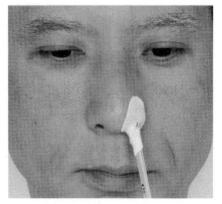

### 주의!

● 비익부에 튜브가 닿으면 궤양을 형성할 위험이 있으므로, 닿지 않게 고정시킨다.

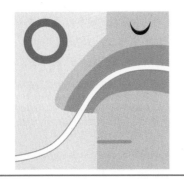

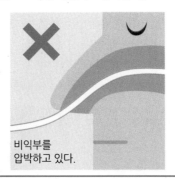

비익부를 압박하고 있다.

# 관찰점과 합병증 대책

## 관찰·기록

● 비위관의 고정 테이프는 몸의 움직임으로 당겨지거나 피지에 의해 느슨해지기 때문에, 자주 고정 상태를 확인한다. 느슨해졌거나 벗겨져 있을 때는 신속하게 다시 붙인다.

● 비위관에서 배출되는 배액의 색깔·양·양상·냄새, 공기의 제거 유무에 대해서 관찰하고 기록한다.

### 위 절제 후에 배출되는 위 내용물의 양상

| 성상 | 예측되는 상태 |
|------|--------------|
| 무색투명 | 정상 |
| 노란색, 황록색 | 담즙이나 장액이 유출 |
| 갈색, 검은색 | 오래된 출혈 |
| 선홍색 | 새로운 출혈 |

- 비위관에서 혈성 배액이 확인되는 경우, 응혈에 의해 배액이 저해되고 비위관의 폐색으로 연결된다. 위관이 막히면 위가 팽만되면서 오심·구토가 나면서 흡인의 위험이 높아진다.
- 수술 후라면 감압할 수 없기 때문에 문합부에 과잉의 압력이 가해져 문합부전의 원인이 될 수도 있다. 위 절제후의 문합부전인 경우 간헐적 지속흡인기를 장착하여 위관을 흡인하기도 한다.
- 밀킹은 밀킹롤러(사진) 등의 기구를 사용하기도 하지만, 손으로 위관에 압력을 가하면 쉽게 실시할 수 있다. 최근에는 튜브의 손상을 막기 위해 손으로 가압하도록 권장한다.

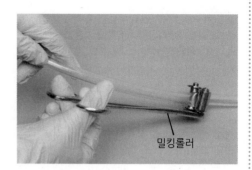

밀킹롤러

# ② 관찰·기록

- 비위관의 굴곡·폐색을 방지하기 위해, 누웠을 때 몸 밑에 튜브가 깔리지 않도록 주의한다.
- 보행 시에나 누웠을 때 비위관·배액백이 삽입부보다 항상 아래에 두도록 교육한다.

### 비위관·배액백의 위치

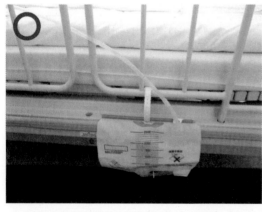

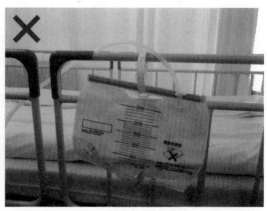

- 비위관을 유치하고 있을 때도 구강간호는 중요하다.
- 스스로 양치질을 할 수 있는 환자에게는 스스로 하도록 시킨다. 칫솔질이나 양치질을 할 수 없는 환자에게는 칫솔, 혀·구강용 스폰지브러시 등을 이용하여 구강간호를 한다.

- 비위관이 가지고 있으면 튜브가 항상 인두부에 접촉하여 자극이 생긴다. 또 구강호흡이 되기 쉬우며, 금식에 의해 침의 분비량이 저하하고, 구강 내의 자정작용이 저하되어 스스로 객담을 배출하기가 어려워진다.
- 수술 후에는 저항력이 저하되어 있다. 폐합병증을 예방하기 위해서라도 구강간호를 실시하여, 전신 상태가 나빠지는 것으로 이어지는 구강내 인자를 제거하는 것이 필요하다.

(靑木早苗)

# 위세척

> 위세척은 위내의 소화되지 않은 물질, 부패물질, 독극물의 배출을 목적으로 실시된다.
> 급성중독이나 소화관출혈의 진단·치료에도 필요한 처치이다.

## 위세척

### ■ 필요한 물품

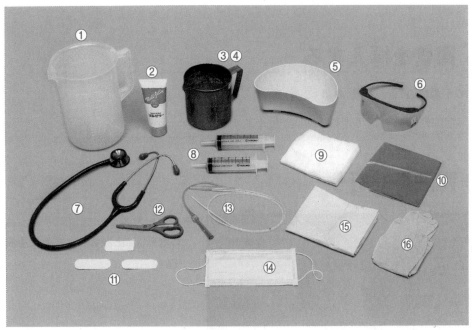

① 배액컵  ② 윤활제  ③ 물 또는 얼음물 500~1500mL  ④ 물을 넣는 용기  ⑤ 곡반

⑥ 고글  ⑦ 청진기  ⑧ 주사기 2개(50mL)  ⑨ 일회용 거즈

⑩ 일회용 앞치마  ⑪ 고정용 테이프  ⑫ 가위  ⑬ 비위관  ⑭ 마스크

⑮ 방수포  ⑯ 일회용 장갑

실시자·보조자의 장비
· 일회용 장갑
· 일회용 앞치마
· 마스크
· (고글)

## 순서 1 환자의 상태를 사정한다

※처치 전후에 손위생을 실시한다.

- 토혈 후에 실시할 때는, 가능하다면 환자에게 양치질을 하게 하여 구강을 청결히 한 후 시행한다.
- 상부소화관 출혈인 환자에게 위세척을 행할 경우 비위관 삽입의 자극으로 다시 출혈할 가능성이 높다. 그래서 감염증이 있거나 또는 의심되는 환자에게 시행할 때는 일회용 장갑·일회용 앞치마·마스크와 고글을 사용하여 의료인이 감염되는 것을 방지할 필요가 있다.

> **간호포인트**
> - 통증을 유발하는 처치이니 삽입 전이나 도중에 환자 및 가족에게 충분한 설명을 하고 불안을 경감시키도록 노력한다.

> **주의!**
> - 환자의 의식수준이 명료하지 않은 경우 몸의 움직임이 심하고 처치에 방해가 될 수 있다. 안전하게 실시하기 위해서 환경을 정리해 둔다.
> - 상부소화관 천공 시에는 금기다.

 ## 순서 2 비위관을 삽입한다

- 비위관삽입의 순서는 「비위관의 관리」 항 참조.

 ## 순서 3 위세척을 한다

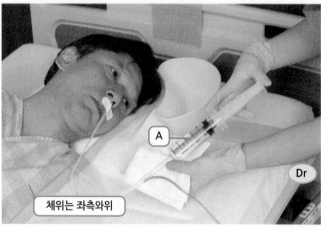

체위는 좌측와위

A

Dr

- 주사기A에 물을 50mL 흡인하고 의사에게 건네준다.

> **요령!**
>
> 세척액의 선택
> - 생리식염수를 이용한다.

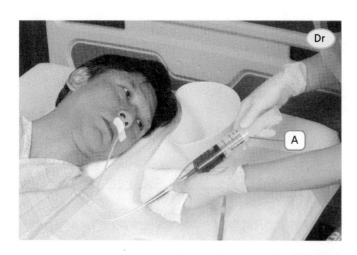

● 세척을 한다.

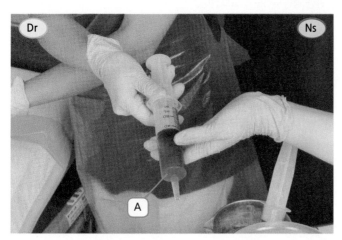

● 의사가 세척하는 동안에 또 하나의 주사기B에 물을 50mL 흡인한다.

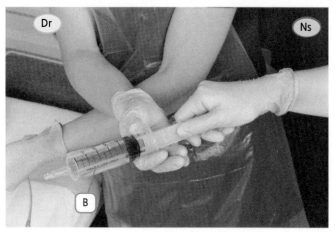

● 세척 후의 주사기A와 B를 교환하여 건네준다.

*Ns : 간호사

- 세척 후의 주사기A 안의 세척액은 배액컵에 버리고 물을 흡인해 둔다.
- 위세척을 계속하고, 종료 후에 세척량과 배액량의 차이가 없는지 확인한다(예를 들면 in 1500mL out 1450mL인 경우 위내에 물이 50mL 남아있기 때문에, 비위관을 유치하고 있을 때는 배액량에서 50mL 빼면 된다).
- 상부소화관 출혈인 경우 세척액에 혈액·응혈이 섞이지 않게 되면 종료(보통은 500~1500mL 정도)하면 되는데, 세척액이 깨끗하지 않을 경우엔 신속한 내시경적 지혈처치가 필요하다.

---

### 간호포인트

- 상부소화관에서 출혈이 있는 경우엔 세척액에 혈액이 섞여있기 때문에 환자가 놀랄 수 있으므로 세척액이 환자의 눈에 띄지 않도록 하는 배려도 필요하다.
- 시행 중에는 적절하게 환자에게 말을 걸어 불안을 경감시키도록 노력한다.

---

# 관찰점과 합병증 대책

- 위세척을 할 때는 배액의 색깔, 양상, 냄새, 양을 관찰한다.

---

### 이럴 때 어떻게 하지?

#### 토혈환자인 경우

- 세척으로 인한 자극으로 다시 출혈을 일으킬 위험이 있기 때문에 활력징후·의식수준의 변화에 주의한다.
- 감염 위험을 고려하여 보조자는 고글을 사용한다. 위세척 후에 그대로 내시경적 지혈처치로 이행하는 경우가 있기 때문에, 그 경우는 신속하게 이송 준비를 한다.

#### 약물과다섭취 환자의 경우

- 의식수준의 변화나 몸의 움직임에 주의한다.

(靑木早苗)

# 일레우스관의 관리

> 일레우스 환자에 대해 장관내의 감압 목적으로 일레우스관이 삽입됩니다.
> 일레우스란 장관내강의 폐색에 의해 장내용물의 통과가 방해를 받는 상태를 말합니다.

● 일레우스(장폐색)는 상태에 따라 주로 마비성 일레우스, 단순성(유착성) 일레우스, 교액성 일레우스로 분류된다.

● 일레우스관은 단순성 일레우스, 마비성 일레우스 환자에게 삽입된다. 교액성 일레우스의 경우는 수술 적응이 되기 때문에 제외한다.

## 일레우스관의 삽입

### ■ 필요한 물품

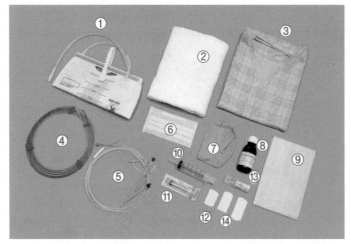

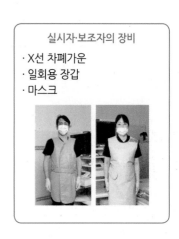

실시자·보조자의 장비

· X선 차폐가운
· 일회용 장갑
· 마스크

① 배액백   ② 배스타올   ③ 검진복   ④ 가이드와이어   ⑤ 일레우스관   ⑥ 마스크   ⑦ 일회용 장갑
⑧ 아미도트리조산 나트륨메글루민(가스트로그라핀 경구·경장용)   ⑨ 방수포
⑩ 주사기(50mL)   ⑪ 주사기(10mL)   ⑫ 멸균증류수(20mL)   ⑬ 안전핀   ⑭ 고정용 테이프

 순서 **1** # 환자의 상태를 사정한다   ※처치 전후에 손위생을 실시할 것.

● 일레우스관은 X선 투시 하에서 삽입하기 때문에 검진복이나 수술복 등 단추나 금속이 없는 편한 옷으로 갈아입는다.

# 순서 2 일레우스관을 삽입한다

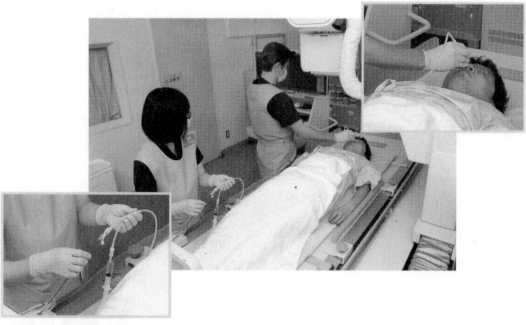
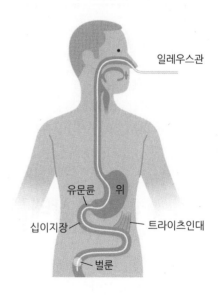

● 환자의 체위는 비위관삽입할 때와 같지만 유문륜 주변에서 카테터가 잘 들어가지 않을 때는 측와위를 취할 수 있다.

● 유문륜을 통과할 때 카테터에 어느 정도의 경도가 없으면 통과하지 못하기 때문에, 유문륜 통과 때부터는 가이드와이어를 사용한다.

**일레우스관의 삽입 이미지(코를 통과)**

일레우스관

유문륜    위

십이지장    트라이츠인대

벌룬

## 순서 3  일레우스관 유치 후, 멸균증류수로 풍선을 확장시킨다

**주의!**

● 생리식염수는 풍선 내에 나트륨(Na)이 부착되어 풍선이 허탈할 수 없기 때문에 사용하지 않는다.

## 순서 4  일레우스관의 위치를 확인한다

**일레우스관 삽입 후의 X선 사진**

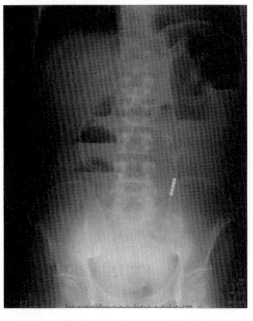

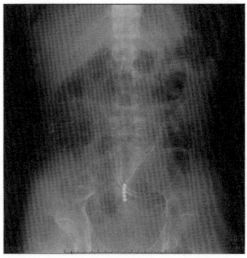

일레우스관이 트라이츠인대를 넘어 진행하고 있다.

● 풍선이 확장되고 있는지 카테터의 굴곡이 없는지, 위내에 느슨함이 있는지 등을 사진으로 확인한다.

● 일레우스관은 장연동에 의해 끝이 항문쪽으로 나아가기 때문에 위내에 느슨함을 주고 유치되는 일이 많다.

## 순서 5  일레우스관을 고정시킨다(필요시)

● 일레우스관은 카테터가 길고 벌룬용 일방향 밸브·흡인용 커넥터·sump tube용 Luer 커넥터의 3way로 나뉘어져 있기 때문에 무게가 나간다. 그러므로 일레우스관이 위내에 느슨함을 주는 경우에는 코·뺨·귓바퀴 또는 환자복 세 군데에 고정시킨다.

● 위내에 느슨함을 주지 않는 경우는 코에 고정시키지 않고 뺨에서 느슨하게 고정시키면 된다.

**주의!**

● 고정시키지 않으면 사고나 스스로 빼버릴 위험이 있다. 순회할 때마다 확인은 물론, 환자에게 관이 빠지면 알리도록 한다.

# 관찰점과 합병증 대책

##  1  관찰·기록

- 간호순회 때마다 일레우스관의 고정 상태를 확인한다. 일레우스관의 고정 테이프는 몸의 움직임으로 당겨지거나 피지에 의해 느슨해지기 때문에, 벗겨졌을 때에는 신속하게 처치한다.
- 일레우스관에서의 배액의 색깔·양·양상·냄새, 공기의 제거 유무에 대해서 관찰하고 기록한다.

---

### 이럴 때 어떻게 하지?

**감압의 효과가 낮을 경우**

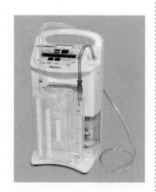

- 일레우스 정도에 따라 감압의 효과가 낮을 때는 간헐적 지속흡인기(사진)를 연결하여 흡인한다.
- 일레우스관 삽입 후에도 장관내의 감압이 이루어지지 않는 경우엔 수술을 선택한다.

**일레우스관에서의 배액량이 많을 경우**

- 탈수가 되기 쉬우니 소변의 양이나 전해질의 균형에 주의한다. 의사의 지시에 따라 수액을 투여한다.

**일레우스관을 가진 환자에게 투약하는 경우**

- 20~30mL의 맑은물에 녹인 내복약을 일레우스관으로 주입 후 관류용 맑은물 100mL를 주입하고, 1~2시간 정도 일레우스관을 클램프한다. 배액하고 있는 경우는 클램프를 반드시 개방한다.

---

## 2  환자에의 지도

- 일레우스관의 굴곡이나 폐색을 방지하기 위해 누웠을 때 몸 밑에 튜브를 깔리지 않도록 주의한다.
- 보행 시나 누웠을 때 일레우스관·배액백이 삽입부보다 아래에 오게 주의하도록 교육한다.

---

### 이럴 때 어떻게 하지?

**전동식 저압흡인기 연결의 경우**

- 전동식 저압흡인기의 콘센트를 빼고 보행할 때는 걸려 넘어지지 않도록 코드를 모아서 걸고, 침대로 돌아오면 확실하게 전원을 연결하도록 설명한다.

**넘어질 위험이 높은 환자의 경우**

- 이동 시에는 간호사 호출기를 활용하도록 설명한다.

---

(青木早苗)

# PTCD(경피적 경간 담관 배액), ENBD(내시경적 경비 담도 배액)

담관염이나 췌장암 등에 의해 담즙의 배설이 곤란한 환자에 대해 담즙이 지나는 길을 확보할 목적으로 배액관이 삽입됩니다.

대표적인 방법으로 경피적 경간 담관배액(percutaneous transhepatic cholangio drainage : PTCD), 내시경적 경비 담도배액(endoscopic nasobiliary drainage : ENBD)이 있고, 환자의 상태에 따라 선택합니다.

| PTCD | ENBD |
|---|---|
| 폐색성 황달에 대해 초음파 가이드 하에 경피적으로 천자를 시행하고, 간내담관의 외루를 형성하여 담즙을 배액한다. | 내시경적·경비적으로 바터팽대부에서 간내담관에 튜브를 유치하고 담즙을 배액한다. |

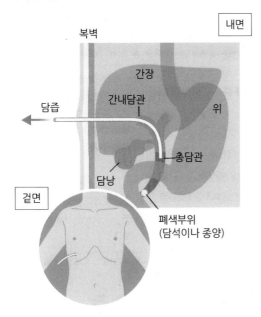

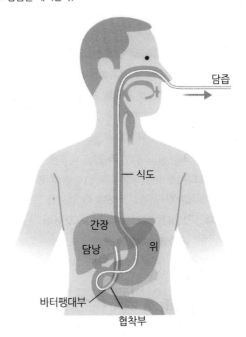

**이점**
- 종양이나 결석 등으로 담관에 강한 협착이 있는 경우에도 실시할 수 있다.

**결점**
- 간을 통과하여 천자를 하기 때문에 환자의 통증이 크다.
- 옆으로 담즙이 새면 피부자극이 발생하기 쉽다.
- 복수저류나 장관의 위치에 따라 천자가 곤란해진다.

**이점**
- 내시경 하에서 이루어지기 때문에 환자의 통증이 적다.
- 샤워, 입욕이 가능

**결점**
- 경비적으로 배액관이 유치되기 때문에 불쾌감이 생기기 쉽다.
- 협착이나 수술 등의 장기위치의 변화에 따라 내시경 튜브 통과가 곤란한 경우는 실시할 수 없다.
- 급성췌장염을 일으킬 수가 있다.

# 위관의 삽입

## ■ 필요한 물품

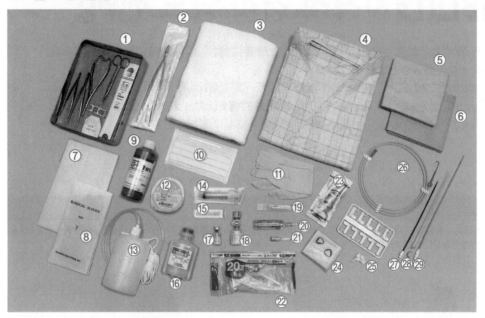

① 봉합세트 　② 섭자 　③ 배스타올 　④ 검진복 　⑤ 구멍 뚫린 일회용 시트
⑥ 멸균 일회용 사각포 　⑦ 처치용 시트 　⑧ 멸균장갑 　⑨ 소독액(J요오드액
10%) 　⑩ 마스크 　⑪ 일회용 장갑 　⑫ 코튼볼 　⑬ G보틀 　⑭ 주사기(10mL)
⑮ 주사침(23G) 　⑯ 생리식염수 　⑰ 메틸프레드니솔론 코하크산 에스테르나트륨
(솔루 메드롤 정주용 125mg) 　⑱ 하이드로코르티손 코하크산 에스테르나트륨(솔
루코테프 정주용 500mg) 　⑲ 리도카인 염산염(크실로카인 주사액 1%) 　⑳ 아미
도트리조산 나트륨 메글루민(유로그라핀 주 60%) 　㉑ 펜타조신(sosegon 주사액
15mg) 　㉒ 수액 세트 　㉓ 초음파 검사용 음향결합제 　㉔ 초음파 프로브용 멸균
커버 　㉕ 천자침 가이드 　㉖ 가이드와이어 　㉗ dilator 　㉘ US침 　㉙ PTCD유
치튜브(스트레이트)

> **실시자의 장비**
> · X선 차폐가운
> · 일회용 캡
> · 멸균가운
> · 멸균장갑
> · 마스크
>
> **보조자의 장비**
> · X선 차폐가운
> · 일회용 장갑
> · 마스크

---

순서 **1** ## 삽입부를 소독하고, 청결시트로 덮는다 　　　※처치 전후에 손위생을 실시할 것.

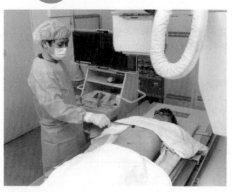

● 의사에게 소독세트를 건넨다.
● 의사가 소독을 한다.

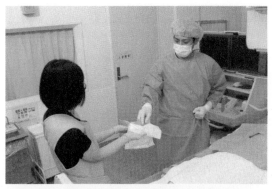

● 구멍 뚫린 일회용 시트, 멸균 일회용 사각포를 덮는다.

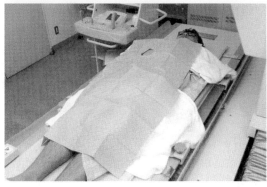

● PTCD를 시행하기 직전의 환자 상태. 천자 부위와 그 주위도 멸균 상태를 유지한다.

## 순서 2 의사가 국소마취를 하고 천자를 시행한다

## 순서 3 의사가 PTCD튜브를 가이드와이어를 통해 삽입한다

## 순서 4 투시조영으로 삽입부를 확인한다

## 순서 5 의사가 배액을 시행한다

---

### 간호포인트

**치료 전**
● PTCD는 피부에 직접 천자하는 통증이 있는 치료이다. 환자가 통증 없이 치료를 받을 수 있도록 의사의 지시에 따라 진통제를 투약한다.

**치료 중**
● 활력징후의 변화에 주의한다. 안전하게 처치가 진행될 수 있도록 의사를 보조한다.

**치료 후**
● 활력징후를 체크한다. 배액의 양상·양을 관찰하고 출혈에 주의한다.

# ENBD

## ■ 필요한 물품

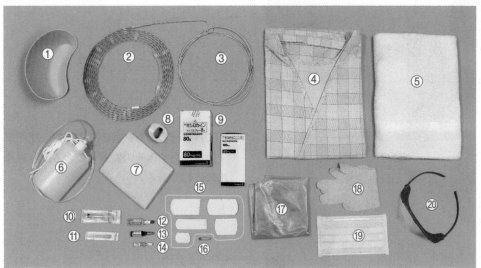

① 곡반   ② 가이드와이어   ③ ENBD 튜브   ④ 검진복   ⑤ 배스타올
⑥ G보틀   ⑦ 처치용 시트   ⑧ 마우스피스   ⑨ 리도카인 염산염 스프레이
⑩ 주사기(10mL)   ⑪ 주사침(23G)   ⑫ 플루마제닐(아네키세토 주사액 0.5mg)
⑬ 디아제팜(호리존 주사액 10mg)   ⑭ 부틸스코폴라민 브롬화물
(부스코판 주 20mg)   ⑮ 고정용 테이프   ⑯ 안전핀   ⑰ 일회용 앞치마
⑱ 일회용 장갑   ⑲ 마스크   ⑳ 고글

실시자의 장비
·X선 차폐가운
·일회용 장갑
·일회용 앞치마
·고글
·마스크

## 순서 1 내시경을 십이지장에 삽입하고 총담관에 ENBD튜브를 삽입한다

※처치 전후에 손위생을 실시할 것.

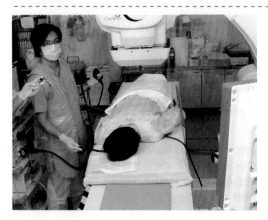

**순서 2** 간 옆의 담관 내에 튜브의 끝을 위치한다

 **순서 3** 튜브의 반대쪽을 코를 통해 밖으로 빼내고 배액백에 연결하여 담즙을 배액한다

### 간호포인트

● ENBD튜브는 길기 때문에 튜브에 걸리거나 무게로 빠지지 않도록 루프를 만들어 단단히 고정시킬 필요가 있다.

## 관찰점과 합병증 대책

 **1** 담즙배액

| | 정상 | 이상 | 원인 | 대책 |
|---|---|---|---|---|
| 색 | 브랜디 색 | 녹색 | ● 감염담즙(세균감염에 의해 녹색으로 변화)<br>● 담관염<br>● 역행성감염 등 | ● 의사에게 보고<br>● 복통, 발열에 주의<br>● 배액이 유출되지 않도록 배액백의 위치 등 관리 철저히 |
| | | 혈성 | ● 담도계의 종양에서의 출혈, 손상 | ● 의사에게 보고<br>● 활력징후 측정, 복통·구역질의 유무 관찰<br>● 배액량의 급격한 변화에 주의 |
| | | 장액성,<br>옅은 담즙색 | ● 튜브의 이탈 등에 의해 끝이 장관 내로 이동 | ● 의사에게 보고하고 X선으로 위치 확인<br>● 고정위치나 마킹을 벗어났는지 등을 확인<br>● 배액정상, 양의 변화에 주의 |
| 양 | 배출된 담즙<br>: 하루 500~1000mL | 과다 | ● 배액관 삽입 직후, 고여있던 담즙의 급격한 배출<br>● 장액의 혼입 | ● 탈수에 주의한다. 의사에게 보고하고 필요시에 점적주입 지시를 받는다.<br>● 양상이 장액성에서 옅은 담즙색인 경우는 의사에게 보고한다. |
| | | 소량 | ● 배액불량, 튜브의 폐쇄나 굴곡 등<br>● 담즙생성기능의 저하, 간부전 등에 의해 담즙이 생성되지 않는다.<br>● 장관내로 담즙 유출 | ● 밀킹, 고정 확인<br>● 의사에게 보고<br>● 의사에 의해 주사기로 흡인하는 등 처치를 한다.<br>● 환자상태 관찰 |
| 양상 | 약간 점조성<br>(이미지 : 보습 로션) | 모래 섞임 | ● 결석파쇄 후의 가스 | ● 튜브가 폐쇄되지 않도록 밀킹, 배량을 체크한다. |
| | | 농성 | ● 종양에 의한 것 | ● 튜브가 폐쇄되지 않도록 밀킹을 한다.<br>● 종양의 원인으로 출혈의 가능성도 있으니, 색조에 주의하여 관찰한다. |

# 삽입부

**PTCD의 고정**

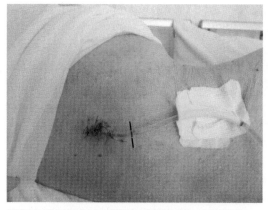

배액관과 피부에 매직으로 마킹하고, 어긋나지 않았는지 확인한다.

**ENBD의 고정**

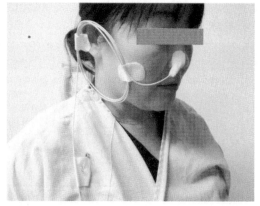

고정은 코·뺨·귀 최소 세 군데는 고정시키고 상황에 따라서 안전핀이
나 테이프로 의복에도 고정시킨다.

 # 라인

# 4 배액병

**Check** / 배액병의 확인

● 효율적인 배액을 위해 배액병은 가능한 한 낮은 위치에 둔다.

● 삽입부보다 높게 하면 배액이 역류하여 역행성 감염의 위험이 있다.

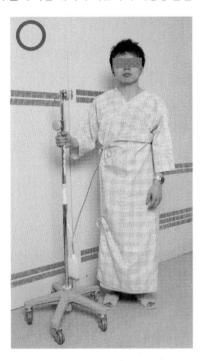

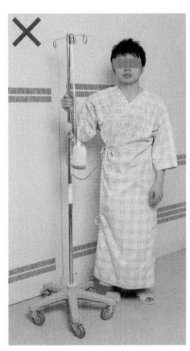

(渡辺奈緒)

# 중심정맥영양법

중심정맥영양법이란 중심정맥이라는 심장 부근의 굵은 혈관에 카테터(central venous catheter : CVC)를 삽입하여, 고칼로리수액을 투여하는 방법입니다.
생명유지나 성장에 필요한 에너지, 각종 영양소를 경정맥적으로 충분한 양을 투여할 수 있고 영양상태의 지속, 개선을 위해서 이용됩니다.

## 영양투여경로

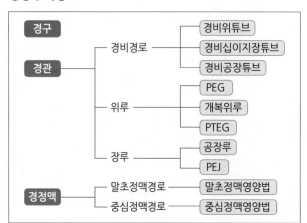

PEG(percutaneous endoscopic gastrostomy)
: 경피적 내시경 위조루술
PTEG(percutaneous transesophageal gastrotubing)
: 경피적 경식도 위관삽입술
PEJ(percutaneous endoscopic jejunostomy)
: 경피적 내시경 공장조루술

井上善文: 영양요법의 선택. 일본정맥경장영양학회 정맥경장영양핸드북, 일본정맥경장영양학회 편, 南江堂, 도쿄, 2011: 169.에서 일부 개변
인용

## 영양요법의 decision tree

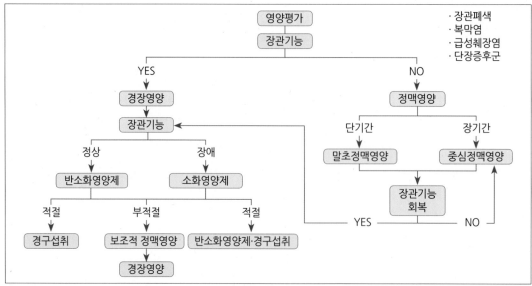

井上善文: 영양요법의 선택. 일본정맥경장영양학회 정맥경장영양핸드북, 일본정맥경장영양학회 편, 南江堂, 도쿄, 2011: 169.에서 일부 개변
인용

## 중심정맥카테터(CVC)의 주요 삽입 부위

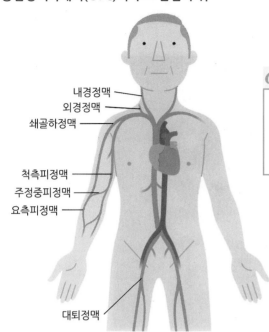

내경정맥
외경정맥
쇄골하정맥

척측피정맥
주정중피정맥
요측피정맥

대퇴정맥

> *Check* **중심정맥영양법 적응증**
>
> ● 소화관을 이용할 수 없거나, 또는 이용하면 질병이 악화되는 경우
> ● 질환예: 일레우스(장폐색), 천공성복막염, 염증성장질환, 소화관출혈, 단장증후군

## 각삽입부위의 장점과 단점

| 부위 | 장점 | 단점 |
|---|---|---|
| ① 내경정맥천자 | ● 천자가 쉽고 카테터의 삽입거리가 짧아 확실하게 중심정맥에 도달할 수 있다. | ● 천자점이 잘 움직이는 경부이기 때문에 고정하기 어렵다.<br>● 눈에 띄기 쉽다.<br>● 천자조작은 의식 있는 환자는 두려워한다. |
| ② 우쇄골하천자<br>(쇄골하정맥) | ● 전흉부는 천자점의 움직임이 적고 카테터의 고정이 쉽다.<br>● 옷 속에 숨어있어 눈에 띄지 않는다. | ● 기흉의 합병증이 될 가능성이 있다.<br>● 동맥을 잘못 천자한 경우 지혈이 곤란하다. |
| ③ 대퇴정맥천자 | ● 천자에 따르는 합병증이 가장 적다. | ● 대퇴부가 움직이므로 고정이 힘들다.<br>● 회음부에 가깝기 때문에 쉽게 오염된다.<br>● 장기적 유치에 의해 정맥혈전을 일으킬 가능성이 높다. |
| ④ 그 밖의 부위 | | |
| 좌내경정맥천자 | ● 흉관에 상처가 날 가능성이 있기 때문에 따로 천자할 수 있는 부위가 없는 등의 특수한 경우를 제외하고는 권하지 않는다. | |
| 좌쇄골하천자 | ● 흉관손상의 가능성이 보고되어 있어서 우쇄골하정맥천자가 제1 선택이다.<br>● 폐동맥캐뉼레이션 등의 경우에는 좌쇄골하정맥천자가 제1 선택이 될 수 있다. | |
| 외경정맥천자 | ● 천자하는 정맥이 보이므로 천자가 용이하지만 카테터의 삽입거리가 길어 카테터가 들어가기 어렵고 중심정맥에 도달하지 못할 때가 있다.<br>● 천자점이 자주 움직이는 경부여서 고정하기도 어려워 제1 선택은 아니다. | |
| 쇄골상천자 | ● 쇄골하정맥과 내경정맥의 합류점을 노리는 것으로, 천자가 성공할 가능성이 높지만 기흉이 합병증이 될 가능성도 높다.<br>● 좌측에서는 흉관에 상처를 입힐 가능성이 있기 때문에 제1 선택은 아니다. | |
| 주척측피정맥천자 | ● 천자하는 정맥이 보여서 천자는 용이하지만 카테터의 삽입거리가 길어서 정맥판에 카테터가 걸리거나 소정맥에 카테터가 잘 들어가지 못하여 중심정맥에 도달하지 못하는 경우가 있다.<br>● 주척측피정맥은 18G침이 충분히 삽입되는 굵기이지만 며칠 유치로도 정맥염을 일으킬 가능성이 있으므로 제1 선택은 아니다. | |

교린대학의학부부속병원 CVC삽입·관리메뉴얼에서

# ENBD

## ■ 필요한 물품

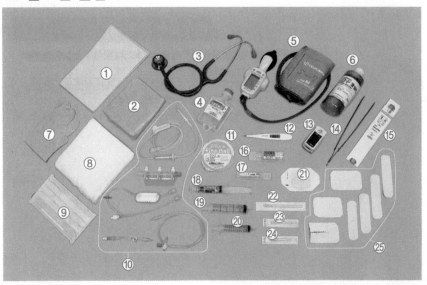

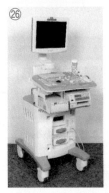 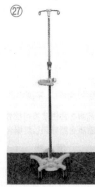 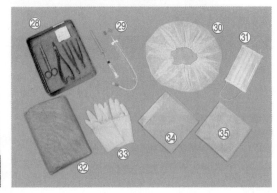

① 처치용 시트　② 일회용 앞치마　③ 청진기　④ 생리식염수(100mL)　⑤ 혈압계

⑥ 소독액(J요오드액 10%)　⑦ 일회용 장갑　⑧ 멸균거즈　⑨ 마스크　⑩ 수액세트　⑪ 코튼볼

⑫ 체온계　⑬ SpO$_2$측정기　⑭ 섭자　⑮ 2-0나일론사　⑯ 생리식염수(20mL)

⑰ 리도카인염산염(크실로카인 주사액 1%)　⑱ 헤파린나트륨(헤파플러시 100단위/mL주사기10mL)

⑲ 주사기(20mL)　⑳ 주사기(10mL)　㉑ 드레싱 재료　㉒ 카테란침(필요시)　㉓ 주사침(18G)

㉔ 주사침(23G)　㉕ 고정용 테이프　㉖ 초음파진단장치　㉗ 폴대　㉘ 봉합세트　㉙ 중심정맥 카테터

㉚ 일회용 캡　㉛ 마스크　㉜ 멸균가운　㉝ 멸균장갑　㉞ 멸균 드레이프　㉟ 멸균 구멍뚫린 드레이프

| 시술자의 장비 | | 보조자의 장비 | |
| --- | --- | --- | --- |
| · 멸균가운 | 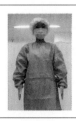 | · 일회용 장갑 | 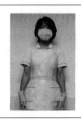 |
| · 메디컬캡 | | · 일회용 앞치마 | |
| · 멸균장갑 | | · 마스크 | |
| · 마스크 | | | |

## 순서 **1** 환자의 상태를 정비한다

※처치 전후에 손위생을 실시할 것.

- 배설을 끝내 놓는다.
- 처치용 시트를 깔고 오염을 방지한다.
- 삽입부위에 맞추어 입은 옷을 조정한다.
- 삽입은 통증을 수반하는 처치이고 합병증의 위험도 있기 때문에, 환자·가족에게 충분한 설명을 하고 동의서를 받는다.

## 순서 **2** 초음파로 내경정맥의 위치와 혈류를 확인한다

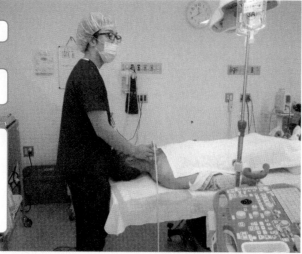

침대는 수평앙와위

환자의 얼굴은 천공 측과 반대 방향

쇄골하정맥·내경정맥을 천자하는 경우는, 하지거상 또는 트렌델렌부르크 체위를 취하고 혈관을 긴장시킨다.

무영등이 있는, 워크스테이션 내의 처치실에서 행한다.

---

### 간호포인트

- 통증이 없는지 환자에게 확인한다.
- 통증이 있을 때의 대응 방법("머리나 손을 움직이지 말고 말씀으로 해주세요.", 손에 너스콜을 쥐어주고 "눌러주세요." 등)에 대해 설명한다.
- 삽입준비부터 삽입 후 3일 간은 CVC삽입관찰체크리스트를 사용하여 합병증 관찰을 한다.
  - · 활력징후 측정
  - · 동의서 체크
  - · 체크리스트 내의 출혈경향 체크
  - · 알레르기 체크

# CVC삽입관찰시트

ID  ○○○○○-○
성명  김○○
병동  S-7

| | 삽입직전(9월 25일) | 삽입직후(9월 25일) |
|---|---|---|
| 서류 | ☐ 동의서　　　☐ 동의설명서<br>간호사 사인　×××　 | |
| 위험인자 | ☐ 출혈경향있음　☐ 경부의 경직있음<br>☐ 방사선요법있음　☐ 항응고법중<br>☐ 비만있음　　☐ 6세이하 소아<br>☐ 천자부위의 종창·종기있음<br>☐ 경부·흉부수술 이력있음<br>☐ 전문의에 의한 천자<br>의사 사인　△△△ | **간호사확인**　☑ 가이드와이어가 제대로 유치되었다.<br>☑ 사용한 물품이 모두 구비되어 있다.<br>☐ 그밖에(　　　　　　　　) |
| 활력징후 | ☐ 측정시간( 14:00 )<br>☐ BP( 124/56 )<br>☐ HR/PR( 76 )<br>☐ SpO$_2$( 97% )<br>☐ BT( 36.3℃ )<br>간호사 사인　××× | ☐ 측정시간( 14:20 )<br>☐ BP( 124/58 )<br>☐ HR/PR( 78 )<br>☐ SpO$_2$( 97% )<br>☐ BT( 36.3℃ )<br>간호사 사인　××× |
| 신체사정 | | ☑ 호흡음의 좌우차 없음<br>☑ 부잡음 없음<br>☑ 호흡패턴 규칙적<br>☑ 숨쉬기괴로움 없음<br>☑ 청색증 없음<br>☑ 피하기종 없음<br>☑ 천자부의 종창 없음<br>☑ 천자부의 발적 없음<br>☐ 하지 저림 없음<br>☐ 족배동맥촉지좌우차 없음　┐ 왼쪽의 관찰은<br>☐ 하지의 피부색 변화 없음　├ 되태부로 삽입<br>☐ 하지의 피부온도 변화 없음 ┘ 한 경우<br>간호사 사인　××× |
| 검사/합병증유무 등 | | ☑ 천자3회이내에 삽입성공<br>☐ 합병증 없음　☑ X-ray 확인　　☑ 수액침적 확인<br>☐ 합병증 있음　소견(　　　　)<br>　　☐ 천자부혈종<br>　　☐ 동맥천자　　☐ 4회이상 천자로 삽입 성공<br>　　☐ 기포흡인　　☐ 4회이상 천자로 삽입 미성공<br>　　☐ 기흉<br>　　☐ 혈흉<br>　　☐ 중증합병증→의료사고, 합병증·우발증 발생보고서 기재·제출<br>의사 사인　△△△ |

☐ 시술자교대있음　성명(　　　　　　　) ☐ 합계천자횟수( 1 회) ☐ 최종천자부위(우내경) ☐ 삽입길이(고정길이)( 14 cm)

교린대학의학부부속병원

주병명(　위암　)
Outcome : 1. 천자 3회 이내에 삽입종료　　2. 합병증이 없이 삽입종료　　Variance: 1. 합병증 출현
시행장소　　　☑ 병동 처치실　☐ 병실　☐ 수술실　☐ 구급외래　☐ 그 밖에(　　　　　　)
삽입목적　　　☑ IVH　☐ 약물투여　☐ 심기능 평가　☐ 소생　☐ 투석　☐ 그 밖에(　　　　　)
예정삽입부위　☑ 오른쪽/왼쪽 내경　☐ 오른쪽/왼쪽 쇄골하　☐ 오른쪽/왼쪽대퇴　☐ 동부위에 2 개 삽입
감염예방 최대멸균차단법 시행　☑ 있음　☐ 없음　　　초음파에 의한 혈관확인　☐ 있음　☐ 없음
시행의(소화기외과　△△△　)☑ 시술자 자격있음　☐ 지도의 있음　☐ 초기수련의
지도의(　　과　　　　) 지도자자격있음

| 삽입익일(9월26일) | 삽입2일째(9월27일) | 삽입3일째(9월28일) |
|---|---|---|
| | | ☐ 관찰시트제출　Ns사인<br>(복사본을 원무과 입퇴원계로) |
| | | |
| ☐ 측정시간( 10:00 )<br>☐ BP( 120/54 )<br>☐ HR/PR( 76 )<br>☐ SpO$_2$( 97% )<br>☐ BT( 36.3℃ )<br>간호사 사인　○○○ | ☐ 측정시간(　　)<br>☐ BP(　/　)<br>☐ HR/PR(　)<br>☐ SpO$_2$(　)<br>☐ BT(　)<br>간호사 사인 | ☐ 측정시간(　　)<br>☐ BP(　/　)<br>☐ HR/PR(　)<br>☐ SpO$_2$(　)<br>☐ BT(　)<br>간호사 사인 |
| ☑ 호흡음의 좌우차 없음<br>☑ 부잡음 없음<br>☑ 호흡패턴 규칙적<br>☑ 숨쉬기괴로움 없음<br>☑ 청색증 없음<br>☑ 피하기종 없음<br>☑ 천자부위 종창 없음<br>☑ 천자부위 발적 없음<br>☐ 하지 저림 없음<br>☐ 족배동맥 촉지 좌우차 없음<br>☐ 하지의 피부색 변화 없음<br>☐ 하지의 피부온도변화 없음<br>간호사 사인　○○○ | ☐ 호흡음 좌우차 없음<br>☐ 부잡음 없음<br>☐ 호흡 패턴 규칙적<br>☐ 숨쉬기 괴로움 없음<br>☐ 청색증 없음<br>☐ 피하기종 없음<br>☐ 천자부위 종창 없음<br>☐ 천자부위 발적 없음<br>☐ 하지 저림 없음<br>☐ 족배동맥 촉지 좌우차 없음<br>☐ 하지의 피부색 변화 없음<br>☐ 하지의 피부온도변화 없음<br>간호사 사인 | ☐ 호흡음 좌우차 없음<br>☐ 부잡음 없음<br>☐ 호흡 패턴 규칙적<br>☐ 숨쉬기 괴로움 없음<br>☐ 청색증 없음<br>☐ 피하기종 없음<br>☐ 천자부위 종창 없음<br>☐ 천자부위 발적 없음<br>☐ 하지 저림 없음<br>☐ 족배동맥 촉지 좌우차 없음<br>☐ 하지의 피부색 변화 없음<br>☐ 하지의 피부온도변화 없음<br>간호사 사인 |
| ☑ 합병증 없음<br>☐ 합병증 있음　☐ 자연적하양호<br>　☐ 천자부위혈종<br>　☐ 동맥천자<br>　☐ 기포흡인<br>　☐ 기흉<br>　☐ 혈흉<br>☑ X-ray 확인<br>　소견(　이상 없음　)<br>의사 사인　△△△ | ☐ 합병증 없음<br>☐ 그 밖에<br><br><br>의사 사인 | ☐ 합병증 없음<br>☐ 그 밖에<br><br>☐ 관찰시트제출<br>(복사본을 원무과 입퇴원계로)<br>의사 사인 |
| ☐ CVC의 굵기( 16 Fr/◎ ) | | |

중심정맥영양법　**29**

## 순서 ③ 물품을 준비한다

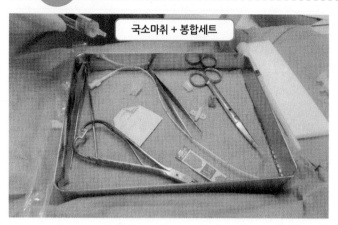

국소마취 + 봉합세트

- 멸균대에 봉합세트, 카테터 등의 필요물품을 준비한다.
- 실시자가 쉽게 잡을 수 있도록 멸균사각포를 펼친 위에 무균적으로 필요물품을 모두 준비해 둔다.

## 순서 ④ 소독을 하여 멸균상태를 확보한다

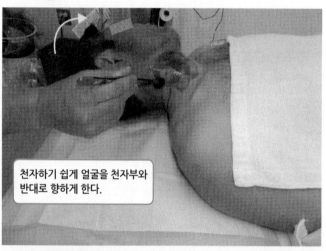

천자하기 쉽게 얼굴을 천자부와 반대로 향하게 한다.

- 수술대의 소독은 클로르헥시딘 알코올 또는 포비돈 요오드를 이용한다. 포비돈 요오드를 이용하는 경우 2분 이하에서 세균은 충분히 멸균할 수 없기 때문에 5분 이상은 기다린다(기준은 충분히 건조되기까지).

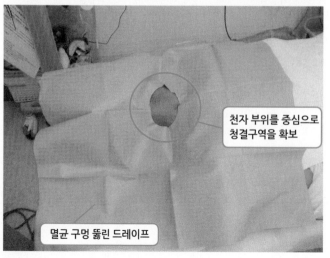

천자 부위를 중심으로 청결구역을 확보

멸균 구멍 뚫린 드레이프

- 의사는 구멍 뚫린 멸균 드레이프를 환자에게 덮는다.

### 간호포인트

- 얼굴에 시트를 덮기 때문에 환자에게 적당히 말을 걸어 고통이나 불안을 제거한다.
- 환자는 얼굴 전체를 덮기 때문에 숨쉬기가 어려울 수 있다. 드레이프는 가볍게 덮어 공기가 드나들 수 있도록 한다. 또 간호사 호출기를 들고 있게 한다.

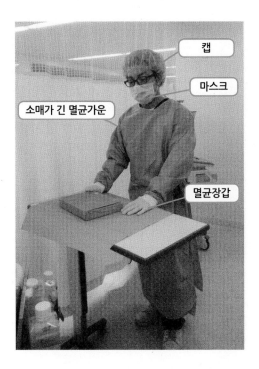

● 시술자는 최대멸균차단법(캡, 마스크, 멸균가운, 멸균장갑을 장착, 충분한 넓이의 구멍 뚫린 멸균 드레이프 사용)을 한다.

## 순서 5 카테터를 삽입한다

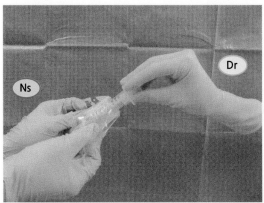

● 의사에게 무균적으로 주사기, 침을 건넨다.

**주의!**

- ● 주고받을 때는 청결쪽의 의사가 위, 미청결쪽의 간호사가 아래에 위치하도록 주의한다.
- ● 주사침에 닿지 않도록 포장을 연다.
- ● 간호사는 국소마취의 앰플을 들고 의사가 사용하기 쉽게 각도를 유지한다.

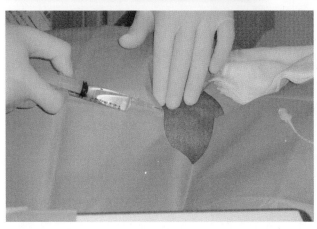

● 의사가 국소마취를 행한다.
● 그 후 내경정맥의 위치를 확인하기 위해 시험천자를 행한다. 의사는 시험천자와 같은 각도와 같은 깊이로 음압을 걸면서 천자한다.

*Ns : 간호사

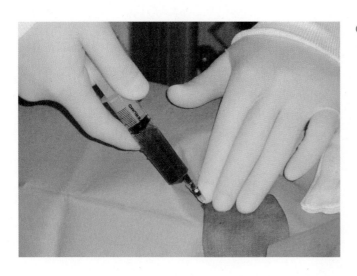

● 시험천자를 하여 정맥혈을 확인한다.

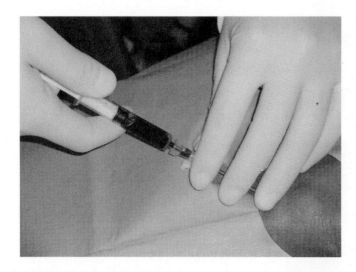

● 혈액역류를 확인 후 본래의 천자를 행한다.

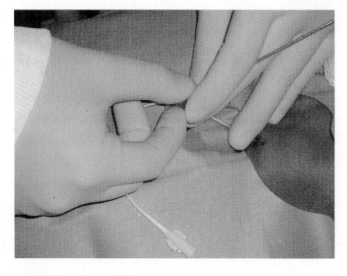

● 외관에 카테터를 삽입한다.

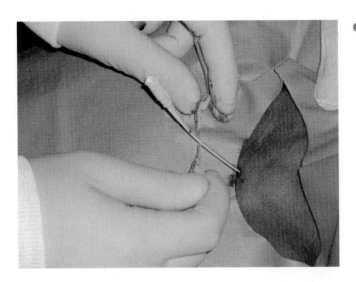

● 외관을 제거한다.

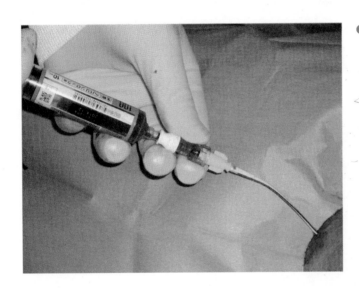

● 카테터에서 정맥혈의 역류를 확인하고 카테터 내의 응고방지 목적으로 헤파린첨가 생리식염수를 주입한다.

---

**간호포인트**

● 간호사는 의사가 천자하기 쉽게 물품을 배치하고 필요한 물건을 건넨다.
● 삽입 중에는 기흉, 혈관 손상, 혈흉, 공기색전의 가능성을 관찰한다.
● 천자의 자극에 의해 부정맥을 일으키는 경우가 있다. 산소포화도에 주의하여 관찰한다.
● 삽입 중에는 자주 말을 시키고 환자의 상태를 관찰한다.

---

**이럴 때 어떻게 하지?** 동맥천자를 한 경우

● 수직 방향으로 천자침을 빼낸 후 5~10분간 압박지혈을 한다.
● dilator를 삽입한 경우는 dilator를 빼낸 후 20~30분간 압박지혈을 행하고, 지혈확인 후 압박고정을 한다.
● 활력징후를 확인한다.
● 지혈에 성공한 후에도 가성동맥류를 형성하는 경우가 있으므로 계속적인 관찰이 필요하다.

# 6 카테터를 봉합 고정한다

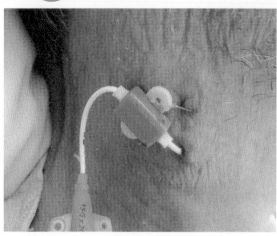

● 의사는 카테터를 피부에 봉합, 고정한다.
● 끝이 목적부위에 삽입되어 있는지 X선으로 확인할 때까지, 헤파린락 또는 생리식염수를 점적한다.

### 간호포인트

● 어떤 정맥에서 몇 cm 삽입하고 어떤 침으로 봉합했는지를 확인·기록한다.

# 7 카테터의 삽입 위치를 확인한다

**카테터 삽입 후의 X선 사진**

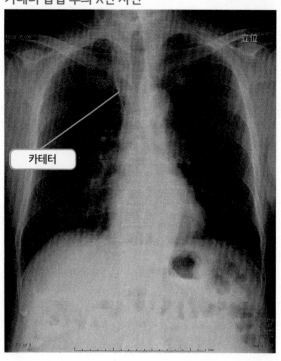

카테터

● X선 촬영에 의해 카테터의 끝이 올바른 위치(우심방 부근의 상대정맥)에 삽입되어 있는지, 머리 쪽 방향으로 들어갔는지, 기흉의 유무 등을 확인한다.
● 카테터 위치를 확인한 후 지시받은 수액라인에 연결하여 속도를 조절한다.

# 순서 8 라인을 고정한다

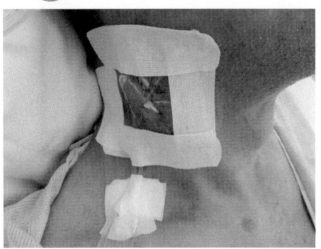

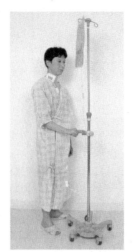

- 수액라인, 카테터를 고정한다. 필름 드레싱제 또는 거즈로 보호하고 테두리를 고정용 테이프로 보호한다.
- 연결된 라인(연장라인필터부착용)을 고정용 테이프로 고정한다.
- 의복 밖으로 나온 라인은 고리를 만들어 의복에 고정시킨다.

**주의!**

- 출혈이 있는 경우는 벗겨지기 쉬우므로 거즈를 사용한다.

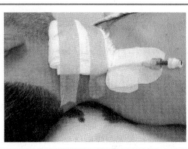

# 관찰점과 합병증 대책

- 천자부위에 의해 나타날 가능성이 있는 합병증은 여러 가지이다. 환자의 바로 옆에 있는 간호사가 조기에 발견·보고하여 악화를 예방할 수 있다.

### 카테터 유치에 관련 합병증

| | |
|---|---|
| 1. 정맥천자 시의 이차 손상에 의한 것 | ● 혈흉<br>● 동맥천자<br>● 피하혈종<br>● 완신경총 손상<br>● 흉관손상<br>● 피하기종 |
| 2. 카테터 삽입 시의 합병증 | ● 공기색전<br>● 카테터색전<br>● 패혈증, 혈전증 |

| | |
|---|---|
| 3. 카테터 유치에 의한 것 | ● 카테터 위치이상<br>· 내경정맥으로 들어가지 못함<br>· 심방, 심실로 들어가지 못함(심방천공, 심실천공, 심탐포네이드)<br>· 흉강 내 주입<br>· 종격 내 주입, 종격수종, 종격혈종<br>● 혈전형성<br>● 카테터감염 |

江口秀子: 혈관확보. 高橋章子 책임편집, 개정판 최신 기본 수기 매뉴얼, 照林社, 도쿄, 2002: 99.에서 인용

---

**이럴 때 어떻게 하지?**

## 점적되지 않을 경우

● 유량조절기를 확인하고 점적속도를 빠르게 해본다.
● 체위나 머리의 방향으로 바뀌는 수가 있으니 앙와위를 하게 한다.
● 3way의 방향, 라인의 굴곡, 비틀어짐이 없는지 확인한다.
● 생리식염수 또는 헤파린첨가 생리식염수로 흡인한다.
● 생리식염수 또는 헤파린첨가 생리식염수로 관류한다. 저항이 있어서 주사기가 눌러지지 않으면 무리하게 누르지 말고 의사에게 보고한다.

## 역류할 경우

● 점적을 전부 열고 혈액의 역류가 없어지는지 확인한다.
● 바뀌지 않는 경우는 생리식염수 10mL 정도로 관류한다.
● 서 있는 자세는 혈액의 역류가 일어나기 쉽다.

## 연결부가 벗겨졌을 경우

● 연결부가 벗겨진 경우 점적약물이 세고 장시간 방치되어 있으면 카테터 삽입부에서 혈액이 역류하고 대출혈을 일으켜 치명적이 된다. 출혈이 보이면 우선 3way나 겸자 등으로 환자측 라인을 멈춘다.
● 연결부는 불결하게 되어 있으므로 중심정맥 카테터에 연결해 있는 부분에서 모두 새 라인으로 교환한다. 시트 등도 오염되어 있으므로 교환한다.
● 환자의 상태를 확인하고(필요시 활력징후 측정), 의사에게 보고, 환자의 경과를 관찰한다.

## 공기가 들어갔을 경우

● 공기가 필터보다 점적측에 있으면 필터로 공기가 빠지기 때문에 문제는 없다.
● 공기가 필터보다 환자측에 있으면 3way로 환자쪽 삽입라인의 부위에서 공기를 뺀다.
● 필요하면 라인을 교환한다.

## 환자가 입욕, 외출을 원할 경우

● 헤파린첨가 생리식염수를 넣고 일시적으로 막는다. 라인(헤파린락을 한 부분의 라인)은 젖지 않도록 필름드레싱제로 씌우고 입욕·외출한다.
● 감염방지의 차원에서는 폐쇄라인을 일시적으로 개방하지 않는 쪽이 바람직하므로, 헤파린락을 하지 않고 절개부 위만 필름드레싱제로 보호하여 입욕시키는 경우도 있다.
● 입욕이나 외출 후에는 땀이 나는 경우가 있으므로 필요하면 삽입부의 드레싱 교환을 행한다.

## 라인이 빠졌을 경우

● 삽입부위를 거즈로 보호하고 신속하게 의사에게 보고한다.
● 빠진 라인이 도중에 절단되어 있지 않은지 반드시 의사와 확인한다.

(鈴木亜希子)

# CV포트관리

CV포트란 완전피하매몰식 중심정맥 유치관을 말합니다.
본체의 부분을 피하에 카테터의 부분을 정맥에 유치하고, 본체부분을 전용 침으로 천자하여 고농도 수액이나 화학요법 라인으로서 사용할 수 있는 시스템입니다.

## CV포트의 이식

● CV포트는 체내에 이식하기 의해 작은 수술을 필요로 한다. 보통 국소마취로 한다.

### CV포트의 형태

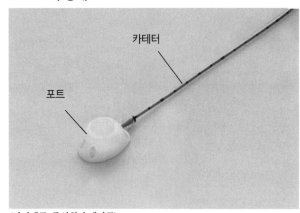

(사진제공: 주식회사 메디콘)

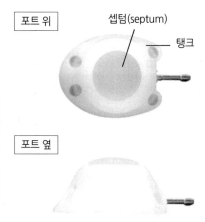

포트 위 셉텀(septum) 탱크

포트 옆

포트는 압축실리콘 소재로 만든 셉텀(바늘을 찌르는 장소)과, 셉텀 아래의 탱크(스페이스)로 되어 있다.

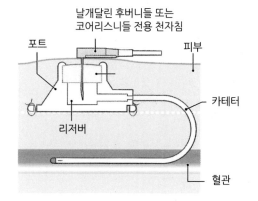

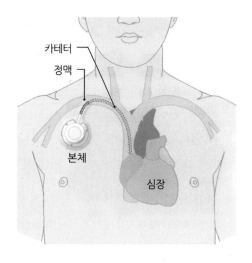

※Totally implantable subcutaneous infusion port에서 「포트」라고 부른다.

## CV포트의 특징

| 장점 | 단점 |
|---|---|
| ● 정맥경로의 주입이 언제나 확보 가능<br>● 삶의 질 향상<br>● 통원으로 화학요법이 가능함<br>● 카테터 원인으로 일어나는 감염증 예방<br>● 장기간 유치 가능 | ● 이물질 유치에 기인하는 합병증 발생<br>● 전용 천자침의 비용<br>● 카테터 관련 혈류감염 발생 시는 제거 필요<br>● 관리를 위한 처치 필요<br>● 천자 시의 통증 |

### 간호포인트

● 삽입 수술 후의 환자에게 주의점을 설명한다.
· 입욕할 때는 포트 부위의 보호는 불필요. 그대로 입욕할 수 있다.
· 포트 삽입부위에 부담이 되는 격한 운동은 삼가도록 한다.
· 숄더백의 끈 등이 삽입부에 닿지 않도록 주의한다.

# 약물주입시

## ■ 필요한 물품

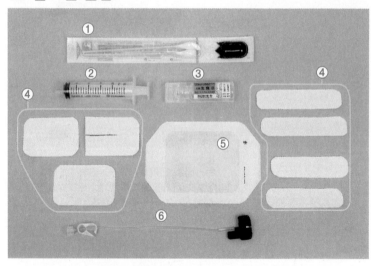

① 포비돈요오드 스틱
② 주사기(20mL)
③ 생리식염수(20mL)
④ 고정용 테이프
⑤ 드레싱제
⑥ 후버바늘

**실시자·보조자의 장비**

· 일회용 장갑
· 일회용 앞치마
· 마스크

### *Check* 후버바늘의 구조

● 후버바늘은 논코어링 니들이라고도 부른다.

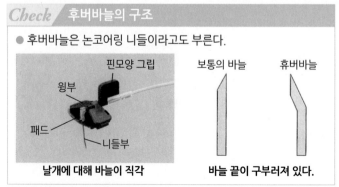

핀모양 그립
윙부
패드
니들부
**날개에 대해 바늘이 직각**

보통의 바늘　휴버바늘
**바늘 끝이 구부러져 있다.**

(사진제공: 주식회사 메디콘)

##  천자침을 준비한다

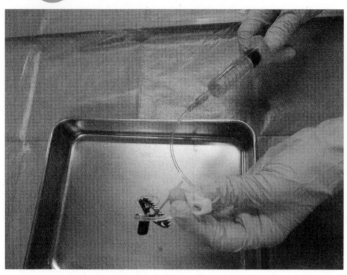

● 천자침(후버바늘)의 내부를 생리식염수로 채운다.
● 공기를 완전히 빼고 나서 클램프를 닫는다.

##  피부를 소독한다

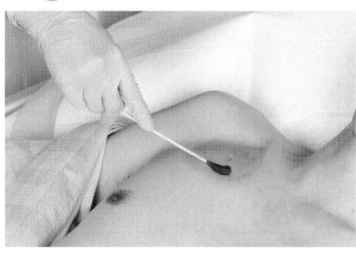 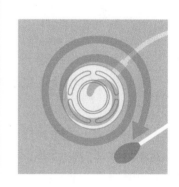

● 알코올, 포비돈요오드 등을 사용하고 포트의 중심에서 바깥쪽을 향하여 원을 그리면서 10~13cm의 범위를 소독한다.
● 소독액이 충분히 건조할 때까지 기다린다.

## 순서 3 천자한다

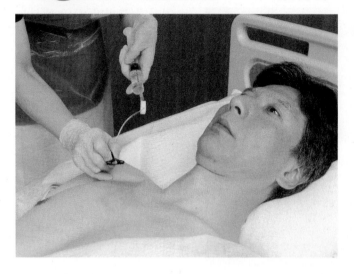

● 포트의 위치를 촉진한다. 오른손잡이는 왼손으로 포트의 위치를 촉진하고(왼손잡이는 반대로) 확인한다. 그리고 엄지손가락, 검지 및 중지로 삼각형을 만들어 포트를 에워싸듯이 천자부를 고정시킨다.

● 휴버바늘을 꼭 쥔다. 잘 쓰는 손(오른손잡이는 오른손)의 엄지와 중지로 수직으로 세운 핀 모양 그립을 꼭 쥔다. 그리고 검지 끝을 윙부 전방의 패드(니들앵글부)에 놓는다.

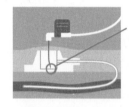

### 요령!
**침을 찌르는 법**

침 끝이 바닥에 닿아 툭하는 감촉이 느껴질 때까지 진행한다.

### 간호포인트
● 환자의 통증의 유무와 피부상태의 관찰을 한다.
● 의사가 카테터를 삽입했을 때 폐색 등의 합병증이 없는 것을 확인한다.

 ## 순서 4 혈액의 역류를 확인한다

● 침을 꽂은 주사기로 포트 내의 액체를 흡인한다.
● 혈액이 역류되면 개방성을 확인하고 10~20mL의 생리식염수로 천천히 카테터 내에 대류가 일어나도록 관류(플러싱)한다.
● 보통으로 플러싱하는 것만으로는 액체(생리식염수)는 가장 저항이 적은 곳을 흘러간다. 잔류혈액이나 응고한 약물이 흐르지 않고 남는 경우가 있으므로 펄싱플러싱법※을 이용하여 플러싱을 한다.

※펄싱플러싱법: 누르고, 멈추고, 누르고, 멈추는 펄스(물결을 만드는 듯한) 동작을 계속해 가면 높은 세척효과가 있다.

### 왜하는가? 혈액역류의 확인
● 적절한 위치에 바늘이 들어가 있는지 카테터가 막히지 않았는지 등의 확인을 위해.
● 카테터가 파손이나 단열되어 있지 않은지 확인하기 위해.
※제품에 따라서는 혈액역류가 안 되는 구조로 만들어진 것도 있으니 제품의 취급설명서를 따른다.

**카테터 조영검사의 영상**

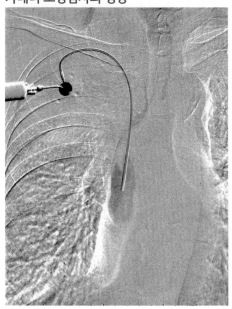

● 우쇄골하정맥에서 CV포트가 삽입되고 카테터의 끝이 상대정맥에 있는 것을 확인할 수 있다.

## 순서 5 바늘을 고정한다

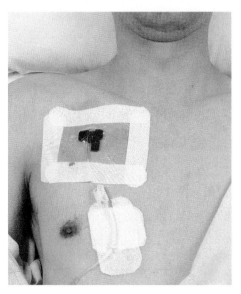

● 필름드레싱제로 덮고 라인을 한 번 돌려서 테이프 등으로 고정한다.

## 순서 6 약물을 주입한다

● 침과 수액 라인을 연결하고 약물을 주입한다.
● 수액이 주입되는 것을 확인한다.

## 약물주입 후

 **카테터를 잠근다**

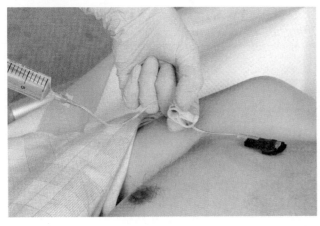

- 침의 클램프를 닫고 약물의 주입을 멈춘다.
- 생리식염수로 카테터내의 약물을 씻어낸다.
- 오픈엔드타입의 카테터인 경우 : 헤파린첨가 생리식염수를 10mL 주입하고 카테터내에 남은 약물을 씻어내고, 주입하면서 클램프를 닫는다(출혈경향이 있는 환자인 경우 헤파린첨가 생리식염수의 사용은 의사에게 확인한다).
- 그로숑카테터인 경우 : 생리식염수로 씻어내고 주입하면서 클램프를 닫는다.

 **발침한다**

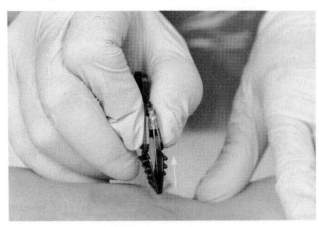

- 한 손으로 환자의 피부를 누르고 휴버바늘을 수직으로 뽑는다. 사선으로 잡아당기면 주위의 조직에 상처가 가므로 주의한다.

**주의!**

- 사용 후의 바늘이나 튜브는 의료폐기물 전용용기에 넣어 버린다.

## 순서 3 천자부위를 보호한다

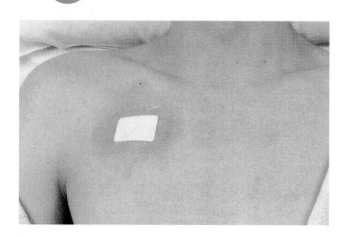

● 천자부위에 반창고를 붙인다.

**이럴 때 어떻게 하지?**

### 출혈이 있는 경우

● 멸균 거즈 등으로 압박지혈을 한다.
● 출혈이 멎지 않는 경우에는 의사에게 보고한다.

## 관찰점과 합병증 대책

### 1 카테터 삽입할 때

**주의해야 할 주요 합병증·문제점**

- 위치이상
- 기흉
- 혈관손상
- 공기색전
- 부정맥
- 출혈
- 삽입부위의 혈전증

### 2 카테터 제거할 때

**주의해야 할 주요 합병증·문제점**

- 카테터파손
- 출혈
- 공기색전

**카테터 유치하고 있을 때**

## 주의해야할 주요 합병증·문제점

| 합병증·트러블 | 원인 | 대응 |
|---|---|---|
| 감염 | ● 혈류감염, 피하감염 | ● 포트의 제거 |
| 궤양 | ● 포트밖으로 약물누출 | ● 수액중지 |
| 혈전 | ● 카테터끝 주위의 섬유화 등 | ● 혈전 형성 초기라면 유로키나제 등을 이용해 회복시키는 경우도 있다.<br>● 약물배합 변화에 따른 침전물의 경우에는 용해 불가 |
| 카테터폐쇄 | ● 혈액의 역류에 의한 카테터내의 혈전 형성<br>● 카테터끝 주위의 섬유화 등 | ● 혈전 형성의 경우는 초기라면 유로키나제 등을 이용해 회복시키는 케이스도 있다.<br>● 약물배합 변화에 따른 침전물의 경우에는 용해 불가 |
| 포트 뒤집어짐 | ● 포트이식 시에 피하에서의 고정을 하지 않음<br>● 환자 스스로 포트를 자주 만짐 | ● 외과적인 재처치가 필요 |
| 카테터 끝부위 이동 | ● 흉벽과 피부가 어긋남으로 인해 포트가 피하에서 움직이고, 카테터끝의 위치가 이동함 | ● 안정된 장소에 포트를 다시 삽입 |
| 카테터 균열·찢어짐 | ● 포트 본체와 카테터가 평행으로 연결되지 않고, 카테터락에 의해 사이에 끼임 | ● 포트 재유치 |

(鈴木亜希子)

# PEG(위루)의 관리

위루란 경피적 내시경위조루술(percutaneous endoscopic gastrostomy : PEG)에 의해서 만들어진 위와 체표를 연결하는 누공입니다.
필요한 영양을 경구적으로 섭취할 수 없는 환자에게 삽입하여 위장 안에 직접 영양제를 주입할 수 있습니다.

## 위루의 구성

### PEG카테터의 기본구조

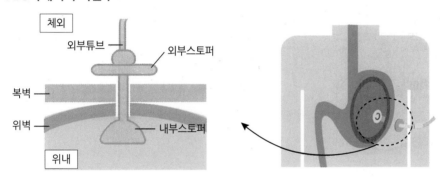

### PEG카테터의 종류

| | | 위내의 형상에 의한 분류 ||
| --- | --- | --- | --- |
| | | 벌룬형 | 범퍼형 |
| | | 장점 벌룬내의 증류수를 빼서 삽입·제거하기 때문에 교환이 쉽다. | 장점 카테터를 빼기 어렵고 교환까지 기간이 길다(약 6개월). |
| | | 단점 벌룬이 파열되는 일이 있어 단기간(약1개월)에 교환할 필요가 있다. | 단점 교환 시에 통증이나 압박감이 생긴다. |
| | | 형상 물 주입구 밸브가 있다. | 형상 물 주입구 밸브가 없다. |
| 복벽의 형상에 의한 분류 | **버튼형**<br>장점 눈에 띄지 않고 동작에 방해되지 않기 때문에 스스로 혹은 사고로 제거되는 경우가 적다. 역류 방지판이 붙어 있다.<br>단점 튜브의 연결이 필요하기 때문에 시간이 다소 걸린다. | 버튼벌룬형<br>연결구 | 버튼범퍼형<br>연결구 |
| | **튜브형**<br>장점 영양튜브와의 연결이 쉽다.<br>단점 노출된 튜브가 방해가 되거나 저절로 빠지기 쉽다. 튜브 안이 더러워지기 쉽다. | 튜브벌룬형<br>연결구 | 튜브범퍼형<br>연결구 |

## 경피적 내시경위조루술(PEG)

| 분류 | 방법 | 이점 | 결점 |
|---|---|---|---|
| **풀/푸쉬법**<br>루프모양의 가이드와이어<br>내시경<br>전자침<br>겸자<br>Pull식 카테터 | ● 가우데러와 폰스키에 의해 고안된 세계 최초의 방법이다.<br>● 경피적으로 삽입한 가이드와이어를 스네어 등으로 잡고, 내시경째 입으로 내보낸다. 그 가이드와이어에 PEG카테터를 연결하여 복벽 밖으로 가이드와이어를 끌어올려 위내로 되끌어온다. | ● 굵은 범퍼형 카테터를 유치할 수 있다. | ● 인두·식도협착환자는 카테터가 통과하지 않을 가능성이 있다.<br>● 카테터가 구강·인두를 통과함에 따라 세균이 부착되어 감염을 일으킬 위험이 높아진다.<br>● 내시경을 2회 삽입해야 해서, 개구장애 환자에게는 적당하지 않다. |
| **인트로듀서법(원법)**<br>트로카<br>내시경<br>위벽을 고정(봉합)<br>카테터 | ● 위벽고정을 한 후 경피적으로 트로카침을 위에 천자하고, 그것을 통해 직접 PEG카테터를 삽입유치한다. | ● 내시경의 삽입은 1회 뿐으로 청결조작이 가능하다.<br>● 내시경이 통과하면 삽입할 수 있는 가능성이 있다. | ● 위벽고정이 필요하다.<br>● 유치 카테터가 가늘다. |

# 시술 전 관리

● 안전하고 확실하게 PEG를 삽입하기 위해 위험을 파악해둘 필요가 있다.

## 시술 전에 확인해야 할 상황

- 항응고제 등의 휴약기간을 확인. 헤파린으로 컨트롤하고 있는 경우는 중지시간의 확인
- 복부수술 이력, 의식수준, 구강간호, 개구상태, 구강 내 감염증의 유무를 확인
- VP션트의 위치
- 혈액 검사 : 생화학·응고인자·감염증
- 영상소견 : 흉복부 X선, CT
- 동의서 확인

## PEG의 절대적 금기

- 보통 내시경 검사의 절대적 금기
- 내시경이 통과 불가능한 인두·식도 협착
- 위전벽 복벽에 근접할 수 없는 상황
- 보정할 수 없는 출혈경향
- 소화관 폐색(감압 배액 목적 이외)
- 다량의 복수저류상태

## 시술 전에 확인해야 할 상황

- 금식, 수액관리
- 활력징후 측정
- 검진복으로 갈아입기
- 배설확인
- 내시경실로의 지참물품 확인

# 시술 후 관리

## PEG삽입 직후의 확인사항

- 활력징후 : 마취의 영향으로 호흡억제를 초래할 수 있으므로, 특히 호흡 상태에 주의한다.
- 의식수준
- PEG의 고정 상태
- PEG카테터 및 주위에서의 출혈 유무, 복부 상태
- X선 소견

### 주의!

- 누공은 PEG카테터가 빠지면 몇 시간 안에 폐쇄되므로, 사고로 인해 혹은 스스로 빼는 것에 주의한다. 사고·자기 제거, 카테터 이탈을 발견한 경우는 신속하게 누공확보를 행한다.

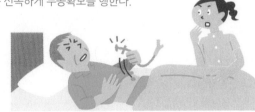

---

### 이럴 때 어떻게 하지? 출혈이 있을 경우

- PEG카테터에서의 출혈은 상부 소화관 출혈이 원인이라고 볼 수 있으므로 PEG 클램프를 개방하고 배액백에 연결한다.
- 활력징후 측정과 출혈성쇼크의 증상을 관찰한다.
- 출혈량과 함께 정보를 의사에게 보고하고 내시경 준비를 진행한다.
- 출혈 전에 Hb저하나 타르변을 발견할 수도 있으니 매일 관찰해서 변의 색깔도 파악해 둔다.
- PEG주위에서의 출혈은 압박으로 지혈할 수 있는 경우가 많다.
- PEG삽입 후의 위궤양은 버튼형 범퍼식 카테터에 많다고 알려져 있다. 위는 보통 공복시에는 허탈해 있기 때문에 PEG의 끝이 위후벽에 접촉하거나, PEG와 이입부인 위전벽이 접촉하는 것으로 궤양을 형성할 수 있다. 튜브형 벌룬식 카테터는 끝이 돌출되어 있기 때문에 접촉위험이 높아서 궤양을 쉽게 일으킨다.

---

### 간호포인트

- 원칙적으로 PEG주위의 소독을 할 필요는 없다.
- 누공이 형성되는 1개월 후까지는 샤워를 하지 않는다. 누공이 형성되면 입욕가능하다(누공부를 필름재로 덮을 필요는 없다).
- 카테터를 고정할 때는 잡아당겨서 압력이 지나치게 가해지지 않도록 한다.
- 카테터를 고정하는 방향은 회전해서 바꾸도록 한다.
- 삽입 당일은 배액백에 연결하여 위내의 압력을 낮춘다.
- 내복약은 당일 저녁부터 영양제는 다음 날부터 PEG로 주입가능하다.
- PEG절개부에 Y거즈를 사용할 필요는 없다. Y거즈의 사용은 고정 테이프나 발한시 거즈 밑 피부를 습윤시켜 피부트러블의 원인이 되기도 한다.

# 벌룬의 고정수의 교환

## ■ 필요한 물품

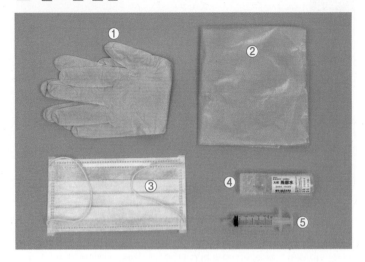

① 일회용 장갑
② 일회용 앞치마
③ 마스크
④ 멸균정제수(증류수)(20mL)
⑤ 주사기(10mL)

> 실시자·보조자의 장비
> · 일회용 장갑
> · 일회용 앞치마
> · 마스크

※ 처치 전후에 손위생을 실시할 것.

 **순서 1** 새 멸균 정제수를 주사기 A에 주입해 둔다

**순서 2** 주사기 B를 주입구에 연결하여 고정수를 흡인한다

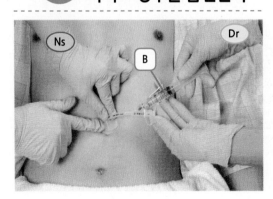

**순서 3** 주사기 A를 연결하여 멸균정제수를 주입한다

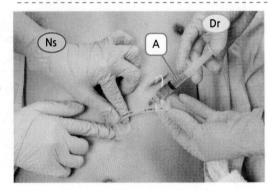

# 피부케어

## 순서 1 누공 주위를 관찰한다

**간호포인트**

- 피부간호나 영양제 주입을 하기 전에는 반드시 누공 주위의 관찰을 한다.

| 근접부 (2cm 이내의 범위) | 주변부 (5cm 내외의 범위) |
|---|---|
| ● 출혈<br>● 염증징후 (발적, 통증, 열감, 경결, 배농 등)<br>● 수포<br>● 짓무름<br>● 궤양<br>● 삼출액<br>● 영양제나 장액이 새는 것(어느 시간에 많은지) | ● 외부 스토퍼에 의한 압박<br>● 궤양<br>● 수포<br>● 짓무름<br>● 가려움<br>● 발진 |

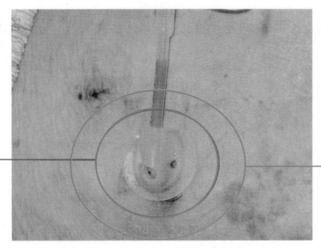

岡田晋吾 편: 빨리 배우는 PEG(위루)케어·노트. 조림사, 도쿄, 2010: 76.에서 일부 개변인용

**주의!**

- PEG의 범퍼가 세게 피부에 닿으면 발적이 일어나기 쉽다. 또 PEG절개부에서 새는 경우에도 발적이 생긴다.
- 불량 육아조직이 보일 때는 출혈이나 삼출액에 의한 짓무름 등의 피부트러블이 일어나기 때문에 매일 관찰하는 것이 중요하다.

# 위루 주위의 오염을 제거한다

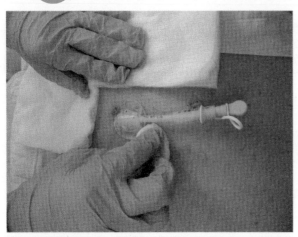

- PEG 주위는 기본적으로 소독이나 깨끗이 닦을 필요는 없지만, 삼출액으로 더러워진 경우에는 거즈로 가볍게 닦아낸다.
- PEG는 위를 관통해 있기 때문에 소량의 점액이 나온다. 그것을 방치하면 말라 굳어 피부트러블의 원인이 된다.

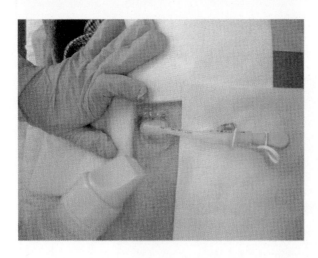

- 샤워나 입욕을 할 때에 위루의 보호는 필요 없고 그대로 한다.
- 누공이 형성되는 1개월 후까지는 사고·자가 제거하면 재삽입이 곤란하기 때문에, 필름재로 절개부를 보호하고 샤워나 입욕을 한다.
- 샤워·입욕이 안 되는 경우는 미온수로 알맞게 닦아내는 것도 좋다.

### 간호포인트

- 입욕 후에는 물기를 닦아내고 충분히 건조시킨다.
- 사고·자가 제거에 주의한다.

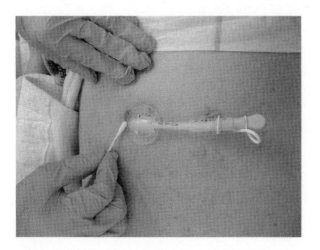

- 오염을 제거하기 어려운 경우에는 면이나 면봉에 화장수를 묻혀 부드럽게 한 후 제거한다.

### 주의!

- PEG주위에 면봉 등을 사용하는 경우는 카테터를 지나치게 잡아당기지 않도록 주의한다.

## 순서 3 위루, 주위피부를 건조시킨다

- PEG주위의 피부는 매일 샤워·온탕에서 세정 후에 건조시킨다.
- 삼출액이 많은 경우 티슈나 키친타올 등을 꼬아서 끈을 만들어 PEG에 닿은 피부를 보호하고, 매식후에 교환하면 효과적이다. PEG용 피부보호제도 있다.

### 주의!

- 물티슈로 삼출액을 닦아내도 좋으나 알코올을 함유한 제품도 있으니, 알코올 알레르기가 있는 환자에게 사용하는 것은 좋지 않다.
- 거즈는 조직이 엉성하여 실이 카테터에 끼기 때문에 절개부의 점막을 자극하고, 그 반응으로 불량육아조직을 형성할 수 있으므로 사용하지 않는다.
- 소독액은 피부나 점막을 자극하기 때문에 사용하지 않는다.

## PEG카테터의 교환(벌룬형인 경우)

### ■ 필요한 물품

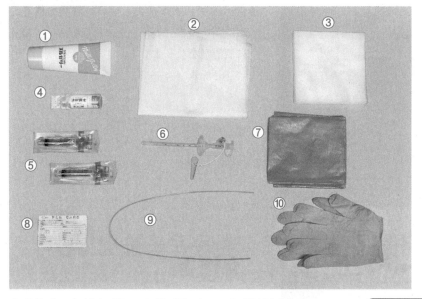

① 윤활제  ② 방수시트  ③ 닦기용 거즈  ④ 멸균정제수
⑤ 주사기(5~10mL)  ⑥ 새 PEG카테터  ⑦ 일회용 앞치마
⑧ PEG 카드\*  ⑨ 교환용 로드  ⑩ 일회용 장갑

> **실시자·보조자의 장비**
> · 일회용 장갑
> · 일회용 앞치마

※ PEG카드 : PEG제품에 첨부되어 있고 제품번호나 유치일, 다음 교환일 등의 기입란이 있다.

## 순서 1 위루주위를 청결하게 한다

※ 처치 전후에 손위생을 실시할 것.

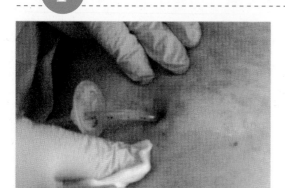

● 거즈를 뜨거운 물에 적셔서 누공주위의 오염을 닦아 낸다.

## 순서 2 누공에 윤활제를 넣는다

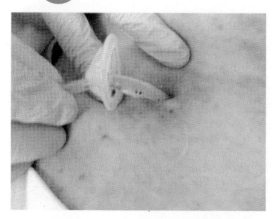

● 삽입되어 있던 카테터가 들어있는 상태에서 누공에 윤활제를 칠한다. 카테터를 회전시켜 누공에 윤활제가 잘 스며들도록 한다.

## 순서 3 카테터를 통해 위내로 교환용 로드를 삽입한다

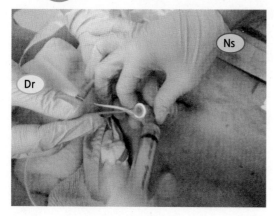

##  오래된 카테터 벌룬 내의 멸균정제수를 주사기로 제거한다

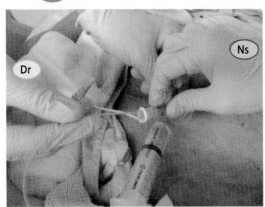

##  천천히 카테터를 뺀다

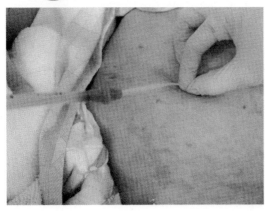

● 이때 보조자는 교환용 로드가 움직이지 않
도록 손가락으로 단단히 고정시킨다.

##  새로운 카테터를 천천히 누공에 삽입한다

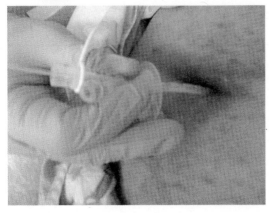

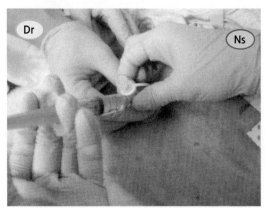

요령!

**피부와 외부 스토퍼의 사이에는 여유를**

● 피부와 외부스토퍼의 틈은 손가락 하나 정도의 두께로 한다.

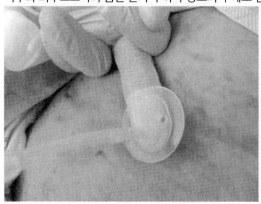

**간호포인트**

● PEG카테터는 벌룬형과 범퍼형으로 교환시기가 다르다. 벌룬형은 내구성이 떨어져 원칙적으로 1개월에 한 번, 범퍼형은 6개월에 한 번 교환하는 것이 바람직하다.

# 영양제의 주입

## ■ 필요한 물품

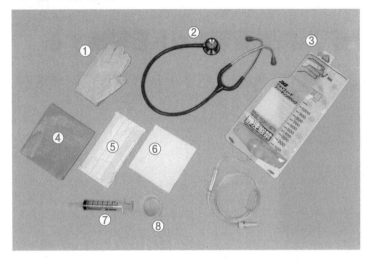

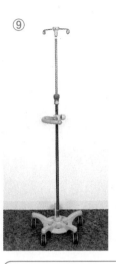

① 일회용 장갑　② 청진기　③ 경장영양주입 세트　④ 일회용 앞치마
⑤ 마스크　⑥ 일회용 거즈　⑦ 경장영양용 주사기(20~30mL)
⑧ 약컵　⑨ 수액걸이

> **실시자·보조자의 장비**
>
> · 일회용 장갑
> · 일회용 앞치마
> · 마스크

---

 **순서 1** ## 환자의 상태를 정비한다

※처치 전후에 손위생을 실시할 것.

---

**간호포인트**

● 흡인하고 있는 환자인 경우는 영양제 주입 시작 전에 흡인을 시행한다.

---

 **순서 2** ## 주입용기에 영양관 세트를 연결한다

---

 **순서 3** ## 영양제를 주입용기에 넣는다

---

**간호포인트**

● 사용하는 영양제는 환자에 따라 다르고 단백질이나 반고형화 영양제를 섞는 일도 있다.
● 식전 약이 있는 환자는 그 준비를 동시에 한다.
● 냉장 보존된 영양제는 실온에 놓았다가 사용한다.

## 순서 4 PEG카테터에 영양관 세트를 연결한다

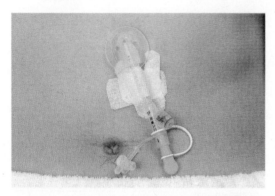

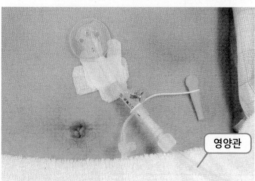

● 점적라인과 잘못 연결하는 것을 주의하며, 영양라인을 PEG주입구에 안전하게 연결한다.

영양관

※원칙적으로 PEG카테터는 테이프로 고정하지 않는다.

### 간호포인트
● 영양제가 정맥내에 들어가면 쇼크나 파종성 혈관내응고증후군(disseminated intravascular coagulation : DIC)이 되어 치명적이기 때문에 영양라인의 안전 확인은 반드시 한다.
● 잘못 연결하지 않도록 방지하는 상품도 있으니 위험관리 면에서도 사용을 권장한다.

### 주의!
● 연결하기 전에 환자의 복부상태를 관찰한다.

##  순서 5 영양제를 주입한다

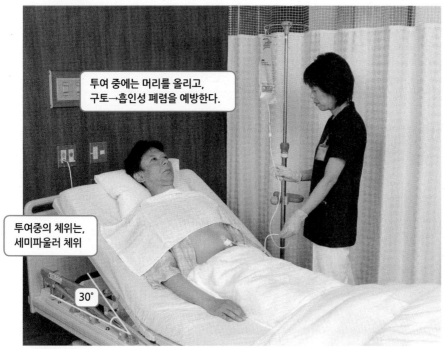

투여 중에는 머리를 올리고, 구토→흡인성 폐렴을 예방한다.

투여중의 체위는, 세미파울러 체위

30°

● 유량조절기를 늦추고 영양제의 점적을 시작한다.

**주의!**

● 영양제 주입 후 몇 분간은 환자의 옆에서 오심·구토, 역류의 유무, 호흡 상태를 관찰한다.
● 주입 후에도 복압이나 체위에 의해 점적속도가 변화하기 때문에 주입 동안 잘 살펴 조절한다.

### 간호포인트

● 영양제가 정맥내에 들어가면 쇼크나 파종성 혈관내응고증후군 (disseminated intravascular coagulation : DIC)이 되어 치명적이기 때문에 영양라인의 안전 확인은 반드시 한다.
● 잘못 연결하지 않도록 방지하는 상품도 있으니 위험관리 면에서도 사용을 권장한다.

· 난치성 설사, 혈당 조절이 필요한 환자
· 심부하를 경감시키고 싶은 환자
· 영양튜브가 막히기 쉬운 경장영양제를 사용하고 있는 환자

**주입속도의 기준**

| | |
|---|---|
| 지속주입 | 최초는 20mL/시부터 시작하여, 설사나 복부팽만, 구토 등의 소화기증상을 보면서 시간당 20mL 속도로 증량해 간다(최대량은 100mL/시 정도) |
| 간헐주입 | 1회 양은 400~700mL로 처음에는 200mL/시 이하에서 시작하고, 최대 400mL/시로 하루에 3~4회 시행한다. |

##  순서 6 카테터 내의 영양제를 플러싱한다

● 투여가 종료되면 영양제의 유량조절기를 닫고 미온수로 카테터 내의 영양제를 씻어낸다.

**왜하는가?** 플러싱
● 플러싱을 하는 것으로 카테터의 오염을 방지하고, 약물 투여의 준비가 된다.

## 환자의 상태, 누공 상태를 관찰한다

## 약물의 주입

### ■ 필요한 물품

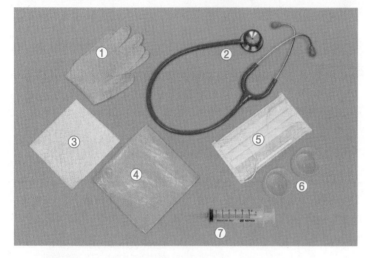

① 일회용 장갑   ② 청진기
③ 일회용 거즈
④ 일회용 앞치마
⑤ 마스크   ⑥ 약컵
⑦ 경장영양용 주사기(20~30mL)

실시자·보조자의 장비
· 일회용 장갑
· 일회용 앞치마
· 마스크

 ## 주입 약물을 준비한다

※처치 전후에 손위생을 실시할 것.

● 정제·캡슐제를 분쇄·탈 캡슐하지 않고 그대로 컵 등에 넣어 약 55℃의 온수를 약 20mL 넣어 섞고 10분간 놔둔다(간이현탁법).

 ## 약물을 주입한다

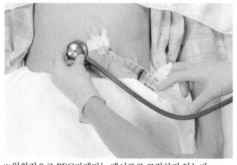 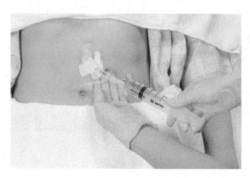

※원칙적으로 PEG카테터는 테이프로 고정하지 않는다.

●약물의 주입은 경장영양전용 주사기를 사용하여 천천히 행한다.
●주사기내의 약물을 남기지 않도록 끝까지 PEG카테터내에 주입한다.

## 순서 3 연결 카테터를 플러싱한다

●PEG카테터의 플러싱은 미온수를 사용한다.
●주입량의 기준은 20~50mL이고, 내복주입 후에는 조금 넉넉히 넣어 카테터내에 약물이 남지 않도록 한다.

## 관찰점과 합병증 대책

### 1 카테터의 외부 스토퍼는 꽉 끼어있지 않는가?

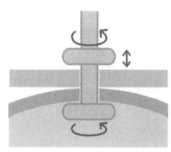

●튜브형인 경우 외부 스토퍼를 너무 조이지 않도록 주의한다. 1~2cm 정도 느슨하면 된다.
●버튼형인 경우도 똑같이 길이에 여유를 갖게 한다. 체중 증가로 꽉 끼게 되는 일도 있으므로 스토퍼를 상하로 움직여서 적당하게 여유가 있는지를 확인한다.

### 2 카테터는 잘 회전하는가?

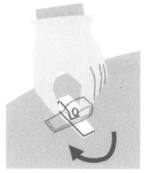
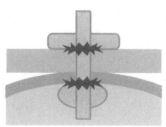

●튜브형·버튼형 모두 길이에 여유가 있을 것, 그래서 카테터가 저항감 없이 회전하는 것이 중요하다.
●하루 한 번 이상은 카테터가 360도 이상 회전하는지를 확인한다. 회전시키는 경우는 카테터를 가볍게 위내에 밀어 넣고 돌린다.
●저항이 강하면 내부 스토퍼가 위점막에 묻혀있을 가능성이 있으니 (buried bumper syndrome), 빨리 내시경으로 확인할 필요가 있다.

## 복벽으로부터 바깥 튜브가 짧지 않은지?

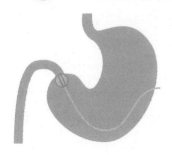

- 카테터의 위치 복벽으로부터 바깥 튜브가 짧지 않은지를 확인한다.
- 튜브형 벌룬식 카테터의 경우 벌룬에 의한 십이지장폐색이 일어날 수 있다. 외부 범퍼에 여유가 너무 많으면 위의 연동운동에 의해, 내부 벌룬이 유문부나 바터팽대부에 파고 들어가는 일이 있다.

## 튜브는 피부면에 대해서 수직인가?

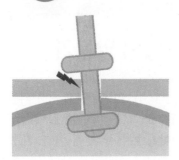

- 의복 등에 의해 카테터가 눌려 기울게 되면 누공의 한쪽에만 압력이 가해져 허혈 상태가 생기는 경우가 있다.

> **요령!**
>
> 튜브를 수직으로 유지하는 방법
> - 외부 스토퍼 부분에 두꺼운 스폰지를 끼우거나 시판 중인 고정판도 유용하다.
>
>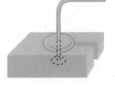

## 벌룬의 고정수는 언제 교환했는가?

- 1~2주에 1회는 벌룬형 카테터의 벌룬내 물의 양을 확인하고, 새것으로 교환한다.

## 위루안정기의 트러블

| | |
|---|---|
| buried bumper syndrome<br>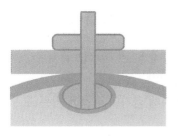 | ● 버튼형 범퍼식 카테터의 대부분에서 일어난다고 알려져 있다.<br>● 내부 범퍼가 위벽 내에 파묻혀, 영양제가 새거나 점적불량에 따라 발견되는 일이 많다.<br>● 내부 범퍼와 외부 범퍼의 거리가 체벽에 비해 짧고 꽉 끼어 혈류장애나 궤양이 일어난다.<br>● 영양상태의 개선에 의해 체벽이 두꺼워 지거나 비만인 경우에 발생할 위험이 높다.<br><br>**대처법**<br>● 카테터를 잡고 외부 범퍼와 복벽 사이에 적당한 느슨함이 있는지, PEG가 수직 방향으로 여유가 있는지를 확인한다.<br>● 내시경으로 확인하여 범퍼를 회수할 수 있으면 스네어로 회수한다. 범퍼가 완전히 위벽으로 싸여있을 때는 외과적으로 회수한다. |
| 누공주위 피부염<br>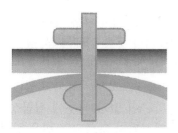 | ● 복부가 팽만하고 위내압이 상승하거나, 카테터의 굵기와 누공의 크기가 맞지 않거나, 카테터의 손상에 의해 PEG주위로부터 유루가 있어서 피부 트러블을 일으킨다.<br>● 감압목적으로 완화적 PEG삽입했을 때에 배액을 하고 있어도 복수 저류, 암의 진행에 따른 복압이 상승하고 누공경이 확대되어 장액이나 복수가 새는 일이 있다. 특히 장액은 알카리성으로 소화효소의 활성이 높아 피부트러블이 생기기 쉽다.<br><br>**대처법**<br>● 백색 바셀린 등의 유성연고, 피막제, 피부보호제를 사용한다.<br>● 감염이 따르는 경우는 항생제가 들어간 연고를 도포한다.<br>● 튜브 고정구나 도구를 사용한다.<br>● 새는 게 원인인 경우는 PEG카테터 본체의 파손이라면 카테터를 교환한다. 명확하게 누공이 큰 경우는 두꺼운 카테터로 변경한다. |
| 육아조직 불량<br>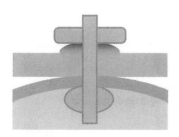 | ● 불량 육아조직은 삽입시술 후 몇 주일에서 몇 개월 지나서 생긴다.<br>● PEG주위에 거즈나 소독약 사용이 자극되어 과잉으로 육아가 형성되는 경우가 있다. 거즈는 결이 엉성하므로 실이 튜브에 걸려 절개부의 점막을 자극한다.<br>● 피부에 카테터가 접촉함으로써 생기는 물리적 자극도 생각할 수 있다.<br><br>**대처법**<br>● 거즈는 사용하지 않고 부직포 형태의 티슈나 키친타올을 사용한다.<br>● 소독약은 사용하지 않는다. 약산성 비누로 거품을 내서 샤워하거나 온수로 세정, 매 식후에 알코올이 함유되지 않은 물티슈로 오염을 닦아낸다.<br>● 범퍼의 회전이나 고정위치를 매일 변경하여 물리적 자극을 제거한다.<br>● 카테터의 압박이 자극인 경우는 한쪽에 자극이나 압박이 과도하게 들어가지 않도록 카테터를 스폰지 등으로 수직으로 고정한다.<br>● 출혈이나 동통을 동반하는 경우<br>① 스토마용 파우더(피부보호제)로 점막을 보호한다.<br>② 부종 경감을 목적으로 스테로이드 함유연고를 사용한다.<br>＊①②를 사용해도 개선되지 않을 때는 초산은에 의한 소작을 한다. 초산은의 사용 후에는 반드시 생리식염수로 세정한다.<br>● 육아조직이 크고 난치성인 경우 국소마취 하에 전기메스로 절제한다. |

(靑木早苗)

# 스토마케어

'스토마 회복은 수술 전부터 시작된다'고 해서 스토마 조성환자의 케어는 수술 전에 50% 이상의 비중이 있습니다.
수술 전에는 환자가 조성의 필요성을 이해하고, 스토마를 받아들일 수 있도록 사전동의를 받고, 관리하기 쉬운 스토마 상황을 확보하는 것이 중요합니다.
수술 후에는 합병증 예방에 노력하여 조기에 사회 복귀하기 위해 환자의 배경에 맞는 교육을 합니다.

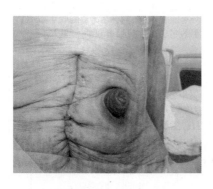

- 스토마(stoma)란 그리스어로 '입'을 의미하고 특히 수술에 의해서 복벽에 만들어진 개구부를 가리킨다.
- 종양, 염증, 외상, 선천성기형 등을 위해 항문, 요도구 이외의 곳에 소변, 대변의 배설구를 만드는 것으로, 인공항문, 인공방광, 장루 등의 총칭으로서 사용되고 있다.
- 스토마의 대부분은 괄약근이 없기 때문에 실금상태이므로, 변, 가스는 언제 배설될지 모르고 소변은 항상 배설되는 것이 특징이다.

## 스토마의 분류

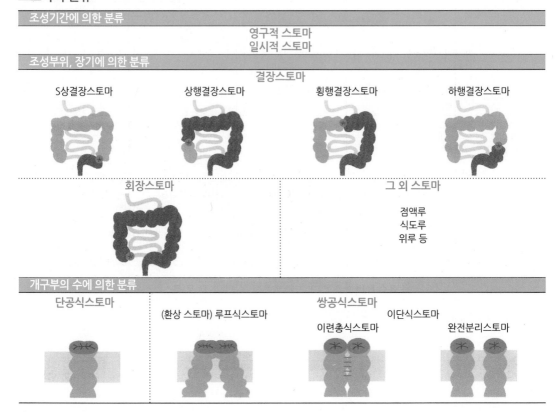

**조성기간에 의한 분류**

영구적 스토마
일시적 스토마

**조성부위, 장기에 의한 분류**

결장스토마

S상결장스토마 상행결장스토마 횡행결장스토마 하행결장스토마

회장스토마 그 외 스토마

점액루
식도루
위루 등

**개구부의 수에 의한 분류**

단공식스토마 (환상 스토마) 루프식스토마 쌍공식스토마 이단식스토마

이련총식스토마 완전분리스토마

# 스토마 조성 전의 케어

## ■ 소화관의 스토마 위치 표시(스토마 위치정하기)

● 스토마의 위치는 스토마의 종류, 해부학적 조건, 수술 후 합병증 예방, 체형, 관리능력, 질환의 진행상황과 예후, 직업 등을 배려하고, 자기관리를 쉽게 하고 수술 후 삶의 질을 저하시키지 않도록 고려하여 결정한다.

### 스토마 위치 표시를 하기 전의 확인 사항

① 스토마 조성의 필요성, 또는 가능성이 있다는 것을 의사로부터 듣고 있다.
② 사회복귀를 위해 스토마에 대해 특별한 케어가 필요하다는 것을 이해, 납득하고 있다.
③ 간호사가 스토마 위치표시를 하는 것을 담당의가 승낙했다.
④ 수술방식, 절제 범위, 질환의 진행상황, 장관의 길이에 여유가 있는지, 수술 후의 위험 등의 정보를 얻는다.
⑤ 스토마 조성 방법 등의 설명을 의사로부터 듣고 수술 전 날 표시가 가능하도록 일정을 짠다.
⑥ 의사의 입회가 가능하면 행하지만, 무리한 경우는 반드시 의사에게 스토마의 위치를 확인 받는다.

### 스토마 사이트마킹의 원칙(클리브랜드 클리닉)

① 배꼽보다 낮은 위치
② 복부지방층의 정점
③ 복직근을 관통하는 위치
④ 피부가 움푹 들어가거나 주름, 반흔, 상전장골극 근처를 피한 위치
⑤ 본인이 볼 수 있고 셀프케어 하기 쉬운 위치

### 스토마 위치로서 필요한 조건

① 본인이 볼 수 있고 셀프케어 하기 쉬운 위치
  (마른 사람은 복부의 정점, 비만인 사람은 복부 정점보다 약간 위)
② 스토마를 중심으로 체위의 변화에 영향을 받지 않고 복부에 일정한 평면을 얻을 수 있는 위치
③ 반흔(수술창, 방사선요법), 늑골궁, 상전장골극 등, 뼈 돌출부에서 떨어진 위치
④ 복직근을 관통하는 위치(스토마 탈출, 스토마옆 헤르니아 등의 합병증 예방)
⑤ 요로계스토마와 결장스토마를 동시에 조설하는 경우는 요로계스토마의 위치가 우선한다.
⑥ 벨트 사용이 가능한 위치(체중이나 복벽이 변화하는 것을 고려하여)
⑦ 직업, 휠체어를 사용하는 생활, 코르셋의 사용, 의복(양복, 벨트라인), 일상의 활동성을 제한하지 않도록 고려한다.

### 복벽의 해부

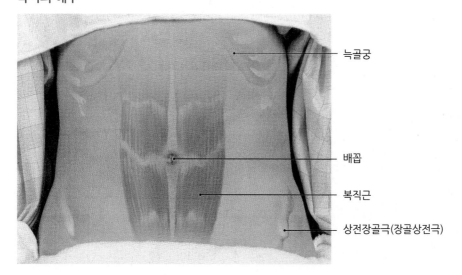

- 늑골궁
- 배꼽
- 복직근
- 상전장골극(장골상전극)

## ■ 필요한 물품

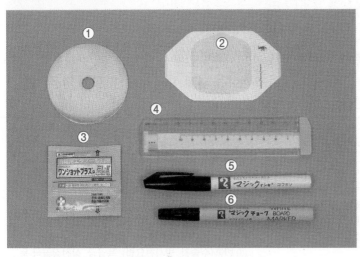

① 마킹 디스크

② 필름드레싱제

③ 알코올솜

④ 측정용 자

⑤ 유성펜

⑥ 수성펜

## 순서 1 기본라인을 마킹한다

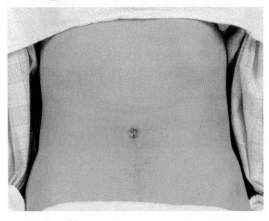

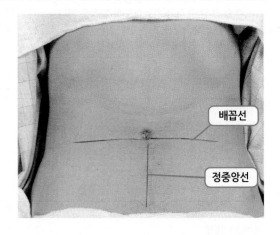

배꼽선

정중앙선

● 수평 앙와위로 하고 배꼽 아래선을 지나는 가로선을 긋고 하복부 정중앙선을 긋는다.

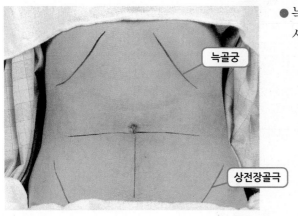

늑골궁

상전장골극

● 늑골궁, 상전장골극 등 뼈 돌출부상에 표시를 한다.

## 순서 2 복직근을 확인한다

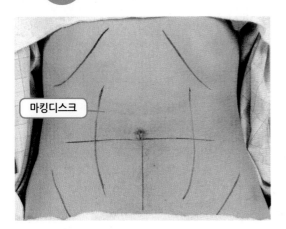

마킹디스크

● 복벽을 긴장시켜 복직근 외연을 확인하고 필요에 따라 좌우 아무 쪽이나, 또는 양쪽 외연을 따라 선을 긋는다.

### 이럴때 어떻게 하지?

**비만인 경우**

● 환자가 비만인 경우는 복부가 불룩해서 복직근을 찾기 어렵다. 무릎을 쭉 뻗어 발바닥이 발목과 수직이 되도록 세우고, 고개를 들어 자신의 배꼽을 들여다보는 듯한 자세를 하면 쉽게 알 수 있다.

## 순서 3 마킹디스크를 놓는다

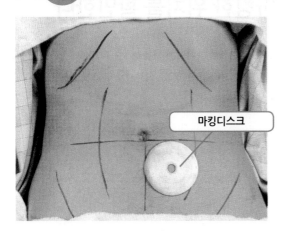

마킹디스크

● 앙와위 그대로 복부 면적에 맞는 마킹디스크를 각 선이 그려진 범위 내에서 가장 안정된 위치에 놓는다.

## 순서 4 임시표시를 한다

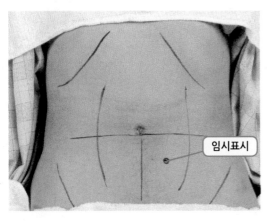

임시표시

● 디스크 중앙의 구멍에 수성펜으로 임시표시를 한다.

## 순서 5 · 좌위에서 마킹한 위치를 확인한다

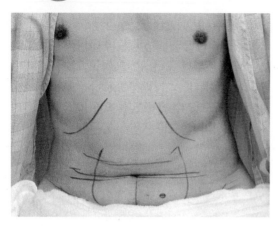

● 좌위가 되어 주름진 부위에 주름을 따라 선을 긋는다.

> **요령!**
>
> ● 앉았을 때에 임시표시가 주름 안에 숨거나 복부가 쳐진 위치로 잘 보이지 않는 경우는 디스크를 머리 쪽으로 이동하고 수정한다.

## 순서 6 · 입위, 전굴위 등으로 마킹한 위치를 확인한다

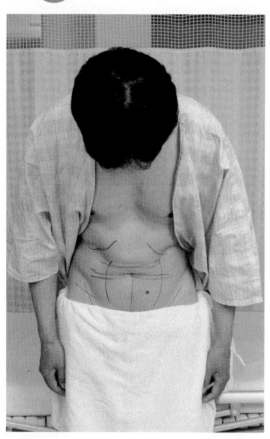

● 좌위에서 입위로 바꾸거나 전굴 자세를 취하거나 해서 주름지는 방식을 확인한다.

## 순서 7 환자가 볼 수 있는 위치인지를 확인한다

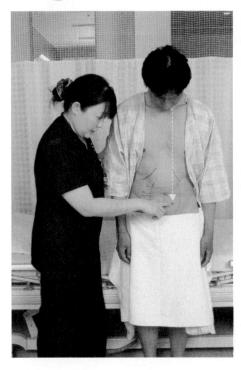

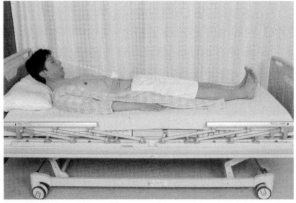

● 평탄한 자세로 누워 환자가 볼 수 있는 위치인 것
을 확인한다.

## 순서 8 유성펜으로 표시를 한다

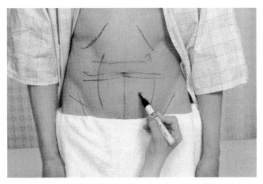

● 가장 안정된 위치(조건이 충족되는 위치)
를 선택하고 유성펜으로 표시를 한다.

## 순서 9 필름드레싱제로 표시를 보호한다

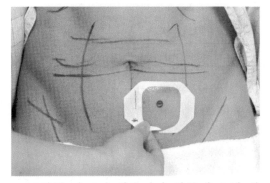

● 표시한 마크가 입욕이나 의복에 스쳐 사
라지지 않도록 필름드레싱제를 붙인다.

## 순서 10 기록을 한다

# 스토마 조성 후의 관찰점과 합병증 대책

- 스토마 합병증은 발생 시기에 따라 다음과 같이 분류된다.
  ① 수술 후 초기에 발생하는 조기합병증
  ② 사회생활이 충분히 가능해진 시기에 생기는 만기 합병증
- 수술 직후부터 출현하는 합병증은 외과적 수술로 인한 것이 대부분이고, 간호하는 입장에서의 합병증 예방은 곤란하여 간호사의 역할은 이상의 조기 발견이 중심이 된다.
- 간호사의 지식 부족에 의해 합병증이 생기는 경우도 있다. 간호의 질에 따라 예방이 가능하니 간호사는 책임감을 가져야 한다.

## 수술 직후의 스토마케어의 목표

① 스토마 주위의 피부장애 예방
② 수술로 인한 합병증의 예방과 조기 발견
③ 스토마의 성숙 촉진
④ 창감염 예방
⑤ 셀프케어 시작의 준비

> **요령!**
>
> ### 사용 장비의 결정
>
> - 교린대학 의학부 부속병원에서는 각사의 스토마파우치를 몇 장씩 세트하고, 수술 직후의 조기 단계에서 장비를 결정할 수 있도록 하고 있다.
>
>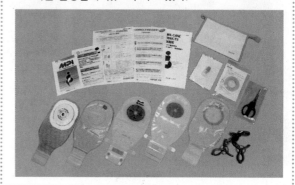

## 소화관 스토마 조성술 후의 일반적인 경과

| 수술 후 | 치료·처치 | 케어의 포인트 |
|---|---|---|
| 1일째 | 호흡 훈련, 침대에서 좌위 훈련 | ● 부종이 있는 스토마 점막을 상처내지 않도록 부드럽고 흡수성과 정균작용이 풍부한 피부보호제로 스토마가 쉽게 관찰되는 투명한 주머니를 사용한 장비를 사용 |
| 2일째 | 방광유치 카테터 제거(수술 방식에 따라 길게 삽입하는 일도 있으니 의사에게 확인 후에 실시)<br>보행훈련 | ● 일레오스토미나 수술 후의 일레우스인 경우는 직후부터 다량의 배변이 보이게 되므로 내구성을 고려한 피부보호제의 장비를 선택한다.<br>● 의료자에 의해 장비교환이 이루어지고, 스토마, 창상의 관찰을 하여 이상을 조기 발견하는 데 노력한다.<br>● 자가-간호 습득을 위해 시작 시기가 중요하다. 그래서 확실한 스토마케어(새지 않고, 헐지 않고, 냄새나지 않는)를 하여, 환자가 '스토마를 볼 수 있게 되고', '스토마케어를 보고 장비교환의 이미지를 파악하게' 되도록 도와준다.<br>● 환자의 기상에 맞추어 실제로 화장실에서의 가스와 변의 배출에 대한 지도를 시작, 간호사의 보조하에 장비교환을 연습한다. |
| 7~10일째 | 정중창(스토마)의 실밥제거 | |
| ~14일째 | 회음부의 발사, 배액관 제거<br>스토마케어를 습득하여 창부의 이상이 없고, 식사를 하고 배변 상태에 문제가 없으면 퇴원 | |

## 조성 후의 관찰점과 합병증 대책

**① 스토마 점막피부 접합부**
봉합상태, 이개나 출혈의 유무와 정도, 발적·짓무름, 궤양

**② 피부 보호제 첩부부**
발적·짓무름, 발진, 궤양, 삼출액의 유무, 통증, 소양감

**③ 복부상태**
복부가 불룩하거나 긴장된 상태인지, 주름이 진 형태와 정도, 움푹함이 있는지

**④ 스토마의 기능**
배설물의 상태(성상, 양), 가스배출 상태, 출혈이나 점액의 상태

**⑤ 장비의 상태**
새는지 여부, 피부보호제의 용해상태(균일한지, 부위)

**⑥ 조기 합병증의 관찰**
괴사, 출혈, 부종, 순환장애, 협착, 이개, 농양, 혈종, 배설물이나 피부보호제에 의한 접촉성 피부염

## 주요 조기 합병증

| 합병증의 종류 | 원인 | 간호 |
|---|---|---|
| 부종 | ● 정맥의 환류장애가 일과성으로 점막을 종창시키고 시간이 지남에 따라 개선된다. | ● ① 스토마의 관찰, ② 스토마 장비의 선택, ③ 면판 스토마 구멍의 사이즈조정이 중요하다.<br>● 육안으로 잘 관찰할 수 있도록 단품계의 투명 타입 플랜지를 사용하면 좋다.<br>● 부종 출현 후 면판 스토마 구멍의 개구가 너무 작아서 스토마 점막을 압박하고 순환장애를 일으키지 않도록 스토마 구멍은 스토마 지름보다 크게 낸다.<br>● 스토마 근접부의 피부노출을 피하기 위해 가루 상태의 피부보호제를 병용하고, 장비를 장착한다. |
| 혈류장애 | ● 수술수기에 의해 장간막이 지나치게 당겨져 혈류가 두절된다.<br>● 복벽의 지방층이 두껍기 때문에 장간이 충분히 늘어지지 않고, 봉합부에서 스토마 점막이 광범위하게 검게 변하는 것과 국한된 부분만 변하는 것이 있다. | ● 관찰이 중요하기 때문에 스토마 장비는 투명한 타입을 사용하고 여러번 관찰한다.<br>● 수술 후부터 세밀하게 관찰하고 이상을 조기발견 했을 때는 신속하게 의사에게 보고한다.<br>● 지속되면 괴사로 진행되니 괴사, 탈락을 염두에 두고 관찰할 필요가 있다. |
| 괴사 | ● 수술술기에 의한 장관변연혈관의 혈류 차단, 수술 후 부종에 의한 장간막 압박 등을 생각할 수 있다.<br>● 괴사에 이르면 스토마 점막이 변화되고 점막의 탈락, 장벽연화 상태가 일어난다. | ● 혈류장애에 준한다.<br>● 스토마 점막괴사에 의해 스토마 점막 피부접합부가 반흔치유된 경우는 어차피 협착이 출현할 가능성이 높으므로 의무기록에 남기고, 계속해서 관찰한다. |
| 점막피부이개 | ● 혈류장애 및 괴사에 준한다.<br>● 국한된 괴사조직을 제거했을 때 스토마 점막이 피부연에서 이개한다. | ● 스토마 점막의 괴사조직이 분리될 때까지는 탈락의 가능성을 염두에 두고 감염징후도 포함하여 하루 한 번은 관찰을 한다.<br>● 이개부를 세척하고 수분을 제거한 후 가루상태의 피부보호제를 병용하고, 단기교환이 가능한 타입의 피부보호제를 이용하여 장비를 붙인다.<br>● 괴사조직이 충분히 제거되고 점막이 탈락하지 않은 것을 확인한다. |
| 스토마 탈락 | ● 스토마의 괴사가 심층부까지 진행되고 장관이 복벽 근층에서 안으로 움푹 들어 간 상태 | ● 스토마 및 그 주위의 관찰을 하고 의사에게 상태를 보고한다. 특히 발적이 심한 부위는 마킹하고 넓어지는 경향이 없는지를 세밀하게 관찰한다. |

| | ● 감염된 수술대에서의 수술조작 | ● 스토마 및 그 주위의 관찰을 하고 의사에게 상태를 |
|---|---|---|
| 스토마주위농양 | ● 피부와 장막근층을 봉합할 때 봉합사가 장관전층에 걸린 경우<br>● 봉합사에 의한 감염<br>● 스토마가 개복창 위에 조설된 경우<br>● 부신피질 스테로이드 약의 대량투여 등으로 역감염 상태에 있는 경우 | 보고한다. 특히 발적이 심한 부위는 마킹하고 확대경 향이 없는지를 경시적으로 측정한다. |

# 스토마의 부착물 교환(소화관 스토마의 경우)

## ■ 필요한 물품

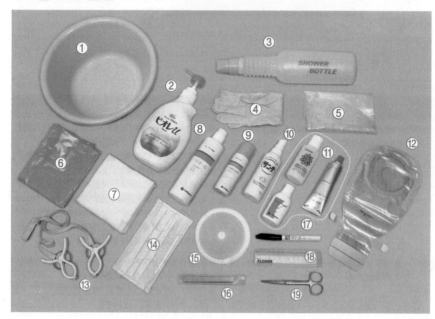

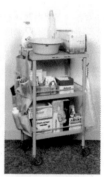

스토마케어용 카트.
자주 사용하는 것은 가까운 곳에 놓는다. 가위 등은 사이드 포켓에 넣어 손이 다치는 것을 예방하고 있다.

① 세면기  ② 비누  ③ 세정 보틀  ④ 일회용 장갑  ⑤ 비닐봉투
⑥ 일회용 앞치마  ⑦ 닦기용 수건  ⑧ 탈취제  ⑨ 박리제  ⑩ 청정제
⑪ 피부보호제[페스트, 파우더]  ⑫ 새 파우치  ⑬ 클립  ⑭ 마스크
⑮ 용수형성 피부보호제  ⑯ 연고형 피부보호제  ⑰ 펜  ⑱ 자  ⑲ 가위

실시자·보조자의 장비
·일회용 장갑
·일회용 앞치마
·마스크

## 순서 **1** 처치 전 환자를 준비시킨다

※처치 전후에 손위생을 실시할 것.

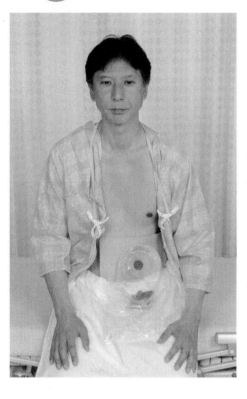

- 부착물을 교환하기 전에 파우치 내의 배설물을 화장실에 버린다.
- 환자의 자세는 일어선 상태에서 의자에 살짝 걸치고 앉아 복부의 주름이나 처짐을 자연스럽게 편 상태에서 붙인다.

 요령!

오염 예방
- 의복을 더럽히지 않고 환자 몸이 보이도록 빨래집게나 클립으로 옷을 고정해 놓는다.

## 순서 **2** 피부접착판을 벗긴다

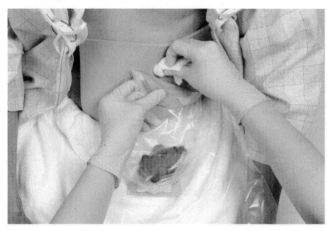

- 피부접착판은 손가락으로 피부를 누르면서 부드럽고 조심스럽게 벗긴다. 잘 벗겨지지 않을 때는 점착박리제(리무버)를 사용하면 된다.

주의!

- 잡아당기듯이 해서 단번에 벗기면 피부 표면의 각질층에 상처가 나고 피부 트러블의 원인이 되므로 주의한다.

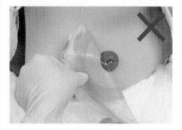

## 벗겨낸 접착판을 관찰한다

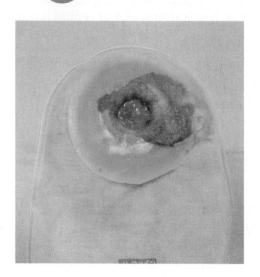

● 피부보호제가 피부에 접착해있던 면을 관찰하고 불은 상태나 배설물이 부착해 있지 않은지를 확인한다.

**간호포인트**

● 피부보호제가 불어난 상태는 부착물교환간격의 기준이 된다. 불어난 부분이 스토마 구멍(중앙의 커트한 부분)에서 1cm 이내일 때 교환하도록 한다.
● 피부보호제에 배설물이 부착해 있다=배설물이 피부에 접촉해 있는 상태이고, 대책이 필요하다. 이 상태가 지속되면 피부트러블, 새거나 냄새가 나는 원인이 된다.

## 스토마와 스토마 주위 피부를 관찰한다

● 조기합병증의 출현이 없는지, 스토마 및 스토마 주위 피부의 상태를 잘 관찰한다.

## 닦기·세정하기

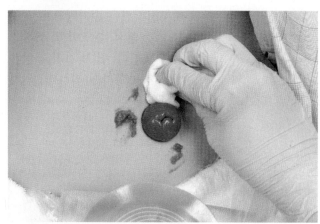

● 산이나 알칼리와의 접촉을 막도록 스토마 케어 시는 배설물과의 접촉을 피하고 피부보호제나 점착물을 제거한다.

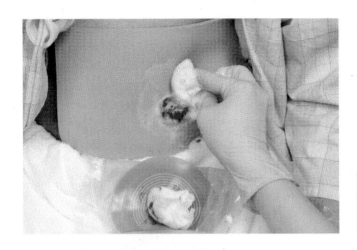

● 비누로 거품을 내서 거품을 피부 위에 올려놓고 부드럽게 닦는다.
● 피부의 먼지나 더러움을 충분히 제거한다. 피부를 청결하게 유지하여 본래의 기능을 발휘하게 한다.

> **주의!**
> ● 세정으로 피지를 지나치게 제거하면 건조해지므로 주의한다.

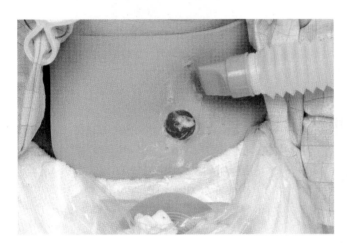

● 세정이 다 끝나면 비누가 남지 않도록 미지근한 물로 완전히 씻어낸다.

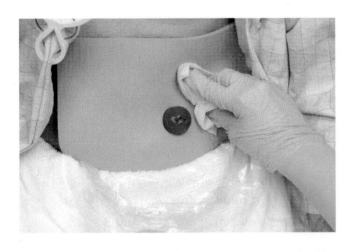

● 세정 후에는 피부의 수분을 부드럽게 닦아내고 건조시킨다.

> **간호포인트**
> ● 피부의 청결, 자극물의 제거, 기계적 자극을 피해 피부의 침연을 막고 감염 예방에 노력한다.

# 스토마 사이즈를 측정한다

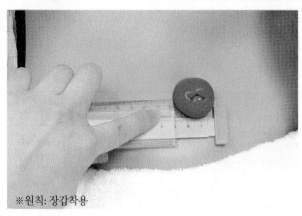

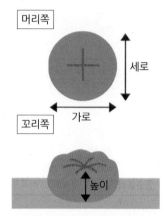

머리쪽

세로

꼬리쪽

가로

높이

※원칙: 장갑착용

● 스토마를 조성하고 몇 개월은 부은 상태가 지속된다. 스토마의 크기가 안정될 때까지는 장비교환 할 때마다 크기나 모양을 계측하고 스토마 주위의 피부도 잘 관찰하여 기록해 둔다.

## 순서 7 면판에 홀 사이즈의 표시를 한다

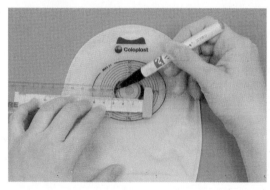

● 스토마의 크기나 모양을 계측하면 피부보호제에 표시를 한다.

## 순서 8 면판을 커트한다

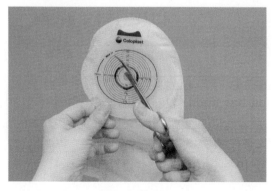

● 표시한 피부보호제를 가위로 자른다.
● 구멍을 뚫으면 겉지를 벗기기 전에 스토마에 맞춰 크기를 확인한다.

**면판의 커트**

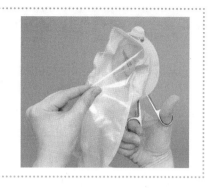

- 피부보호제는 수분을 흡수하면 부풀어오르기 때문에 스토마보다 2mm 정도 크게 자른다.
- 스토마에 상처내지 않도록 절단면을 손가락으로 비벼 매끄럽게 해놓는다.
- 단품계의 경우는 주머니에 구멍을 내지 않도록 주의한다.

## 순서 9 필요시, 장비 장착 전에 피부보호제를 사용한다

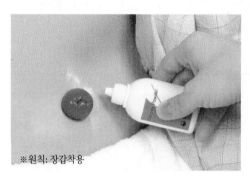

※원칙: 장갑착용

- 스토마 주위 피부에 짓무름이 있는 경우는 부착물의 교환 전에 가루 형태의 피부보호제를 이용한다.
- 스토마에 직접 뿌려도 문제는 없고 피부보호제를 뿌린 후 나머지 가루를 제거한다.

**이럴때 어떻게 하지?**

**피부에 깊은 주름이나 움푹 팬 곳이 있는 경우**

- 튜브나 시트타입의 점토모양 피부보호제 등을 넣어둔다.
- 스토마가 함몰 또는 찌그러진 모양인 경우도 피부보호제로 조절하면 된다.

## 순서 10 부착물을 장착한다

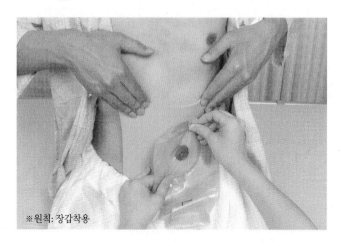

※원칙: 장갑착용

- 부착물의 방향을 잘 확인한 후 피부보호제의 박리지를 떼어 주름을 펴고 붙인다.

**부착물의 장착**

- 접착 후 그대로 잠깐 동안 눌러준다.
- 부착물의 교환은 환자의 배설 사이클에 맞춰 배설물이 나오지 않는 시간대에 하면 된다. 소화관 스토마에서는 식후 2시간은 피하는 게 좋다.

## 필요시, 청정제나 탈취제를 사용한다

● 스토마 주머니 안이 미끄러울 정도로 청정제 등을 분무하면 배설물의 처리가 쉽다.

## 배출구를 막는다

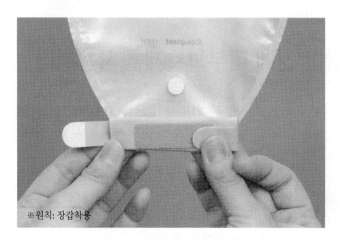

※원칙: 장갑착용

● 배설구를 2, 3회 접어 막는다(필요시 클립이나 고무 등을 사용).

## 기록한다

---

**간호포인트**

● 스스로 교환을 할 수 있도록 지도를 한다.
  스텝 1 : 간호사가 설명하면서 모두 간호사가 실시한다.
  스텝 2 : 환자가 할 수 있는 일은 직접하도록 하고 할 수 없는 일은 간호사가 도와준다.
  스텝 3 : 모든 환자가 행한다. 간호사는 지켜보고 부족한 부분을 설명한다.

(鈴木亜希子)

문헌

1. 大塚正彦, 穴沢貞夫, 桜井健司: 주수술기환자의 간호메뉴얼. 임상간호1993; 19: 927-934.
2. 伊藤美智子 편: Nursing Mook 스토마케어. 학습연구사, 도쿄, 2003.
3. 스토마 리하비리테이션 강습회실행위원회 편: 스토마케어 기초와 실제. 金原出版, 도쿄, 2006.
4. 스토마 리하비리테이션 강습회실행위원회 편: 스토마 리하비리테이션 실천과 이론. 金原出版, 도쿄, 2006.

## 스토마 관찰 기록 용지(의료인용)

| 스토마 관찰 기록 | 환자명 _____ | | | |
|---|---|---|---|---|
| 월 / 일·시간 | 10 / 8·15 : 00 | 10 / 14·15 : 00 | / · : | / · : |
| 파우치의 종류<br>상품명·사이즈 | 콘바텍·홀리스터<br>콜로플래스트·알케어<br>단사크·그 밖에<br>［상품명<br>○○○<br>mm］ | 콘바텍·홀리스터<br>콜로플래스트·알케어<br>단사크·그 밖에<br>［상품명<br>○○○<br>mm］ | 콘바텍·홀리스터<br>콜로플래스트·알케어<br>단사크·그 밖에<br>［상품명<br>○○○<br>mm］ | 콘바텍·홀리스터<br>콜로플래스트·알케어<br>단사크·그 밖에<br>［상품명<br>○○○<br>mm］ |
| 스토마의 상태 | 크기 : 높이( cm)<br>　　　세로( cm)<br>　　　가로( cm)<br>색 : 선홍색·⦅핑크⦆·암적색<br>그 외( )<br>출혈 : 유 · ⦅무⦆<br>(정도 )<br>봉합사 : 유 · 무<br>［그외<br>이상 없음］ | 크기 : 높이( cm)<br>　　　세로( cm)<br>　　　가로( cm)<br>색 : 선홍색·⦅핑크⦆·암적색<br>그 외( )<br>출혈 : 유 · ⦅무⦆<br>(정도 )<br>봉합사 : 유 · 무<br>［그외 ］ | 크기 : 높이( cm)<br>　　　세로( cm)<br>　　　가로( cm)<br>색 : 선홍색·핑크·암적색<br>그 외( )<br>출혈 : 유 · 무<br>(정도 )<br>봉합사 : 유 · 무<br>［그외 ］ | 크기 : 높이( cm)<br>　　　세로( cm)<br>　　　가로( cm)<br>색 : 선홍색·핑크·암적색<br>그 외( )<br>출혈 : 유 · 무<br>(정도 )<br>봉합사 : 유 · 무<br>［그외 ］ |
| 스토마 주위의 상태<br>(스토마 주위 10cm 사방) | 발적·수포·출혈·표피박리<br>［그외<br>이상 없음］<br><br>12<br>9 ⊗ 3<br>6 | 발적·수포·출혈·표피박리<br>［그외<br>이상 없음］<br><br>12<br>9 ⊗ 3<br>6 | 발적·수포·출혈·표피박리<br>［그외 ］<br><br>12<br>9 ⊗ 3<br>6 | 발적·수포·출혈·표피박리<br>［그외 ］<br><br>12<br>9 ⊗ 3<br>6 |
| 피부보호제의 용해·불어난 상태 | 12<br>9 ○ 3<br>6<br>○○○를 1/2개 | 12<br>9 ○ 3<br>6<br>○○○를 1/2개 | 12<br>9 ○ 3<br>6 | 12<br>9 ○ 3<br>6 |
| 금회의 방법과 평가<br>차회의 과제<br>남겨진 문제 | 용해, 불어난 것이 거의 없어서 교환일을 연장하고 있습니다. 상황을 보고 교환해 주세요. | 약간 불어난 것이 있었지만 트러블 없이 교환하고 있습니다. | | |
| 교환 이유 | 정기교환<br>임시교환(이유기재)<br>［ ］ | ⦅정기교환⦆<br>임시교환(이유기재)<br>［ ］ | 정기교환<br>임시교환(이유기재)<br>［ ］ | 정기교환<br>임시교환(이유기재)<br>［ ］ |
| 다음교환예정일 | 10 / 14 or 10 / 15 | 10 / 20 경 | | |
| 교환자 | ○△□ | ×○× | | |
| 간호사 서명 | ○△□ | ×○× | | |

교린대학의학부부속병원

# 복강천자

복강천자란 복강내의 체액의 저류를 경피적으로 천자하는 방법입니다.
복수제거, 농양의 배액, 약물의 주입 등의 치료적 목적과, 복강내 저류액의 유무 등을 확인하는 검사적 목적이 있습니다.

## 복강천자

### ■ 필요한 물품

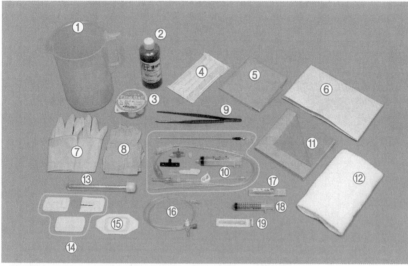

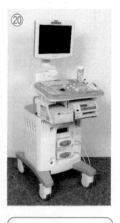

① 배액컵　② 소독액(J요오드액 10%)　③ 코튼볼　④ 마스크
⑤ 일회용 앞치마　⑥ 처치용 시트　⑦ 멸균장갑　⑧ 일회용 장갑　⑨ 섭자
⑩ 아스피레이션 키트　⑪ 구멍 뚫린 멸균 드레이프　⑫ 배스타올　⑬ 검체용기
⑭ 고정용 테이프　⑮ 필름드레싱제　⑯ 연장 라인
⑰ 리도카인 염산염(크실로카인 주사액 1%)　⑱ 주사기(10mL)　⑲ 주사침(23G)
⑳ 초음파진단장치

실시자의 장비
· 멸균가운,
　메디컬 캡(필요시)
· 멸균장갑
· 마스크

보조자의 장비
· 일회용 장갑
· 일회용 앞치마
· 마스크

 순서 **1** ## 환자의 상태를 정비한다　　※처치 전후에 손위생을 실시할 것.

● 환자에게 처치에 관해 설명한다.
● 환부 이외의 노출은 피하도록 타올로 덮는다.
● 보통 앙와위로 행한다. 천자부위에 따라서는 좌위나 측와위로 행할 수도 있기 때문에 베개 등으로 조정을 한다.

## 순서 2 초음파로 천자부위를 결정한다

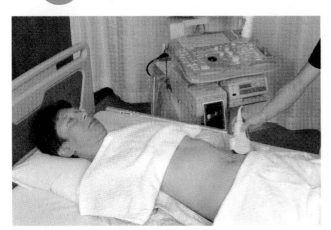

● 의사가 복부 초음파를 사용하여 복강내를 관찰하고 천자부를 결정한다.

**복강천자의 부위**

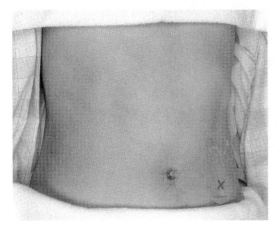

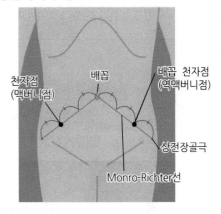

천자점
(맥버니점)

배꼽

배꼽 천자점
(역맥버니점)

상전장골극

Monro-Richter선

● 천자부위를 마킹한다.
● 천자부위 결정 후에는 초음파에 사용한 젤을 따뜻한 타올로 닦아낸다.

## 순서 3 소독한다

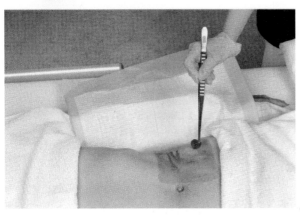

● 소독솜
● 소독액으로 천자부위를 중심으로 넓게 소독을 한다.

**순서 4  처치 부위의 청결을 확보한다**

● 의사는 마스크·캡·멸균가운을 착용하고 멸균장갑을 착용한다. 이후에는 의사에게 물품을 건넬 때는 멸균조작으로 행한다.
● 구멍 뚫린 드레이프를 개봉하여 의사에게 건네고 처치부위의 청결을 확보한다.

**순서 5  국소마취를 한다**

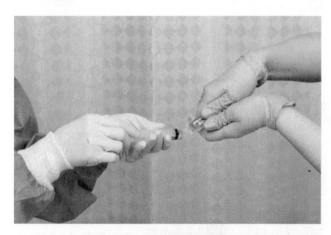

● 주사기를 개봉하고 의사에게 건넨다.
● 리도카인 염산염을 개봉하고 의사가 주사기로 흡입하기 쉽게 기울인다.
● 23G주사침을 의사에게 건넨다.

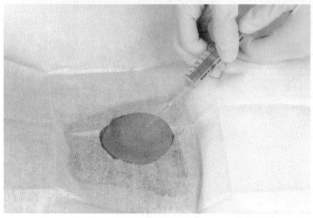

● 천자부 주변에 국소마취를 행한다.

**순서 6  천자한다**

● 아스피레이션 키트를 열고 의사의 손이 닿기 쉬운 장소에 세트한다.
● 의사가 주사기의 흡인으로 복수를 확인한 후 천자부와 주변 피부를 봉합사로 고정한다.
● 구멍 뚫린 드레이프를 의사가 제거한다.

| *Point*  천자시의 관찰 |
| --- |
| ● 통증·고통의 유무 |
| ● 호흡 상태의 변화 |
| ● SpO$_2$ |
| ● 활력징후 |

## 순서 7 절개부를 고정·보호한다

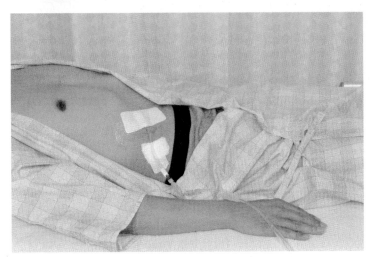

● 절개부는 거즈보호 또는 투명한 필름드레싱제로 보호를 하고 라인 테이프 고정을 한다.

**요령!**

**배액량에 따른 보호제의 선택**

● 절개부에서 누출액이 많을 경우→거즈 보호로 하고 적절하게 교환한다.
● 절개부에서 누출액이 적을 경우→필름드레싱제로 보호한다.

## 순서 8 복수 제거하기

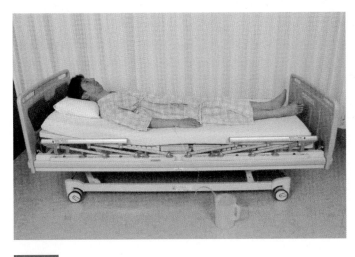

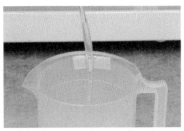

● 의사의 지시로 라인을 연결하고 상태관찰을 하면서 지정속도·지정량의 복수를 제거한다.

**주의!**

● 복수저류에 의한 압박으로 상승된 복강내압이 복수제거에 의해 급격히 감소하므로 정맥압이 저하되기 때문에, 혈압 저하를 일으키기 쉽다. 단시간의 복수제거는 피하고 자주 혈압측정을 하면서 관찰을 한다.

**간호포인트**

● 천자부는 측복부에서 약간 후방에 유치되는 경우도 많아, 복수천자 후에는 불편하지 않도록 라인부를 거즈로 감싸는 등 불편감을 감소시킬 수 있도록 돕는다.

# 관찰점과 합병증 대책

● 복수를 제거하면 전신의 수분, 전해질 균형이 쉽게 변화한다. 따라서 제거 전·중·후의 주의 깊은 관찰이 필요하다.

## 복수제거중의 관찰 항목

- ● 활력징후
- ● 호흡상태
- ● 절개부 트러블(고정·주위피부상태·새는 것의 유무)
- ● 배액라인의 문제(폐쇄·굴곡)
- ● 복수제거량·점적속도의 변화

복수제거를 하는 사람은 알부민 저하나 그에 따른 부종이 쉽게 나타나기 때문에 세심하게 관찰을 한다.

## 복수의 육안적 소견

| 외견 | 원인질환 |
|---|---|
| 혈성 | 암성 복막염, 복강내 출혈 |
| 농성 | 암성 복막염, 세균성 복막염 |
| 유미성 | 림프루 |
| 담즙모양 | 담즙루 |
| 점액성, 젤리상태 | 복막위점액종 |

---

### 이럴때 어떻게 하지?

### 배액이 나오지 않을 경우
- ● 몸의 방향에 따라 유출량은 변화되기 쉬우니 체위를 변경해본다.
- ● 폐색의 유무를 확인한다(복수에 함유된 피브린섬유 등에 의해 폐색이 일어나기 쉽다).
- ● 의사에게 보고하고 필요시에는 의사에 의해 주사기로 흡인한다.

### 복수를 배액하고 있는 동안 '화장실에 가고싶다'고 호소하는 경우
- ● 복수제거 중에는 라인이 연결되고 배액컵에 연결되어 있는 상태여서, 행동이 제한된다는 것을 사전에 환자에게 설명해 둔다.
- ● 화장실 등으로 침대에서 환자가 이탈할 때는 복수제거를 중지한다.

(磯貝香織)

# 수술 후 상처간호

절개부위는 정상적인 치유과정을 거치면 보통 몇 주일에 깨끗한 선으로 되지만, 감염이
나 문합부전이 일어나면 회복은 상당히 지연되게 됩니다.
그래서 절개부위의 간호는 매우 중요한 의미를 갖습니다.

## 수술 후 상처관리의 기본

### ■ 수술 후 48시간까지

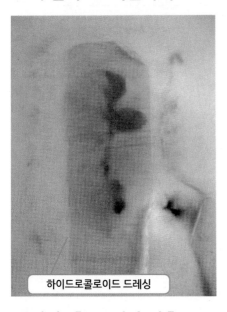

**하이드로콜로이드 드레싱**

**간호포인트**
- 수술 직후부터 48시간은 세균의 침입을 막기 위해 원칙적으로 하이드로콜로이드 드레싱(예: Karayahesive) 등의 멸균 드레싱제로 절개창을 보호한다.
- 드레싱 제거 후에는 멸균거즈로 보호한다.

### ■ 수술 후 48시간 이후

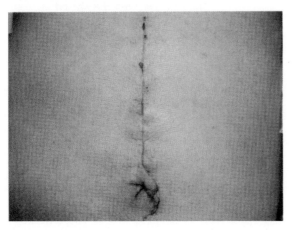

**간호포인트**
- 수술 후 48시간 이후의 폐쇄상처는 드레싱제는 사용하지 않고 개방된 상태로 관리한다.
- 상처감염은 수술 후 1주일 전후로 쉽게 발현하기 때문에 이 시기의 관찰은 매우 중요하다.

**왜하는가?** 수술 후 '48시간'의 근거
- 폐쇄상처의 재상피형성은 24~48시간에 일어나고, 그 후에는 드레싱하지 않아도 세균의 침입을 막을 수 있게 되어 있다.
- 불필요한 드레싱은 피부염증 등의 트러블의 원인이 되기 때문에 주의한다.

## *Check* 상처의 관찰

- 감염징후
- 창상의 벌어짐의 유무
- 삼출액의 양상·양
- 테이프염증을 포함한 주위의 피부 상황

**피부염증**

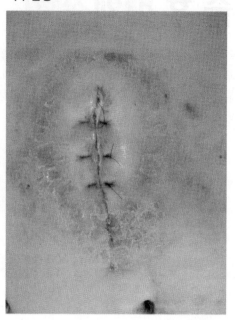

### 감염 및 창상이개

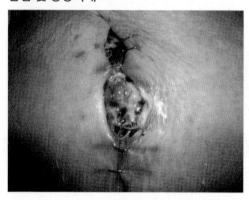

### 수술상처의 주요 합병증

| 종류 | 원인 | 대응 |
|---|---|---|
| 감염징후 | ● 수술 시의 세균혼입<br>● 수술 후의 창부의 비위생<br>● 환자의 면역력 저하<br>● 스테로이드 복용<br>● 고령자<br>● 저영양<br>● 흡연<br>● 당뇨병 | ● 창부의 개방·배액<br>● 생리식염수에 의한 세정, 또는 샤워세정<br>● 항생제 투여<br>● 멸균술에 의한 거즈교환 |
| 창상 이개 | ● 수술 시의 수기<br>● 창부의 감염<br>● 환자의 기초질환(당뇨병, 비만,<br>동부위의 절개력) | ● 청결, 멸균술에 의한 거즈교환<br>● 트라페르민(피블라스트 스프레이)이나 부클라데<br>신나트륨(actosin연고) 등 피부궤양 치료제 사용<br>에 의한 육아형성촉진<br>● 생리식염수에 의한 세정, 또는 샤워세정 |
| 삼출액의 이상 | ● 소량으로 엷은 혈성～담황색은 정상<br>● 혈성 : 출혈<br>● 농성 : 감염<br>● 다량의 담황색 : 복수의 누출 | ● 부지런한 거즈 교환<br>● 성상의 관찰 |
| 피부의 염증 | ● 다량의 삼출액<br>● 거즈교환의 빈도가 적다.<br>● 환자의 상태(피부가 약하다, 테이프, 드레싱제에<br>의한 염증) | ● 부지런한 거즈 교환<br>● 파우더 도포나 피부보호제의 사용<br>● 환자에 맞는 진료재료 선택 |

# 거즈교환

## ■ 필요한 물품

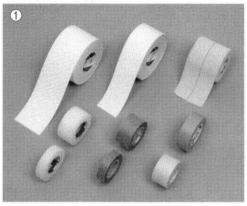

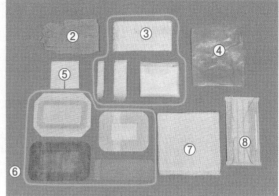

① 테이프   ② 일회용 장갑   ③ 멸균거즈   ④ 일회용 앞치마
⑤ Y자 멸균거즈   ⑥ 드레싱제   ⑦ 멸균거즈   ⑧ 마스크

실시자·보조자의 장비
· 일회용 장갑
· 일회용 앞치마
· 마스크

### 간호포인트

● 테이프는 여러 가지 종류가 있으니 환자에 따라 선택을 한다.

 순서 1 **처치 전 환자를 준비시킨다**   ※처치 전후에 손위생을 실시할 것.

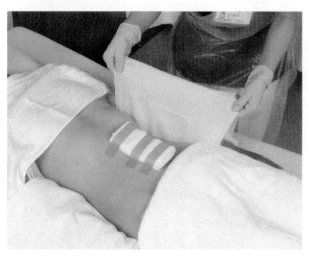

● 환자에게 설명을 한다.
● 필요부위 이외의 노출은 피하도록
  타올 등으로 덮는다.

## 순서 ❷ 거즈를 벗기고 관찰한다

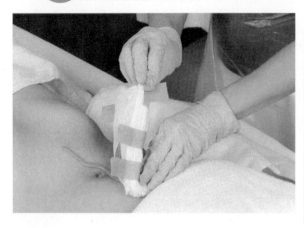

**Point**  거즈의 오염상태 관찰

- 삼출액에 의한 오염상황이 거즈의 어느 범위까지인가.
- 양상은 어떠한가.

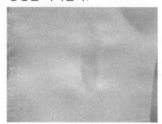

**주의!**

- 벗겨낸 거즈는 바닥에 버리지 말고 바로 비닐봉투에 넣어 밀봉하여 폐기한다.

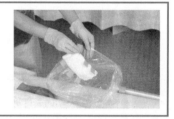

## 순서 ❸ 거즈를 교환한다

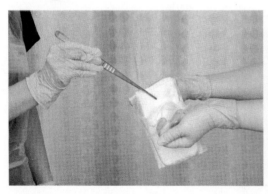 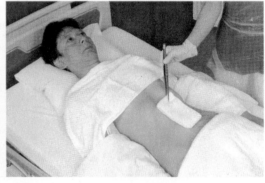

- 멸균 거즈를 개봉하고 겸자로 꺼내어 청결조작으로 상처를 보호한다.

**이럴 때 어떻게 하지?**

### 삼출액이 많은 경우

- 거즈를 10장으로 하거나 방수패드를 사용한다.

## 순서 4 테이프로 보호한다

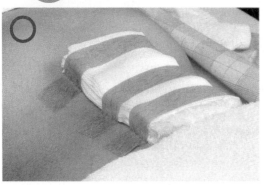

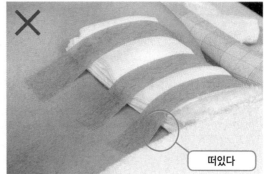

떠있다

● 거즈가 떨어지지 않도록 몇 군데에서 고정한다.

---

### 요령!

테이프 붙이는 법

● 피부의 염증을 막기 위해 이전에 붙였던 부위를 조금 벗어나서 붙인다.
● 테이프는 몸을 움직일 때 어긋나지 않도록 거즈 모양대로 따라 고정시킨다.

---

# 감염창상 관리의 기본

● 창상감염이란 수술상처에 수술조작이 직접 미치는 부위(절개창, 장기, 체강)에 대한 감염이고, 미국 질병관리예방센터(CDC)에서 정의된 수술부위감염(surgical site infection : SSI)에 해당된다.
● 상처의 청결이 유지되도록 오염 시에는 신속하게 거즈를 교환한다.
● 2차 감염의 예방에 힘쓰고 다른 환자에게 전파되지 않도록 표준주의로 처치를 하는 것이 중요하다.

**감염창의 예**

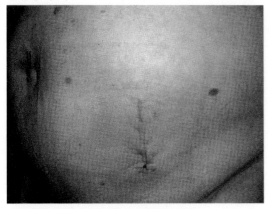

수술상처의 발적, 종창, 열감, 통증을 인식한다.

**SSI의 종류**

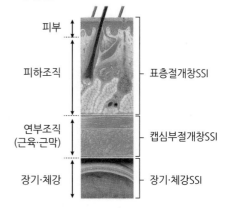

| 피부 |  |
| 피하조직 | 표층절개창SSI |
| 연부조직 (근육·근막) | 캡심부절개창SSI |
| 장기·체강 | 장기·체강SSI |

## SSI의 정의

| 표층절개상처의 SSI<br>감염이 절개부의 피부 또는 피하지방에 한정되어 있고, 또 우측 내용의 한 가지에 해당되는 것. 다만, 봉합사에 관련된 농양이나 회음절개술 또는 환상절제술부위의 감염, 감염이 있는 열상은 제외된다. | ① 절개부 표층에서의 배농이 있다.<br>② 절개부 표층에서 무균적으로 채취한 체액·조직의 배양으로 미생물이 분리된다.<br>③ 통증·압통·종창·발적·발열 중 적어도 하나의 감염징후가 있고, 절개부의 배양이 음성이 아니다.<br>④ 외과의 또는 보조 의사가 절개부 표층SSI라고 진단한 경우 |
| --- | --- |
| 심부절개상처의 SSI<br>감염이 절개부의 심층 연부조직(근막, 근층 등)에 이르고, 또 우측 내용의 적어도 한 가지에 해당되는 것 | ① 절개부의 심층에서의 배농<br>② 절개부 심층의 자연스런 창의 이해 또는 외과의가 절개한 것으로, 환자에게 38℃이상의 발열·통증·통의 징후가 적어도 하나가 있고, 배양이 음성이 아니다.<br>③ 절개부 심층의 농양이 조직병리학적 또는 방사선의학적인 검사로 안다.<br>④ 외과의에 의한 절개부 심층의 SSI라는 진단 |
| 장기·체강의 SSI<br>감염은 절개부 이외로 수술시에 접촉한 장기·강 등에 이르고, 또 우측 내용의 적어도 한 가지에 해당되는 것 | ① 장기/강에 상처 이외로 삽입한 배액관으로부터의 배농이 있다.<br>② 무균적으로 채취한 그 장기/강으로부터의 체액 또는 조직의 배양으로 미생물이 분리된다.<br>③ 장기/강에 관련되는 농양이 조직병리학적 또는 방사선 의학적인 검사로 발견된다.<br>④ 외과의에 의한 장기/강의 SSI라는 진단 |

大久保憲 감수: 병동에서 시작하는 수술부위감염의 방지. 엑스퍼트 너스 2002: 18(9): 34-73.에서 일부 개변 인용

# 감염창의 세정

● 창상의 벌어짐이나 감염이 있는 경우 상처의 세정·혈류촉진에 의한 치유를 목적으로 하여 의사의 지시에 따른다.

## ■ 필요한 물품

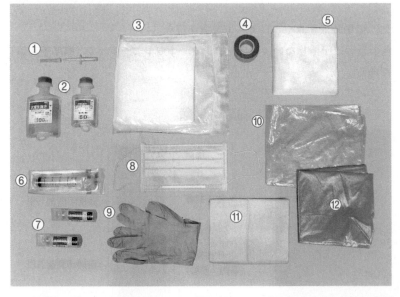

> **실시자·보조자의 장비**
> · 일회용 장갑
> · 일회용 앞치마
> · 마스크

① 세정용 노즐   ② 생리식염수   ③ 멸균거즈   ④ 테이프   ⑤ 거즈 또는 곡반   ⑥ 주사기(20mL)
⑦ 생리식염수   ⑧ 마스크   ⑨ 일회용 장갑   ⑩ 비닐봉지   ⑪ 처치용 시트   ⑫ 일회용 앞치마

＊세정액 양에 따라 ①②와 ⑥⑦을 구분하여 사용한다.

## 순서 1 처치 전 환자를 준비시킨다 ※처치 전후에 손위생을 실시할 것.

● 방수 시트를 깔고 상처가 자세히 보이도록 준비한다.

 ## 순서 2 세정한다

● 거즈 또는 곡반을 댄다.
● 생리식염수에 세정 노즐을 연결하여 압력을 가하여 세정한다.

**주의!**
● 주위에 오염액이 튀지 않도록 주의한다.

 ## 순서 3 상처를 보호한다

● 상처에 멸균거즈를 대고 보호한다.

# 샤워세정

● 의사의 지시에 따라 샤워세정이 시작되면 처음에는 간호사가 보조하고, 최종적으로 환자 자신이 실시할 수 있도록 지도한다.

## ■ 필요한 물품

① 비닐봉투   ② 멸균거즈(닦기용)   ③ 멸균거즈(보호용)   ④ 테이프
⑤ 타올

(환자의)보조자의 장비
· 일회용 장갑
· 일회용 앞치마
· 마스크

 ## 순서 1 처치 전 환자를 준비시킨다 ※처치 전후에 손위생을 실시할 것.

**간호포인트**
● 샤워실은 미리 춥지 않게 25~26℃로 데워 둔다.
● 환자에게 샤워세정에 관해 설명한다.

## 순서 2 세정하기(샤워실에서)

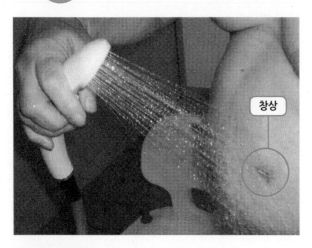

창상

● 거즈를 떼어 상처를 노출하고 의복을 벗는다.
● 창을 손으로 열고 샤워기를 댄다.

> **간호포인트**
> ● 샤워는 평상시보다 약간 미지근하게 설정하고 수압도 본인이 통증을 느끼지 않는 정도로 약하게 한다. 그래도 수압이 강할 경우에는 손을 사이에 두고 샤워기를 대서 자극을 완화시킨다.
> ● 샤워세정을 할 때 머리감기나 몸을 닦는 등 보통의 샤워를 동시에 해도 된다. 그 경우에는 비누에 의한 상처의 오염을 막기 위해, 샤워실에서 나오기 전에 반드시 상처를 마지막에 다시 한 번 씻어낸다.

## 순서 3 상처를 보호한다

● 상처는 멸균거즈로 가볍게 수분을 닦는다.
● 새 멸균거즈로 보호하고 테이프로 고정한다.

> **간호포인트**
> ● 샤워세정 후에는 일시적으로 삼출액이 증가하기 때문에 거즈오염을 자주 체크할 필요가 있다.

(渡辺奈緒, 磯貝香織)

### 문헌

1. 糸井遊子: 수술부감염 발증의 시기. 널싱·그래픽EX③ 주수술기간호, 中島惠美子, 山崎智子, 竹内佐祉絵 편, メディカ出版, 오사카, 2009: 80.

# part2

# 간호 사정과
# 간호 포인트

# 수술 전의 관찰 포인트와 간호

수술은 치료수단의 하나이며, 신체침습을 동반합니다. 환자는 수술 중·수술 후의 상태를 잘 인식하지 못하는 점에서 큰 불안을 안고 있는 경우가 많고, 또 수술방식이나 침습상황에 따라서는 그 후의 사회복귀에 영향을 주는 일도 있습니다.
이런 점에서 수술 전 준비는 신체적·심리적·사회적 측면에서 할 필요가 있습니다.

## 문진에 의한 사전 확인

● 문진으로 환자·가족의 이해도·신체 상태를 확인하고, 수술에 맞는 간호를 제공할 수 있다.
● 의사를 비롯한 다른 직원과 정보공유를 한다.

### 문진항목

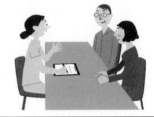

- 병명·수술방식에 관한 환자·중요인물의 이해 상황
- 환자·중요인물의 요양상의 희망
- 현재의 증상의 출현상황, 대처방법
- 기왕의 컨트롤 상황
- 휴약 기간이 필요한 약물의 사용상황
- 현재의 일상생활 수행능력(ADL)
- 흡연상황
- 약물·라텍스·음식 알레르기의 유무

> **주의!**
> ● 소화기내외과의 환자는 원질환에 의해 영양 상태가 수술 전부터 불량인 경우가 있다.

## 수술 전 오리엔테이션

● 환자나 가족 등의 중요인물을 대상으로 수술까지의 일정을 설명한다. 수술 후의 상황까지 이미지화 해주는 것으로 불안 등의 경감을 꾀한다.

### 수술 전 오리엔테이션 설명 항목

- 수술 예정 일시(수술실 입실 시간, 수술시작 시간, 예정종료 시간)
- 경구섭취 중지에 관하여(식사, 음수)
- 수액시작에 관하여
- 복용에 대해서(전일 하제 ＊희망 시 전날 밤 수면제 사용, 당일 관장, 당일 복용)
- 전일의 청결 케어에 관하여(배꼽처치, 샤워)
- 수술 후의 병실 이동, 귀중품의 취급에 관하여
- 수술 전 갱의, 신체 준비에 관하여
- 수술 후의 신체 상황(예측되는 유치라인·배액관, 안정도, 수술부위 통증·진통제의 사용에 관하여, 침대 위에서의 DVT예방, 익일부터 병상에서 일어날 필요성, 심호흡·객담배출의 필요성, 경구섭취에 관하여)
- 면회, 수술 중의 가족대기에 대하여

## 수술 전 예정표의 예

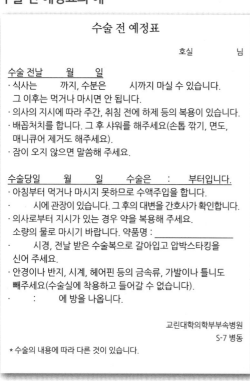

### 수술 전 예정표

호실          님

**수술 전날       월    일**
· 식사는        까지, 수분은        시까지 마실 수 있습니다.
  그 이후는 먹거나 마시면 안 됩니다.
· 의사의 지시에 따라 주간, 취침 전에 하제 등의 복용이 있습니다.
· 배꼽처치를 합니다. 그 후 샤워를 해주세요(손톱 깎기, 면도,
  매니큐어 제거도 해주세요).
· 잠이 오지 않으면 말씀해 주세요.

**수술당일       월    일    수술은    :    부터입니다.**
· 아침부터 먹거나 마시지 못하므로 수액주입을 합니다.
·        시에 관장이 있습니다. 그 후의 대변을 간호사가 확인합니다.
· 의사로부터 지시가 있는 경우 약을 복용해 주세요.
  소량의 물로 마시기 바랍니다. 약품명 :
·        시경, 전날 받은 수술복으로 갈아입고 압박스타킹을
  신어 주세요.
· 안경이나 반지, 시계, 헤어핀 등의 금속류, 가발이나 틀니도
  빼주세요(수술실에 착용하고 들어갈 수 없습니다).
·        :        에 방을 나옵니다.

교린대학의학부부속병원
S-7 병동

\* 수술의 내용에 따라 다른 것이 있습니다.

교린대학의학부부속병원

## 수술 전 환자용 팜플렛의 예

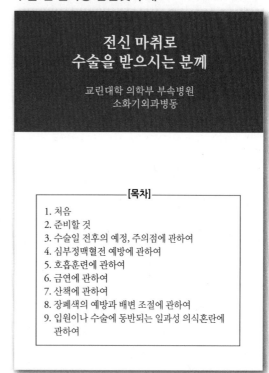

### 전신 마취로 수술을 받으시는 분께

교린대학 의학부 부속병원
소화기외과병동

**[목차]**

1. 처음
2. 준비할 것
3. 수술일 전후의 예정, 주의점에 관하여
4. 심부정맥혈전 예방에 관하여
5. 호흡훈련에 관하여
6. 금연에 관하여
7. 산책에 관하여
8. 장폐색의 예방과 배변 조절에 관하여
9. 입원이나 수술에 동반되는 일과성 의식혼란에
   관하여

교린대학의학부부속병원

## 마취과 의사의 문진표의 예

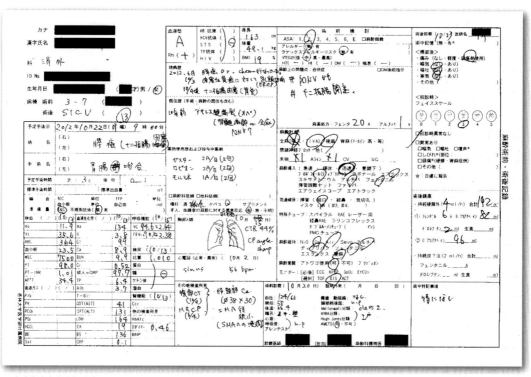

교린대학의학부부속병원

# 수술 전 준비

## Check 1 수술 전날까지

● 신체준비나 동의서 등의 미비가 없는지 등 수술까지 충분한 준비를 하는 것이 보다 안전하고 불안이 적은 의료를 제공하게 된다.

### 수술 전날까지의 준비

- 환자팔찌의 착용 확인
- 증상설명상황의 확인
- 수술 전 오리엔테이션
- 의사에게 확인 : 수액시작, 금식, 복용 중지, 하제복용·관장실시
- 물품확인(입원 차트, 외래 차트, 증상설명용지, 동의서, ID카드, 체크리스트)
- 수술 전 검사가 종료되었는지 확인
- 감염증의 유무
- 약물 알레르기의 유무(특히 알코올, 라텍스, 항생제, 조영제 등)
- 필요에 따라 inspirometer 등을 사용한 호흡훈련 시작
- 틀니나 흔들리는 치아의 유무 확인
- 신체장애 유무 확인
- 스토마 사이트 마킹
- 환자·주보호자에게 수술에 관하여 불명확한 점이 없는지 확인

### column

#### 수술 전 훈련

　복부 수술 후에는 횡격막의 움직임이 제한되기 때문에, 호흡기 합병증의 위험이 높아진다. 또 마취나 통증 때문에 폐가 확대되지 않아 충분한 산소를 받아들일 수 없게 되고, 창상의 회복이 늦어질 가능성이 있다. 그래서 폐활량을 늘리고 객담을 쉽게 뱉도록 하기 위해 수술 전에 환자의 상태에 맞춰 호흡훈련을 실시한다.

■심호흡
　① 편안한 자세를 취하고 수술상처에 양손을 놓는다(수술상처의 진동이 적고 심호흡 할 때의 통증이 감소한다).
　② 코로 숨을 들이마신다.
　③ 입을 오므리고 뱉어낸다(숨을 뱉을 때는 두 배의 시간을 들여 숨을 뱉어낸다).
　④ 배를 팽창시키면서 코로 숨을 들이 마신다.
　⑤ 배를 꺼지게 하면서 입을 오므리고 천천히 숨을 뱉는다.

■객담배출
　다음의 동작을 2~3회 반복한다.
　① 입안이 건조할 때는 양치질을 한다.
　② 심호흡을 2회 한다.
　③ 수술부위를 누르고 숨을 들이마신 후 '핫핫핫'하고 소리를 내면서 힘을 주어 숨을 뱉어낸다.

■inspirometer(주로 호흡기능이 나쁜 환자)
　1일 3회(아침, 점심, 저녁), 10회씩 한다.
　① 숨을 들이쉰다 : 마우스피스를 문 채 정확하게 숨을 토해낸다. 그 후 한번에 숨을 들이쉰다.
　② 숨을 뱉는다 : 마우스피스를 문 채 갑자기 숨을 들이쉰다. 그 후 한번에 숨을 뱉어낸다.

교린대학의학부부속병원 소화기외과병동 환자용 술전 팜플렛에서

# 치료·검사·병상설명용지

환자성명 　　　　　○○○　　　　　님

병　　명　　　　위암

치료·검사·병상

(설명용지　　　　　-　　　　　에 추가할만한 개별 상황은 아래에 설명합니다)

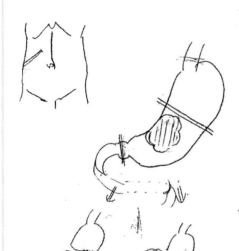

貧血精査で胃カメラ
→ 胃に腫瘍が見つかった
細胞を取ったら癌が出た

診断)) 胃癌

治療)) 手術
① 幽門側胃切除術
② 胃全摘術
③ 試験開腹 → 化学療法へ
( ④ 胃空腸バイパス術 )

術中所見で
決定します。

取水検体は細胞レベルまで詳しく調べて
ステージ決定。 → 今後の治療方針決定

合併症)) ・出血、疼痛、創り感染
・膵液ろう
・吻合部狭窄
・吻合部縫合不全
→ 禁食

偶発症)) ・肺炎、心不全
・血栓症 ( 心筋梗塞
　　　　　脳 ″
　　　　　肺 ″
・腸閉塞

이상의 설명을 받았습니다.

환자본인·가족(서명)　　　△△△△ □□□□□

×××년 ×월 ×일 설명의사 _____

교린대학의학부부속병원

## 수술인계 체크리스트의 예

# 수술인계 체크리스트

<table>
<tr>
<td>
날짜<br>
       년   월   일( )<br><br>
ID.<br><br><br>
수술 전      외래 · 병동 / 수술 후     외래 · 병동
</td>
<td>
◆수술직전의 환자인식<br>
  (모두 실시하고 V를 기입)<br><br>
□ 환자가 풀네임을 직접 말했다.<br>
    확인불가한 이유 :<br>
□ 환자팔찌의 성명을 확인하고 차트를 조회 했다.
</td>
</tr>
</table>

◆**감염증·알레르기·금기정보**

| | |
|---|---|
| 감염증 | 무 · 유(      ) |
| 약품·조영제알레르기 | 무 · 유(     ) |
| 알코올소독 금기 | 무 · 유 |
| 라텍스알레르기(진단) | 유 |

라텍스알레르기 고위험군(해당되는 것에 O)
· 【아보카도·바나나·키위·밤】 알레르기
· 수술력 있음      · 의료종사자
· 아토피성질환【피부염·천식·비염·결막염】이 있다.

◆**최종경구섭취 날짜·내용과 양**

| | |
|---|---|
| 고형 | /    :    (      ) |
| 수분 | /    :    (      ) |

◆**채혈·혈압측정이 불가능한 4가지 정보**

| | |
|---|---|
| 혈관삽입장치 | (      ) |
| 림프부종 | (      ) |
| 마비 | (      ) |
| 그외 | |

◆**체내이식형 전자기기(**      **)**

◆**환자개인정보**

입원차트(    권)    외래차트(    권)
이력차트(    권)    ID카드 유 · 무
지시실시표당일분(    장) 수혈신청전표 유 · 무
동의서(□ 에 체크한다)

□ 수술   □ 마취   □ 예기치 않은 사태의 발생에 대해서
□ 수혈(취득한 번호에 O)   □ CV(00-001)
23-005(RCC)   23-004(FFP)   23-002(혈장분화제제)
23-007(PLT)   23-009(투여의 가능성이 낮은 경우)
그 외 동의서

◆**최종경구섭취 날짜·내용과 양**
              〈입원환자만 기입〉

□ 반지   □ 헤어핀   □ 목걸이   □ 귀고리
□ 매니큐어   □ 젤네일   □ 콘택트렌즈   □ 손목시계

◆**입실시 지참물**

□ 속옷   □ 안경   □ 보청기   □ 신을 것   □ 의치
□ 가발   □ 머리끈 그 외

◆**수술실 입실 시 라인 정보**     정맥주사부위 /   사이즈

말초 정맥주사   부위   /   G      동맥라인   부위
그 외                        CVC   부위         /      cm

◆**당일 수술환자 기입란**

□ 고혈압   □ 당뇨병   □ 심질환   □ 호흡기질환   □ 정신상태   □ 아토피성피부염   □ 그 외(     )

◆**특기사항**

◆**수술실 기재란**

| | | | |
|---|---|---|---|
| 계수 용지 | (    장) | SSI서베일런스시트 | (    부) |
| 수술간호기록 | (    장) | CVC삽입관찰시트 | (    장) |
| 마취기록 | (    장) | 수술안전체크리스트 | (    장) |
| 수혈적합시험보고서 | (    부) | 그 외(환자 개인물품 포함) | |

| 병동/외래Ns전송사인 | 수술실Ns수신사인 | 수술실Ns전송사인 | 병동/외래Ns수신사인 |
|---|---|---|---|
| | | | |

교린대학의학부부속병원 수술부

*Ns : 간호사
교린대학의학부부속병원

# 수술 전날

- 환자의 불안이나 긴장이 증가하기 쉬우니 적절하게 경청하며 설명을 하여 완화를 돕는다.
- 하제를 사용하면 급격한 변의를 느끼거나 화장실 이용이 빈번해지기 때문에 당황하지 않도록 설명한다.
- 이출혈성 병변인 경우엔 출혈상황도 동시에 관찰한다.

## 수술 전날의 준비

- 샤워
- 배꼽처치(필요시 제모)
- 하제복용
- 필요시 수면제 준비

### 주의!

- 장관내의 잔변은 봉합부에서의 감염 발생의 위험이 높아지고, 복근 손상에 의한 수술통증으로 활동량의 저하나 힘주기 곤란하기 때문에 장폐색의 원인이 되기도 한다. 그러므로 수술 전에 충분한 하제 투여와 변성상의 확인이 필요하다.

## 하제의 주요 종류와 특징

| 일반명(상품명) | 복용방법 | 작 용 |
|---|---|---|
| 구연산마그네슘(마크롤) | 수술 10~15시간 전에 복용 | ● 장관 내로 수분이행작용(고장액), 장관 내의 수분흡수억제작용(등장액)에 의해 장내 용적을 확대시킨다. |
| 전해질배합(무벤) | 수술 전날 점심식사 후 3시간 이상경과 후에 복용 | ● 장관세척제<br>● 급격한 장관내압상승을 가져오기 때문에 위천공에 주의한다. 강한 협착이나 폐색이 의심되는 경우엔 복용을 금지한다. |
| 센노시드(프르세니드)<br>피코설페이트 나트륨수화물(락소베론) | 수술 전날의 취침 전에 복용 | ● 장내 세균의 작용으로 대장의 연동운동을 항진시킨다. |

# 수술 당일

--------------------------------------------------------------------------------

- 최종배변상황에 따라서 하제추가를 확인한다.
- 수술 전부터 라인이나 배액관류가 유치되어 있는 경우가 있으므로 수술복을 갈아 입을 때 필요시 도와준다.
- 수술직전이므로 환자·가족 모두 불안과 긴장이 고조된다. 의료인으로서 말투와 행동에 주의한다.

## 수술 당일의 준비

- 지시약의 복용
- 관장
- 갱의
- 환자팔찌 착용확인
- 의치나 보청기, 헤어핀, 매니큐어, 안경 등의 제거

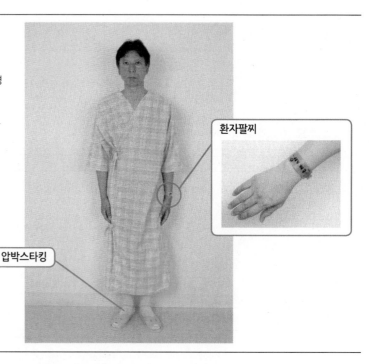

환자팔찌

압박스타킹

--------------------------------------------------------------------------------

**주의!**

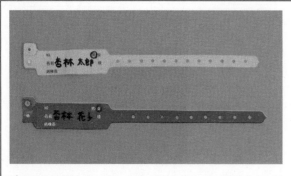

- 환자가 바뀌는 것을 방지하기 위해 입원실을 나서기 전에는, 환자에게 성명을 직접 말하게 하여 팔찌의 이름을 확인하고 모든 차트와 성명을 대조한다.
- 좌우의 어떤 부위가 환부인 경우 반드시 좌우의 정확한 곳을 확인하고, 설명용지 등에도 기재가 있는지를 확인한다.

빨간색의 환자팔찌는 션트나 림프절 절제 등으로 측정해서는 안 되는 팔이 있는 경우에 사용. 측정 가능한 팔에 장착한다.

(松本楓)

# 수술 후 배액 관리

개복술 후에는 체내에 저류하는 혈액, 농즙, 삼출액 등을 체외로 유도하고 배출(배액)하기 위해 여러 가지의 관(배액관)이 삽입됩니다.
삽입 중에는 배액관이 효과적으로 기능하고 있는지, 배액의 양이나 성상, 색깔 등의 사정이 중요합니다.

## 간호에 필요한 기초지식

###  배액관의 삽입 위치

**배액관의 주요 삽입위치(복강)**

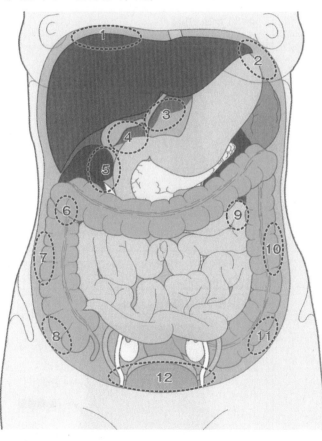

| 주요 삽입위치 | 주요 수술 |
|---|---|
| ① 우횡격막하 | 횡격막하농양, 간절제 등 |
| ② 좌횡격막하 | 위전적, 비장적출술 등 |
| ③ 간하면 | 담낭적출술 |
| ④ 윈슬로우공 | 담낭적출술, 유문측위절제 |
| ⑤ 모리슨와 | 우반결장절제술, 담낭 적출술 |
| ⑥ 결장간만곡부 | |
| ⑦ 우방결장구 | 급성 충수염 등 |
| ⑧ 우장골와 | |
| ⑨ 비만곡부 | 좌반결장절제술 |
| ⑩ 좌방결장구 | S상결장절제술 등 |
| ⑪ 좌장골와 | 골반강의 수술 등 |
| ⑫ 더글라스와 | |

**주의!**
- 췌장수술 후 등에 이용되는 췌관튜브가 폐쇄되면 췌장염을 일으키므로 주의한다.
- 췌장액이 새면 출혈의 위험이 높아진다.

# ■ 소화기 외과수술별 드레인 유치부위(복강)

**위전적술(루와이법)**

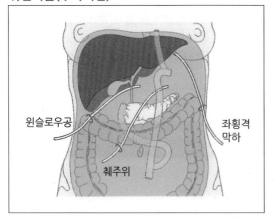

윈슬로우공
좌횡격막하
췌주위

**유문측위절제술(빌로티법)**

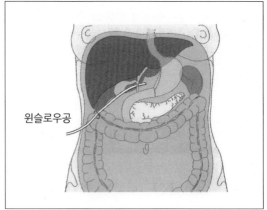

윈슬로우공

**결장우반절제**

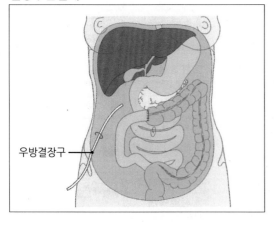

우방결장구

**결장좌반절제**

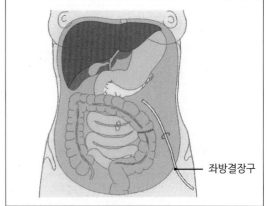

좌방결장구

**S상결장절제술**

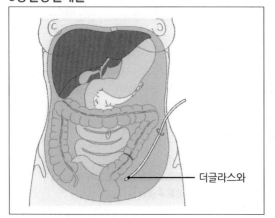

더글라스와

**저위전방절제술**

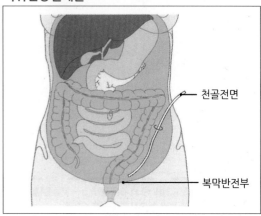

천골전면

복막반전부

## 간절제술

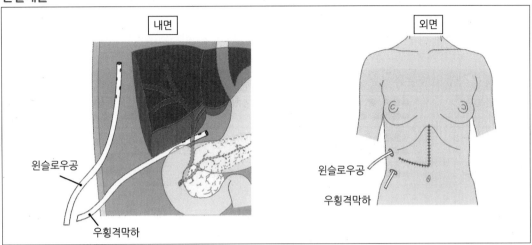

내면

윈슬로우공

우횡격막하

외면

윈슬로우공

우횡격막하

## 담낭적출술

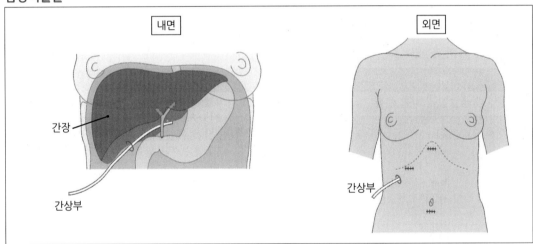

내면

간장

간상부

외면

간상부

## 췌두십이지장절제술

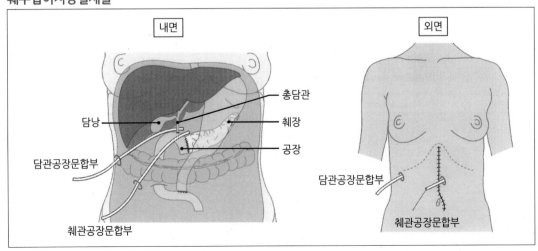

내면

총담관

담낭

췌장

공장

담관공장문합부

췌관공장문합부

외면

담관공장문합부

췌관공장문합부

## Check 2 배액관의 목적

● 배액은 그 목적에 따라 ① 치료적 배액관 ② 예방적 배액관 ③ 정보(인포메이션) 배액관의 세 가지로 크게 나뉜다.

**배액관의 목적에 의한 분류**

| 분류 | 목적 | 주요 배액관 |
|---|---|---|
| 치료적 배액관 | ● 혈액, 농, 소화액 등의 체액을 배출하기 위해<br>● 세척액, 약액을 주입하기 위해 | 일레우스관(장폐색), PTCD·ENBD(폐색성 황달) |
| 예방적 배액관 | ● 사강이 형성되어 있는지, 또는 그 가능성이 있는 경우<br>● 감염·문합부전의 위기성이 있는 경우 | 윈슬로우공 배액관(위절제술),<br>더글라스와 배액관(S상결장 절제술),<br>우횡격막하 배액관(간절제술) |
| 정보 배액관 | ● 수술 후 출혈, 소화액 누출 등을 조기발견 하기 위해 | |

## Check 3 드레인의 방법

● 체외에 나와 있는 드레인의 끝은 개방되어 있는 것과 폐쇄되어 있는 것이 있다.

**드레인의 배액방법에 의한 분류**

| 분류 | | 방법 | 장점 | 단점 |
|---|---|---|---|---|
| 개방식드레인 | | ● 창부의 삼출액 등을 드레인을 통해 거즈에 흡수시키는 방법으로, 자연적하에 의한 배출이 적합한 경우에 이루어진다. | ● 다음날 병상에서 일어나기가 쉽다.<br>● 배액의 효율이 좋다. | ● 역행성 감염의 위험성이 있다.<br>● 배액의 양·성상의 확인을 위해, 1일 수차례의 거즈교환이 필요하다. |
| 폐쇄식드레인 | | ● 창부의 삼출액 등을 드레인을 통해 배액백에 유도하는 방법 | ● 역행성감염이 일어나기 어렵다.<br>● 배액의 양·성상을 확인하기가 쉽다.<br>● 배액 압력을 쉽게 조정할 수 있다. | ● 환자가 움직이기 쉽지 않다.<br>● 드레인의 폐쇄, 구부러지거나 꺾여지고 고정에 주의가 필요 |
| 반폐쇄식드레인 | | ● 펜로즈 드레인 등을 이용하여 파우치로 덮는 방법 | ● 역행성감염이 일어나기 어렵다.<br>● 배액의 효율이 좋다. | |

# 드레인 튜브의 종류

## 드레인 튜브의 종류

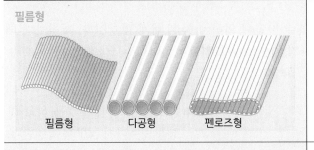

**필름형**

필름형    다공형    펜로즈형

● 펜로즈형으로 대표되는 얇고 부드러운 막모양의 드레인. 이외에 판모양의 필름형, 다공형이 있다.
● 드레인의 벽에 다수의 구멍 또는 홈을 갖고, 모세관 현상을 이용하여 배액한다.
● 소재가 부드러워 침습이 적지만 압박에 의해 쉽게 내강이 망가지거나, 점성이 강한 체액이나 응혈괴에 의해 내강이 폐쇄되어 배액할 수 없게 될 가능성이 있다.
● 보통 개방식 드레인으로서 사용된다.

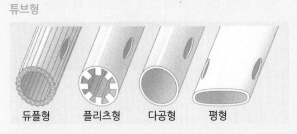

**튜브형**

듀플형    플리츠형    다공형    평형

● 듀플형으로 대표되는 관형 드레인으로 그밖에 단공형(심플형, 넬라톤 카테터), 나소츠형 등이 있다. 관벽에 다수의 통로나 홈이 있고 모세관 현상에 따른 배출기구를 갖는다. 필름형 드레인에 비교하여 내강이 잘 폐쇄되지 않고 혈액이나 농 등의 점성이 강한 체액의 배출성에 뛰어나다.
● 폐쇄식 드레인으로서 사용된다.

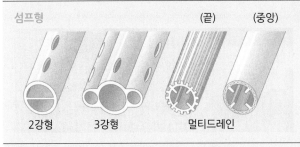

**섬프형**             (끝)     (중앙)

2강형    3강형    멀티드레인

● 내강이 두 개(2강형) 또는 세 개(3강형)로 나뉘어져 있는 튜브형 드레인
● 한쪽의 강에서 외부 공기를 받아들이고 다른 쪽 강에서 체액을 배출하는 구조(섬프효과)를 갖는다.
● 내강을 흡인해도 드레인 끝이 조직에 흡착하여 손상되는 일이 적다.
● 대표적인 것은 위관의 섬프형 튜브나 일레우스관이다.

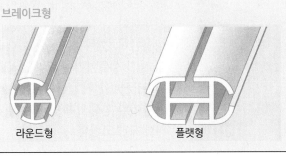

**브레이크형**

라운드형    플랫형

● 내강을 갖지 않기 때문에 강한 배액 효과를 얻을 수 있다.

# 드레인 관리의 포인트

## 드레인의 고정

● 드레인의 고정 테이프는 발한이나 몸의 움직임에 의한 마찰로 쉽게 벗겨진다. 적절하게 테이프를 교환함과 동시에 마킹을 벗어나지 않았는지 확인한다.

### 드레인 고정의 실제

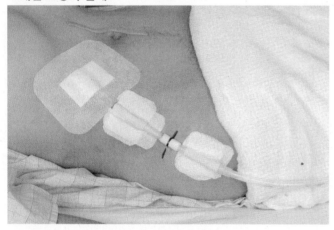

● 반드시 두 군데 고정을 하고 마킹을 벗어나지 않도록 확인한다.
● 마킹은 반드시 의사와 간호사가 함께 한다.

### 드레인의 마킹

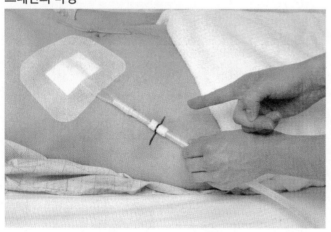

● 수술 후 각 드레인의 마킹을 하고 라운딩마다 연결이상의 유무·마킹이 어긋났는지를 관찰하고 기록한다.
● 어긋남이 있는 경우에는 드레인이 빠진 경우이거나 드레인의 끝이 어긋났을 가능성이 있다. 배액량이나 성상의 확인과 함께 의사에게 보고한다.

## 드레인의 고정방법

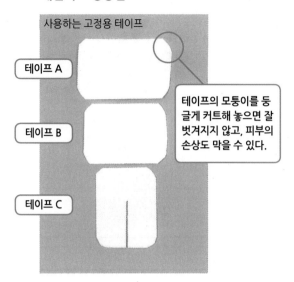

사용하는 고정용 테이프

테이프 A

테이프 B

테이프 C

테이프의 모퉁이를 둥글게 커트해 놓으면 잘 벗겨지지 않고, 피부의 손상도 막을 수 있다.

Ω(오메가)형으로 고정한다.

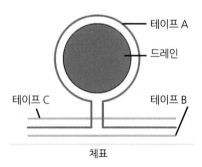

테이프 A

드레인

테이프 C

테이프 B

체표

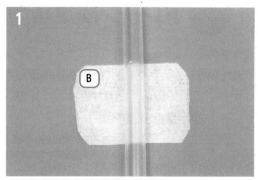

토대가 되는 테이프 B를 피부에 붙인다.

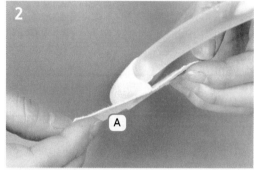

피부에서 1cm정도의 높이가 되도록 테이프 A를 드레인에 감는다.

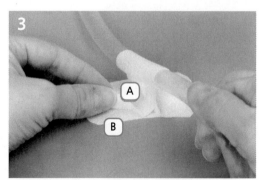

테이프에 여유를 두고 A를 B위에 접착한다.

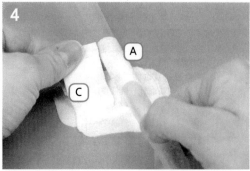

가위집을 낸 테이프 C로 보강하여 움직임이나 드레인의 무게에 따른 어긋남을 방지한다.

# 드레인 고정 후의 관리

● 효과적으로 배액이 이루어지도록, 드레인의 굴곡·꼬임·신체 아래에 깔려 압박을 받고 있지 않는지, 라운딩할 때마다 삽입부에서 배액백까지 전부 확인한다.

## 드레인 고정 후의 관찰 포인트

| 드레인 개통성 확인 | ● 배액의 변화(양, 성상, 색, 냄새)<br>● 활력징후의 변화<br>● 드레인의 주행(튜브의 꼬임, 굴곡, 압박의 유무)<br>● 드레인의 폐쇄의 유무<br>● 흡인기의 작동상태 등 |
|---|---|
| 드레인 삽입부의 확인 | ● 드레인 삽입부의 피부에 고정<br>● 드레인 삽입부의 피부 상태<br>● 드레인 삽입부의 통증의 유무 |

### 주의!

● 개방식 드레인은 삼출액이 소화액인 경우에 삽입부 주위에 피부 트러블을 일으키기 쉽기 때문에 처음에 피부보호제를 사용하기도 한다.

### 요령!

**밀킹**

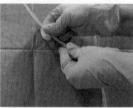
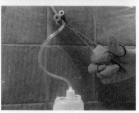

● 손을 사용하는 경우
　① 한쪽 손으로 삽입부를 느슨하게 하고 배액 튜브의 상단을 압박한다.
　② 반대쪽 손의 엄지와 검지로 튜브를 압박한다.

● 롤러를 사용하는 경우
　① 한쪽 손으로 드레인을 집어 든다.
　② 환자의 신체나 침상에 손을 밀착시켜 고정한다.
　③ 다른 한쪽 손으로 밀킹롤러를 들고 드레인을 끼운다.
　④ 밀킹롤러를 든 채 자기 앞으로 약 20cm 끌어당긴 후 드레인을 잡고 있던 손을 놓는다.
※최근에는 튜브의 손상을 막기 위해 손으로 가압하는 것을 권장하고 있다.

## 배액의 변화 : 색, 양, 냄새

| | 정상 | 이상 | 원인 | 대응 |
|---|---|---|---|---|
| 색 | 엷은 혈성~장액성<br>※수술직후는 혈성이지만 서서히 엷은 혈성~장액성으로 변화된다. | 혈성 | 출혈 | ● 신속하게 의사에게 보고하고, 활력징후 체크(재개복이나 지혈술을 고려) |
| | | 혼탁·부유물 | 감염·문합부전 | ● 신속하게 의사에게 보고<br>● 채혈이나 영상검사(술식에 따라 배액의 아밀라아제치를 체크) |
| 양 | 200mL/일 이하로 장액성이라면 제거 | 수술직후의 경우, 100mL/시간 이상의 혈성배액 | 출혈 | ● 신속하게 의사에게 보고, 활력징후 체크(재개복이나 지혈술을 고려) |
| 냄새 | 무취 | 냄새나는 배액 | 하부소화관의 손상, 문합부전 | ● 신속하게 의사에게 보고, 활력징후 체크 |

## 드레인 배액의 색(복강)

**정상**

엷은 혈성
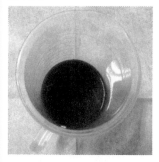

맑은 혈성
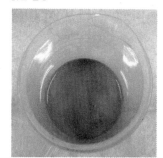

장액성
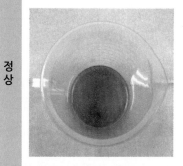

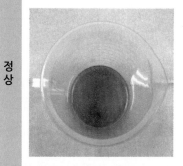

담즙
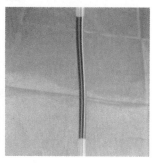

**이상**

어둡고 진한 혈성
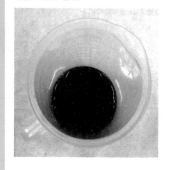

혼탁
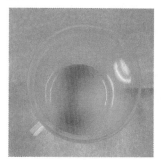

혼탁(우윳빛)
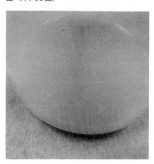

## Point 3 감염예방

● 체외와 체내의 통로가 되는 드레인을 삽입한 경우 감염에 주의할 필요가 있다.

### 드레인에 대한 감염

| | |
|---|---|
| 삽입부의 피부의 상재균이나 외부<br>(통과균, 병원균)에 의한 감염 | ● 삽입부의 감염<br>● 유지관리 중인 피부삽입부의 오염 |
| 드레인 삽입부의 확인 | ● 배액(삼출액)의 역행<br>● 연결부의 오염<br>● 3way나 커넥터에서의 오염 |

**주의!**

● 폐쇄식 드레인에서는 역행성 감염을 예방하기 위해 배액백은 항상 삽입부보다 낮은 위치가 되도록 한다.

# 농양강의 관리

● 농양은 체내에 발생한 세균 등으로 오염된 액체가 체내에 저류한 것이고, 통증이나 발열 등 합병증의 원인이 된다.
● 복강내에서 가장 많이 나타나는 감염증은 복막염이고, 경과 중에 농이 모인 상태가 복강내 농양이다.
● 치료는 외과적 또는 경피적 배액 중 하나를 시행하고 항생제를 보조적으로 이용한다.
● 복강내 농양은 다음과 같은 경우에 일어난다고 되어 있다.
  · 수술 후에 농이 잔류하여 농양을 형성하는 경우
  · 소화관 수술로 개방된 소화관에서 세균이 누출되고 복강내가 오염되어 농을 형성하는 경우
  · 소화관 문합부의 문합부전에 의해 장내용물이 누출되고 농을 형성하는 경우
● 증상은 권태감, 발열, 복통 등이다.
● 수술 후 1주일 이내에 일어날 수가 있다.

### 농양강의 호발부위

● 좌우의 횡격막하(앙와위에서 가장 낮고 액체가 저류하기 쉽다.)
● 더글라스와
● 모리슨와
● 좌우의 결장방구
● 간 절제 후의 사강부위
● 윈슬로우공 또는 간하면(담즙이 누출되기 쉽다.)
● Miles 수술 후의 사강부위 등

**Check** 사정 항목

● 발열
● 배액의 성상, 양의 변화

108 part 2 간호 사정과 간호 포인트

## 농양강의 배액

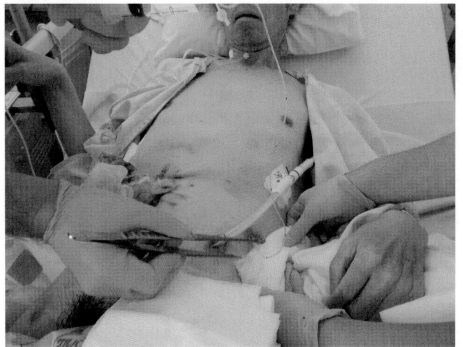

복강내를 세척하고 모여있는 농을 배출한다.

(磯貝香織)

## 문헌

1. 高橋章子 책임편집: 엑스퍼트 너스 MOOK개정판 최신·기본수기메뉴얼. 照林社, 2002: 228-230.
2. 永井秀雄, 中村美鈴 편: 보고 배우는 드레인&튜브관리. 학습연구사, 도쿄, 2006.
3. 淸水潤三, 曾根光子: 첫 드레인관리. メディカ出版, 吹田, 2007.
4. 田中雅夫 편: 소화기외과술후 관찰&대응메뉴얼. メディカ出版, 오사카, 2009.
5. 竹末芳生, 鄧野智子 편: 엑스퍼트 너스 가이드 술후케어와 드레인관리. 照林社, 도쿄, 2009.

# 수술 후 장폐색

장폐색이란 장관 내용물의 통과가 정지된 상태를 말합니다. 장내강이 물리적으로 폐색되어 일어나는 기계적 장폐색과, 분포하는 신경이나 혈관의 장애에 따라 장내용이 정체되는 기능적 장폐색으로 크게 나뉩니다.
개복수술 후 특히 장관에 수술적 치료를 한 경우에는 쉽게 일어나므로 주의가 필요합니다.

## 간호에 필요한 기초지식

### Check *1* 병태

- 마취에 의해 한 번 멈춰진 장의 연동운동*은 마취의 각성과 함께 보통 회복된다. 그러나 개복술에서는 수술 중인 장관에의 기계적 자극에 의해 수술 후의 연동회복이 늦는 일이 있다.
- 수술 후는 일반적으로 생리적 장관 마비의 상태가 되지만 48~72시간이 경과하면 회복된다. 이 이상 경과해도 회복되지 않는 경우는 수술 후 장폐색이 의심된다.

\* 장관연동은 중추지배(미주신경), 말초지배(장관벽재신경), 액성인자(소화관호르몬), 장간막혈액에 의해 조정되고 있다.

### Check *2* 원인·증상

**시술 후의 장관연동에 영향을 미치는 요인**

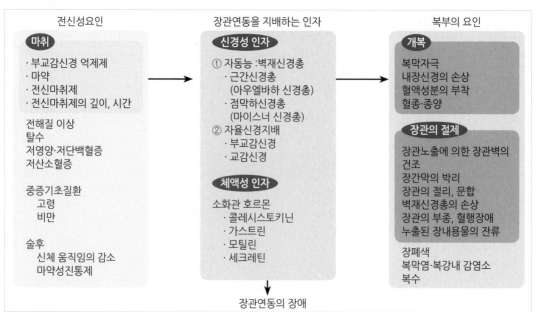

전신성요인

**마취**
· 부교감신경 억제제
· 마약
· 전신마취제
· 전신마취제의 깊이, 시간

전해질 이상
탈수
저영양·저단백혈증
저산소혈증

중증기초질환
　고령
　비만

술후
　신체 움직임의 감소
　마약성진통제

장관연동을 지배하는 인자

**신경성 인자**
① 자동능 : 벽재신경총
　· 근간신경총
　　(아우엘바하 신경총)
　· 점막하신경총
　　(마이스너 신경총)
② 자율신경지배
　· 부교감신경
　· 교감신경

**체액성 인자**
소화관 호르몬
　· 콜레시스토키닌
　· 가스트린
　· 모틸린
　· 세크레틴

↓
장관연동의 장애

복부의 요인

**개복**
복막자극
내장신경의 손상
혈액성분의 부착
혈종·종양

**장관의 절제**
장관노출에 의한 장관벽의 건조
장간막의 박리
장관의 절리, 문합
벽재신경총의 손상
장관의 부종, 혈행장애
누출된 장내용물의 잔류

장폐색
복막염·복강내 감염소
복수

## 장폐색의 증상·원인

| | 기계적 장폐색 | | 기능적 장폐색 | |
|---|---|---|---|---|
| | 단순성(폐색성) | 복잡성(교액성) | 마비성 | 경련성 |
| 특징 | ● 장관의 폐색을 초래하는 기계적 장폐색 중, 장간막 혈행의 정지가 없는 것<br>● 수술 후의 유착성 장폐색이 대부분을 차지한다. | ● 기계적 장폐색 중, 장간막 혈행의 정지에 의해 장관 괴사를 수반하는 것<br>● 급격하게 악화되기 때문에 긴급수술을 필요로 한다. | ● 장관에 기질적인 변화가 없고 장관벽의 신경근이 영향을 받아 장관운동이 마비된 상태이다. | ● 장관에 기질적인 질환은 없고 장관의 일부가 경련을 일으킨 것 |
| 증상<br>(공통 : 가스, 배변의 정지, 복부팽만, 구토, 탈수) | ● 간헐적인 복통<br>● 오심<br>● 연동운동 불온<br>● 장연동음의 항진<br>● 복부청진으로 금속음<br>● X선상 장관가스, 다수의 경면상 | ● 지속적인 복통<br>● 압통<br>● 복부종류<br>● 급격한 구토·근성방어<br>● 백혈구수 상승<br>● 혈압저하 | ● 장연동음의 저하<br>● 구토<br>● 배변정지<br>● 복통<br>● 복부팽만<br>● X선상 장관 가스 다수 | ● 장연동음의 저하<br>● 느리게 시작되는 주기적인 복통이나 구토 |
| 원인 | ● 수술 후의 유착에 의한 것<br>● 선천성<br>● 종양이나 염증 | ● 장관의 폐색 후에 장간막혈행의 정지에 의해 장관괴사를 일으킨 것 | ● 장관벽의 신경, 근이 영향을 받아 장관운동이 마비된 것에 의한 것 | ● 납중독, 히스테리에 의한 것 |

Check 3 **장폐색의 검사 내용**

*Check* 장폐색의 검사 내용

● 혈액 검사
● 복부 단순 X선 촬영
● 조영제를 사용한 소장·대장 X선 촬영
● 초음파 검사
● CT검사

CT

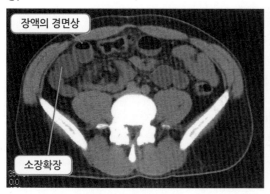

X선

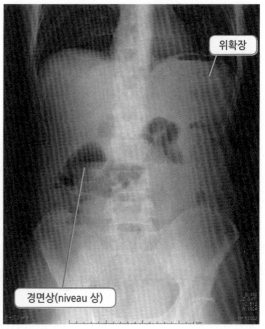

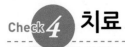 **치료**

● 장폐색의 원인과 증상의 정도에 따라 치료법은 다르다.

**장폐색의 치료 방침**

| | |
|---|---|
| 보존적 치료 | ● 일레우스관에 의한 감압 : 장내용물의 흡인에 의해 감압한다.<br>● 항생제투여 : 2차감염에 대비하여 투여한다.<br>● 수액 : 소화관에 대량의 세포외액이 누출되어 탈수나 전해질 이상을 일으키기 때문에 보정할 필요가 있다.<br>● 고압산소요법 : 가압에 의해 저류가스용적을 감소시키는 것으로 장간막의 혈류를 재시작시킨다. |
| 수술요법 | ● 복막염을 합병한 경우는 적응이 된다.<br>● 보존적 치료에서 증상이 호전되지 않은 경우에 적응증이 된다. |

# 간호 포인트

## *Check* / 사정의 항목

● 수술 양상에 따르는 침습
  · 수술범위
  · 마취시간
● 수술상처의 국소적 상태
  · 위관이나 드레인에서의 배액량과 성상

● 통증의 정도
  · 본인의 호소와 표정
  · 부위, 정도
● 전신상태
  · 장연동음의 청취
  · 복부상태
  · 복부 X선 소견

 **배액의 관리**

● 수술 후의 위관·복강내 배액량이나 성상에 주의하고 굴곡이나 폐쇄를 예방한다.
● 가능한 경우엔 정기적으로 밀킹을 한다.
● 일레우스관을 삽입한 후에는 빠지는 일이 없도록 고정한다.

 **장연동을 촉진하기 위한 도움**

● 되도록이면 빠른 시간 내에 침상에서 일어나도록 권한다.

**Point 3 회복된 장관기능을 유지하는 도움**

● 일상생활 수행능력(ADL) 향상을 권한다. 전신의 혈액순환을 촉진시키고 소화관 기능의 정상화와 함께 장관유착의 방지에 효과적이다.
● 배변습관을 회복한다.

---

*Check* **복부상태의 관찰**

● 복부 증상
● 장잡음의 청취
● 복부 X선 소견

**복부의 구분**

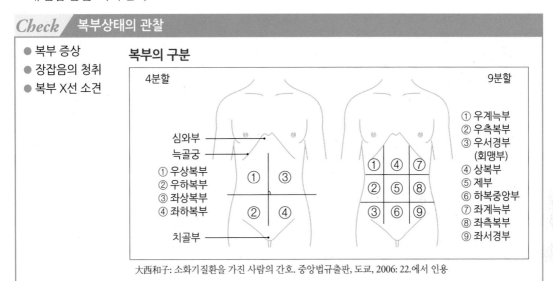

4분할

심와부
늑골궁
① 우상복부
② 우하복부
③ 좌상복부
④ 좌하복부
치골부

① ③
② ④

9분할

① 우계늑부
② 우측복부
③ 우서경부 (회맹부)
④ 상복부
⑤ 제부
⑥ 하복중앙부
⑦ 좌계늑부
⑧ 좌측복부
⑨ 좌서경부

① ④ ⑦
② ⑤ ⑧
③ ⑥ ⑨

大西和子: 소화기질환을 가진 사람의 간호. 중앙법규출판, 도쿄, 2006: 22.에서 인용

(鈴木亜希子)

2 간호사정과 간호 포인트

# 문합부전

문합부전(anastomotic leak)이란, 수술할 때의 문합부의 생리적 유합이 장애를 받아 문합선에 파탄을 일으킨 상태를 말합니다. 수술 후 7일까지 일어나기 쉽다고 합니다.
소화기 외과의 수술에서는 문합부전을 일으키면 소화액이나 분변 등 소화관의 내용물이 복강내에 누출되고 복막염 등의 위독한 상태를 일으킬 수 있습니다. 효율적인 배액이 이뤄지지 않아 감염을 조절할 수 없으면, 염증에 의해 전신 상태가 악화되고 다장기부전을 일으키기 때문에 주의가 필요합니다.

## 간호에 필요한 기초지식

###  병태

●문합부전 중에는 머리카락 굵기 정도의 작은 것에서 명확하게 X선이나 투시검사로 알 수 있는 큰 것이 있다.
●작은 문합부전은 그다지 문제가 되지 않지만, 큰 문합부전은 금식·중심정맥 영양법·배액법 등의 치료가 필요하게 된다. 효율적인 배액과 영양관리가 이루어지면 보존적 치료로 치유되는 일도 많지만 복막염이 발생한 경우에는 재수술의 적응이 된다.

###  원인·증상

●문합부전을 쉽게 일으키는 수술법, 기초질환도 있으니, 수술 전부터 주의가 필요하다.

**문합부전의 위험 인자**

● 재건장기의 거상에 의한 견인, 과도한 긴장
● 무효한 배액
● 문합부 혈행장애
● 문합부의 내압상승
● 수술수기
● 고령
● 저영양
● 빈혈
● 당뇨병, 간경변 등의 만성기초질환
● 스테로이드제 사용
● 감염증

**문합부전의 증상**

● 발열
● 통증
● 복벽의 긴장, 팽만
● 배액의 성상변화(혼탁·농성)→상부소화관 수술에서는 담즙의 혼입, 하부소화관 수술에서는 분변의 혼입 등, 냄새를 동반한다.

# 검사·진단

**위전적문합부의 문합부전**

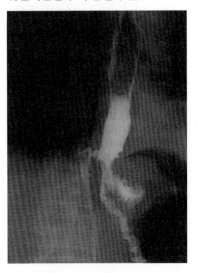

● 문합부전으로 보존적 치료를 하는 경우는 금식·중심정맥영양법·배액법이 기본이 된다. 문합부전의 정도에 따라 간헐적지속흡인기 장착에 의한 적극적인 배액을 꾀한다.

● 문합부전을 악화시킬 위험이 있으니 생리식염수 사용에 의한 드레인 세척은 기본적으로 하지 않는다.

식도공장문합부의 문합부전을 일으키고 있으며, 수술 후 투시에서 조영제가 드레인으로 유출되고 있다.

Check 4

# 치료

● 문합부전으로 보존적 치료를 하는 경우는 금식·중심정맥영양법·배액법이 기본이 된다. 문합부전의 정도에 따라 간헐적 지속흡인기 장착에 의한 적극적인 배액을 돕는다.

● 문합부전을 악화시킬 위험이 있기 때문에 생리식염수 사용에 의한 드레인 세척은 기본적으로 하지 않는다.

# 간호 포인트

*Check* | **사정의 항목**

● 활력징후
● 드레인을 통한 배액 : 색·양·성상·냄새, 공기의 제거 유무, 드레인 고정의 어긋남이 없는지
● 드레인 주위의 감염징후
● 오심·구토
● 복부 증상, 복벽의 성상
● 통증의 부위·정도
● X선·CT소견
● 혈액데이터

**문합부전의 드레인 배액**

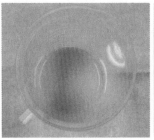
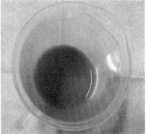

황백색, 혼탁　　　　　　　황혈성, 혼탁

● 문합부전을 일으키고 보존적 치료를 하는 경우는, 금식·중심정맥영양법에 의한 영양관리·적극적인 배액법이 기본이 된다.

● 문합부전의 진단을 위해 X선 투시 하에서의 조영을 할 경우 조영제 사용에 의해 설사를 일

으킬 수가 있다. 검사 후에는 조영제가 원인이 되어 설사를 일으킬 가능성이 있는 것을 사전에 환자에게 설명하고, 검사 후에는 화장실에 갈 수 있도록 환경을 마련한다. 특히 고령 환자인 경우는 점적이나 드레인 처리에 의해 실금해 버리는 경우도 있으니, 수치심에 대한 배려로 일상생활 수행능력에 따라 간이화장실을 설치하는 등의 배려가 필요하다.

● 환자에게는 충분한 증상설명과 동의, 불안을 표출할 수 있는 환경을 제공한다.
● 문합부전의 경우에도 일레우스의 위험이 있으니 회복의욕을 높이기 위해서 침상에서 빨리 일어나게 한다.

## 문합부전을 일으키기 쉬운 수술법

| 술식 | 호발부위 | 간호포인트 |
|---|---|---|
| 1. 식도절제·재건술 | ● 식도위문합부<br>● 식도결장문합부 | ● 소화기외과에서의 복부수술에서는 문합부전이 일어나면 소화액이 함유된 삼출액이 복강내에 누출되기 때문에, 조기에 대처하지 않으면 복막염을 일으킨다. 그래서 드레인을 통한 배액의 관찰은 중요하다.<br>● 타액·위액의 혼입에 따라 시큼한 냄새를 동반한다. 또 배액이 지속적으로 피부에 접촉하면 소화액에 의해 피부가 짓무른다. |
| 2. 유문측위절제술 | ● 잔위십이지장문합부(빌로트Ⅰ법)<br>● 잔위공장문합부 및 십이지장의 절단부위(빌로트Ⅱ법 재건, 루와이법 재건) | ● 위액·장액의 혼입에 따라 배액이 지속적으로 피부에 접촉하면, 소화액에 의해 피부가 짓무르게 된다. |
| 3. 위전적술 | ● 식도공장문합부<br>● 십이지장절단부위 | ● 타액·장액의 혼입에 의해 배액이 지속적으로 피부에 접촉하면 소화액에 의해 피부가 짓무르게 된다. |
| 4. 췌두십이지장절제술 | ● 췌공장문합부<br>● 담관공장문합부<br>● 위(십이지장)공장 문합부 | ● 췌액에는 소화효소가 함유되어 있으므로 췌액이 누출되면 자기융해가 일어난다. 그러므로 드레인 아밀라아제수치가 높은 경우는 췌액루가 의심된다.<br>● 췌장 주변은 혈관이 많으므로 문합부전은 출혈 위험으로 연결된다. 드레인에서 출혈이 보이는 경우는 주의가 필요하고, 단시간에 다량의 출혈이 보일 때는 앤지오그램 또는 수술에 의한 지혈처치가 필요하다.<br>● 췌액의 혼입에 의해 배액이 지속적으로 피부에 접촉하면 소화효소에 의해 피부에 짓무름이 생긴다.<br>● 담관공장문합부에서는 배액에 담즙이 혼입된다. |
| 5. 담도수술 | ● 담관공장(십이지장) 문합부 | ● 배액에 담즙이 혼입된다. 배액이 지속적으로 피부에 연결하면 피부에 짓무름이 생긴다. |
| 6. 결장절제, 직장 저위 전방절제술 | ● 문합부 | ● 골반저드레인·방결장구드레인에서 혼탁·변취가 있는 배액을 볼 수 있다. 배액이 지속적으로 피부에 접촉하면 장액에 의해 피부에 짓무름이 생긴다. |

(青木早苗)

## 문헌

1. 玉田美香: 문합부전·문합부협착. 宇佐美眞 편, 엑스퍼트 너스 핸드북 소화기외과 케어메뉴얼. 照林社, 도쿄, 2010: 78-85.

# 감염대책

소화기외과 수술의 경우 환부 자체나 주위 조직이 청결하지 않은 경우로 원인불명의 복강 내의 감염위험은 높아집니다. 또 수술상처, 다수의 드레인류의 유치, 의료종사자의 체액 감염 등 수술에 관계되는 감염인자는 많이 있습니다.
표준주의(standard precaution)를 철저히 하고, 환자·의료종사자의 안전을 확보하는 일이 중요합니다.

## 소화기외과 수술 후의 감염

● 특징적으로 발열을 나타내는 경우도 있지만 자각하지 못한 채 채혈 결과 상 등에서 문제가 발견되는 경우도 있다. 환자의 주위에는 항상 감염원이 존재한다는 것을 의식하고 감염이 의심되는 경우에는 의사와 함께 원인에 따른 대처를 한다.

### *Check* 소화기외과 수술 후에 보이는 감염

● 대표적인 감염
  · 수술부위감염
  · 드레인 감염
  · 점적 절개부 감염
  · 비뇨기 감염

● 그 밖의 감염
  · 폐합병증
  · 복부합병증
  · 문합부전
  · 감염에 의한 농양형성
  · 장염
  · 소화관궤양
  · 정맥혈전
  · 기초질환에 의한 감염

## 표준주의의 포인트

● 표준주의(standard precaution)란 감염증의 유무에 상관없이 '모든 사람의 혈액·체액·분비물·배설물·상처가 있는 피부·점막은 감염성이 있는 것'으로 하고 행동하는 기본적인 방법이다.

### Point *1* 손위생

● 손위생은 예방책의 기본이다. 장갑은 손씻기의 대체가 될 수 없다.
● 흐르는 물·비누세척과 속건성 손소독제에 의한 방법이 있다.
● 눈에 보이는 오염이 있는 경우는 반드시 흐르는 물·비누세척을 한다.

### *Check* 손위생의 타이밍

● 환자에게 닿기 전
● 청결·무균조작 전
● 체액감염의 위험 후
● 환자에게 닿은 후
● 환자의 주변을 만진 후

소화기외과 영역인 경우
● 수술상처관찰
● 거즈교환
● 배액파기
● 멸균조작에 의한 처치 시
● 오물처리
● 수액관리

## 위생학적 손 씻는 순서
- 우선 충분히 비누 거품을 낸다.
- 최소 15초 이상 씻는다.
- 손을 씻은 후에는 완전히 건조시킨다.

1
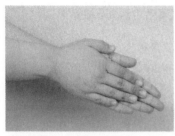
손바닥을 모아 잘 비벼서 씻는다.

2
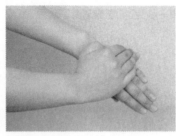
손등을 펴서 씻는다.

3
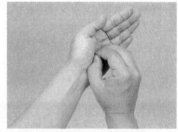
손끝이나 손톱 끝 사이를 세심하게 문질러 씻는다.

4
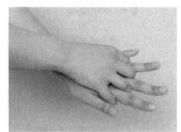
손가락 사이를 충분히 씻는다.

5
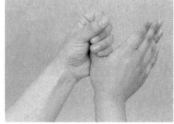
엄지와 손바닥을 비틀어 가며 씻는다.

6
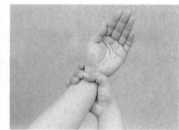
손목을 잊지 않고 씻는다.

- 소화기외과에서는 수술상처의 존재나 다수의 배액관을 가지고 있거나, 금식기간의 장기화에 따른 수액관리나 토사물·오물처치 등 손소독이 필요한 상황이 많다. 그래서 손이 거칠어지고 원인균의 수평전파나 의료종사자에의 감염 원인이 되는 경우도 있기 때문에 그에 대한 예방책도 필요하다.

> ### 요령!
> **손이 거칠어지는 데 대한 예방책**
> - 손을 씻을 때 온수는 유분을 빼앗기 쉬우니 20℃ 전후에서 한다. 비누 성분을 남기지 않고 수분을 부드럽고 빈틈없이 닦아낸다.
> - 보습제나 로션을 자주 사용한다.

## Point 2 개인보호장비의 사용

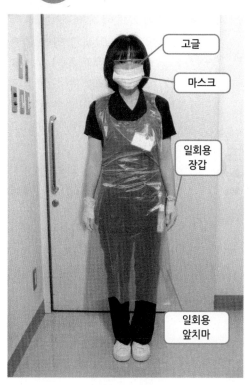

고글

마스크

일회용 장갑

일회용 앞치마

- 의료진은 감염을 막기 위해 개인보호장비를 사용한다.
- 기본은 '장갑', '마스크', '앞치마'이고, 필요에 따라 고글 등도 사용한다.
- 개인보호장비는 일회용이 바람직하다.

## Point 3 창상 관리

- 수술방식에 따라 상처부위가 배설물에 오염되기 쉬운 상황이 될 때가 있다. 상처부위를 청결하게 유지하기 위해 보호제의 선택이나 상처 주위의 관리도 중요하다.

## Point 4 드레인 관리

- 다수의 배액관을 동시에 가지고 있는 경우도 많다. 그때는 역행성 감염이나 배액 불량에 주의한다.
- 불결한 배액을 파기 후에는 보호장비를 교환하고 청결배액도구를 부착하도록 한다.

## Point 5 오물처리

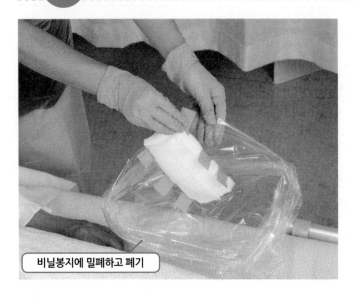

비닐봉지에 밀폐하고 폐기

- 소화기외과에서는 침습적 처치나 금식에 의해 장염을 일으키는 경우가 있다. 초기 증상은 설사일 때가 많고 평소의 오물처리 방법을 잘 시행하여 수평전파의 위험이 저하될 수 있다.
- 계속적인 설사가 보이는 경우에는 설사의 원인 파악을 신속하게 하고 약물투여를 검토할 필요가 있다.
- 사용 후의 기저귀나 처치에 사용한 장갑 등은 바닥 등에 직접 놓지 말고 바로 비닐봉지에 밀폐하여 폐기한다.
- 주위로의 오염을 발견했을 때는 필요에 따라 청소 후 소독처치를 한다. 위장 등의 토사물에 대해서도 똑같다.

## Point 6 항균제의 적정 사용

- 내성균 출현을 예방하기 위해 항균제의 예방적인 사용이나 장기간의 투여는 피한다.
- 적절하게 혈중 농도나 염증 수치 결과를 확인하고 발열 상황 등도 대조하여 평가한다.

## Point 7 개인 병실 관리

- 감염부위의 배균 상황, 검출균의 종류에 따라서는 감염확대를 방지하도록 의료종사자나 면회자에게 철저한 주의가 필요하다.
- 경우에 따라서는 격리실로 옮길 필요가 있다.

(松本楓)

문헌

1. 高橋陽子: 너스가 알아야할 감염관리의 기초지식 스탠다드 프리커션. 임상간호 2009; 35(10월임시증간호): 1791-1798.

# DVT(심부정맥혈전증) 예방

심부정맥혈전증(deep vein thrombosis : DVT) 예방의 실천은 의료인이 그 필요성을 인식하고 협동해서 대처하는 것이 중요합니다. 그 중에서도 환자와 직접 접하는 간호사의 사정과 간호는 예방에서 중요한 역할을 담당합니다.
예방대책을 해도 DVT가 일어나는 경우도 있습니다. 항상 위험을 예측하고 충분한 관찰과 이상이 있을 때는 신속한 대응을 할 수 있는 준비가 필요합니다.

## 간호에 필요한 기초 지식

###  병태

● 심부정맥혈전증(DVT)은 오래 침대에 누워있는 것 등이 원인이 되어 하지에 혈류가 정체 되면서 심부정맥에 혈전이 생겨 일어난다.

**심부정맥혈전증의 임상 사진**

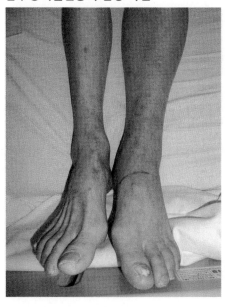

**심부정맥혈전증을 쉽게 일으키는 정맥**

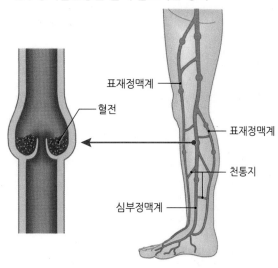

심부정맥에 혈전이 생기고 정맥환류에 장애를 준다.

### Check 2 원인·증상

● DVT를 효과적으로 예방하기 위해서는 요인·위험인자를 충분히 분석한 후에 환자 각각의 위험 수준을 평가하는 것이 필요하다.

## DVT를 쉽게 일으키는 요인

| | 혈전형성의 요인 | 인자 |
|---|---|---|
| 혈류정체 | 혈액의 정체에 의해 활성화된 혈소판이나 응고인자가 혈류에 의해 희석되지 않고 국소적으로 농축되어, 정맥벽과의 접촉시간이 길어져 혈전이 형성된다. | 안정와상, 마비, 동일 자세, 탈수, 비만, 임신, 전신마취, 깁스붕대 고정, 심폐질환(울혈성심부전) |
| 혈관내막손상 | 수술, 외상, 골절, 카테터 삽입 등에 의해 정맥벽이 손상되는 것으로, 정맥내 피하조직이 감염되어 응고인자나 혈소판이 활성화된다. 그리고 항혈전기능이 장애를 일으켜 혈소판의 점착 때문에 혈전이 생긴다. | 각종 수술, 외상, 골절, 중심정맥 카테터유치, 카테터검사·치료, 혈관염, 항인지질항체증후군, 고호모시스테인혈증 |
| 혈액응고능항진 | 체내의 항혈전기능의 작용과 응고기능의 작용의 밸런스가 무너지면 혈전이 형성되기 시작한다. 응고능항진은 항혈전기능을 저하시킨다. | 악성질환, 임신, 수술, 외상, 골절, 열상, 약물(경구피임약, 에스트로겐제제), 감염증, 신증후군, 염증성 장질환, 탈수, 골수증식성질환, 안티트롬빈결손증, 프로테인C결손증, 프로테인S결손증 |

## DVT의 위험인자

| 수술 | 모든 수술이 위험이지만 특히 정형외과 영역, 산부인과영역, 복부외과영역에서의 발생 빈도는 높다. 원질환이나 수술시간, 마취방법, 술식, 체위 등 부가적인 위험인자를 고려한다. |
|---|---|
| 골절 | 골반이나 하지의 골절에서는 정맥에 대한 직접적인 손상이나 압박이 생기기 쉽고 골절에 따르는 운동제한이나 국소의 부종이 추가위험이 된다. |
| 외상 | 중증인 외상은 위험이 높다. 직접적인 혈관벽손상이나 응고능항진에 더하여, 안정와상에 의한 혈액정체나 카테터유치, 골절의 합병이나 혈종에 의한 정맥환류장애 등의 위험이 추가된다. |
| 비만 | 비만에 따르는 운동제한이나 섬유소용해능의 저하가 원인으로 생각된다. |
| 노화 | 노화에 따르는 응고능항진이나 섬유소용해능의 저하, 근육펌프 작용의 저하, 정맥내피 기능의 저하 등이 혈전형성에 관여한다고 알려져 있다. |
| 악성질환 | 단구나 마크로파지에서 방출되는 종양괴사인자나 인터루킨에 의한 내피장애, 종양세포와 마크로파지의 상호작용에 의해 생기는 혈소판 제 Ⅶ 인자, 제 Ⅹ 인자의 활성화, 종양세포내의 시스테인프로테아제나 조직인자에 의한 응고촉진, 선암에서 분비되는 무틴의 시알산의 제 Ⅹ 인자 활성화작용 등이 관여한다고 생각되고 있다. |
| 암화학요법 | 성 종양에 대해서 사용되는 약물도 내피세포 장애 등을 통해 혈전형성에 관여한다. 백금제제, 고용량의 5-Flu, Mitomycin C, tamoxifen, 과립구집락인자(G/CSF), erythropoietin 등은 혈전의 원인으로 되기 쉽다. |
| 장기와상 | 와상에 의해 하지근육 펌프의 작용이 저하되는 것으로 정맥혈 정체가 생겨 혈전이 생긴다. |
| 하지정맥류 | 확장된 혹내의 혈액정체에 의해 정맥혈전이 형성되기 쉽다. |
| 임신 | 혈액응고능의 항진, 섬유소용해능의 저하, 혈소판의 활성화, 증대한 자궁에 의한 장골정맥·하대정맥의 압박에 의해 혈전이 생기기 쉽다. |

# Check 3  검사·진단

## 1. 응고계 검사

- D다이머와 피브린 분해산물(fibrin and fibrinogen degradation product : FDP)은 혈전이 용해됨과 동시에 발생하는 물질이다.
- D다이머는 제외진단에 사용하도록 권장되고 있으며 정상범위라면 심부정맥혈전증·폐색전증을 부정할 수 있다. 다만 피하혈종이 있으면 높은 수치를 나타내므로 타박과 같은 외상

이 있을 때에는 주의가 필요하다.

## 2. 영상진단

### ① 조영CT
● 폐동맥내의 혈전상으로 진단할 수 있고 하지정맥에서 촬영할 수 있다.

### ② 폐혈류 신티그라피
● 조영CT보다도 시간이 걸리고 방사성핵종(RI)이 필요하여, 긴급 검사로서는 부적합하다. 그러나 감도가 좋아 말초의 폐색전증 진단에는 유효하다.

### ③ 심초음파
● 폐색전증에 의한 우실압상승 소견을 확인할 수 있다.

### ④ 정맥초음파
● 대퇴정맥~액와정맥, 하퇴의 넙치근정맥까지의 심부정맥혈전증을 진단할 수 있다.

## Check 4 치료

● 기본은 항응고요법과 압박요법이다.
● 혈전에 의한 하지종창과 통증을 동반하는 폐색소견이 강할 경우는 카테터에 의한 혈전용해, 혈전흡인요법을 행한다.
● 카테터 치료를 하는 경우엔 혈전이 이동하여 폐색전증을 일으킬 수 있기 때문에 하대정맥 필터를 유치하여 행한다.

## 간호 포인트

### Check 사정 항목

● 주수술 환자의 오리엔테이션은 대부분의 내용이 짧은 수술 전 기간 중에 이루어진다. 심부정맥혈전증의 예방에 대해서도 환자의 위험 요인을 사정, 징후의 관찰을 한다.
● 그 밖에 음료/수분 섭취배설량, 소변의 양과 빈도, 하지 운동의 실시 상황의 확인 등.

**DVT의 증상·징후**
● 하지종창
● 통증
● 표재정맥의 확장
● 피부·조상(爪傷) 청색증
● 발적
● 압박통
● 발열

● 위험이 높은 환자를 인식하고 환자, 가족에게 예방법을 설명한 후에 적절한 방법을 이용한 예방대책을 실시하고, 또 환자자신이 실시할 수 있도록 지도한다.
● 포인트는 혈류정체 예방, 항응고요법이 된다. 간호사는 침대 옆에서 환자와 24시간 함께하므로, 주로 혈류정체에 대한 예방의 중심적 역할을 한다.
● 예방방법에는 ① 조기이상 ② 압박 요법(압박 스타킹, 압박붕대, 간헐적공기압박법) ③ 탈수 예방이 있다.

# DVT의 위험 요인의 분류 및 대처법(수술증례)

**【A군(각 1점)】**
- 고령(60세 이상)
- 장기와상(72시간 이상)
- 하지마비(또는 인공호흡 관리 등 자동운동 불능의 상태)
- 비만(BMI≧25, 30이상에서 1점 추가)
- 임신
- 산욕
- 호르몬 보충요법
- 경구피임약
- 심기능저하(EF<40%)
- 대퇴정맥카테터 유치
- 염증성 장질환
- 신증후군
- 스테로이드 사용
- 골반증식성질환
- 항암제 투여
- 정맥혈전색전증의 가족력*
- 척추마취
- 악성종양
- 제왕절개
- 골반, 하지수술

**【B군】**
- 고관절전치환술
- 슬관절전치환술
- 고관절골절수술
- 척수손상
- 다발외상
- 개두술

**【C군】**
- 정맥혈전색전증의 기왕력
- 혈전성소인

*정맥혈전색전증의 가족력이 있는 경우에는 혈전성 소인의 검색(At-Ⅲ, protein C,S, 항인지질항체증후군 등)을 한다.
첨부 : 소아외과 환자에서는 장시간의 쇄석위를 필요로 하는 수술, 및 장시간의 복강경 수술은 DVT발생의 가능성이 있고, 예방법으로써 압박 붕대를 장착한다.

**【위험 별 대처법(수술증례)】**
각 위험인자에 의한 DVT위험 수준의 결정 및 예방법

| 위험요인 | 위험수준 | 권장되는 예방방법 |
|---|---|---|
| 위험 없음 | 저위험 | 조기이상, 적극적인 운동 |
| 위험A군 | 중위험 | 압박스타킹 |
| 위험B군 | 고위험 | 압박스타킹 + 간헐적 공기압박법<br>또는 항응고요법 |
| 위험C군 | 최고위험 | 간헐적 공기압박법<br>(DVT가 있는 경우엔 압박스타킹+항응고요법) |

*A군의 위험요인의 합계가 3점 이상인 경우에는 D다이머를 측정하고, 수치가 높다면 임상소견을 확인하고 DVT가 의심되는 경우에는 위험C군이 된다.
*항응고요법에서는 미분화헤파린, 저분자헤파린(에녹사파린), Xa저해제(폰다파리눅스), 와파린 중 어떤 것을 사용해도 된다.
*예방법의 시작과 종료에 관하여
시작 : 수술환자에서는 수술실로 이동시.
종료 : 이상(ambulation)시. 보행할 수 없는 환자는 각과의 주치의의 판단에 맡긴다.

정맥혈전색전증예방가이드라인(교린대학의학부부속병원 리스크 메니지먼트 위원회 정맥혈전 색전증WG, 2010년개정)에서 인용

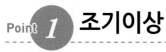

# Point 1 조기이상

- 조기이상은 DVT의 예방에 있어서 매우 중요하다. 수술 전에 침상에 있을 때 환자에게 하지 운동의 내용을 교육하고 실시해보도록 한다.
- 병동에서 운동을 권장하는 경우는, 의사가 저위험의 판정 후 하지의 운동 방법을 기재한 용지를 환자에게 건네고, 설명·지도한다.
- 운동 시간은 특별히 정하지 않고, 환자 스스로 체크하게 한다.
- 지도·실시한 것을 기록한다.

## 하지 운동 방법을 기재한 용지의 예(자동운동)

발끝을 아래로 향하여 발등을 뻗는다.

발끝을 올린다.
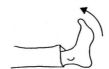

발가락을 오므린다.
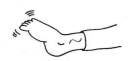

발가락을 벌린다.

발목을 돌린다.
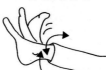
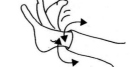

한쪽씩 무릎을 구부리거나 뻗는다.
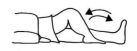

| | | 1 | 2 | 3 | 4 | 5 |
|---|---|---|---|---|---|---|
| 월 | 일 | ☐☐☐☐☐☐ | ☐☐☐☐☐☐ | ☐☐☐☐☐☐ | ☐☐☐☐☐☐ | ☐☐☐☐☐☐ |
| 월 | 일 | ☐☐☐☐☐☐ | ☐☐☐☐☐☐ | ☐☐☐☐☐☐ | ☐☐☐☐☐☐ | ☐☐☐☐☐☐ |
| 월 | 일 | ☐☐☐☐☐☐ | ☐☐☐☐☐☐ | ☐☐☐☐☐☐ | ☐☐☐☐☐☐ | ☐☐☐☐☐☐ |

각 운동을 5회씩 해주세요. 6종류를 운동하면 1세트입니다.
하루 5세트 운동 합니다. 운동하면 체크해 주세요.

---

## 왜하는가? 하지운동

- 혈액순환은 주로 동맥혈과 정맥혈로 구성된다. 동맥혈은 심장의 펌프력에 의해 내보내진다. 한편 정맥혈은 근육의 수축 등에 따라 정맥내에 있는 한쪽 판에 의해 천천히 심장으로 돌아간다.
- 정맥은 정맥판이 있기 때문에 울혈되면 판주위에 혈전을 쉽게 형성하게 된다. 하지를 움직임에 따라 정맥 주위의 골격근에 수축이 일어나고 정맥이 압박되어 정맥환류가 촉진된다.

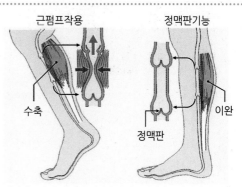

사지의 근수축·이완과 정맥판의 역류방지기능에 의해 정맥혈이 심장으로 환류한다.

## 하지운동(타동운동)

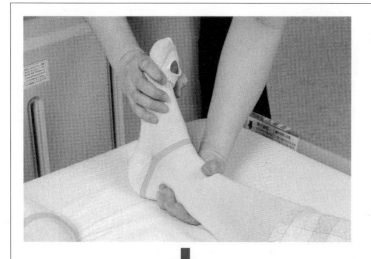

침상안정 환자인 경우 간호사가 침대 옆에서 하지 운동으로 혈류정체방지를 해나간다.

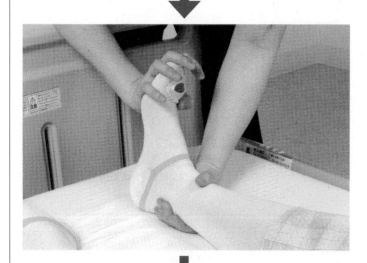

무릎을 지탱하여 발뒤꿈치를 잡고 아킬레스건을 늘이듯이 족관절배굴운동을 시킨다.

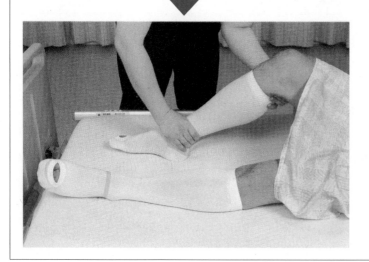

한쪽씩 교대로 천천히 구부렸다 폈다 한다.

## Point 2 압박요법

● 정맥 주위의 외부압박은 정맥혈관내의 용량을 감소시키고, 정맥혈류를 개선시킨다. 정맥 혈류가 개선되므로 압박요법은 하지의 정맥혈류의 정체를 방지하는 효과가 있다.
● 압박요법으로는 ① 압박스타킹에 의한 압박 ② 압박붕대에 의한 압박 ③ 간헐적 공기압박 법이 있다.

**압박요법의 종류**

| 종류 | 장점 | 단점 | 주의점 |
| --- | --- | --- | --- |
| 압박스타킹에 의한 압박 | ● 압박압이 말초에서 중추로 단계별로 설정되어 적절하다.<br>● 쉽게 어긋나지 않는다. | ● 재질이 화학섬유여서 미끄러지기 쉽고 접촉성 피부염을 일으킬 가능성이 있다.<br>● 규격이 정해져 있기 때문에 하지의 형상에 대응하기 어렵다.<br>● 압박에 의한 궤양형성의 가능성이 있다. | ● 착용 후에는 압박에 의한 피부트러블이 없는지, 혈류장애가 없는지 압박이 너무 꽉 조이지 않는지 등, 관찰창으로 관찰한다.<br>● 1일 1회는 스타킹을 벗게하고 관찰한다.<br>● 장시간 착용하고 있으면 주름이나 처짐이 생긴다. 혈류를 저해하고 궤양형성을 조장하기 때문에 착용 중에도 충분히 관찰한다. |
| 압박붕대에 의한 압박 | ● 환자의 하지의 형태에 맞추기 쉽다.<br>● 감는 방법을 바꾸는 것으로 압이나 범위를 조정할 수 있다. | ● 시간에 따라 느슨해지기 쉽다.<br>● 감는 방법에 따라 압이 다르고 시행자에 따라서도 다르다.<br>● 지지하면서 감기 때문에 혼자서 하기 어렵고, 시간이 걸린다. | ● 강도는 느슨하지도, 꼭 끼지도 않게, 저림이나 청색증, 통증이 나지 않는 정도의 압력으로 감는다. |
| 간헐적 공기 압박법 | ● 환자자신이 운동할 수 없는 경우라도 타동적으로 하지의 정맥환류를 촉진시킬 수 있다.<br>● 고위험으로 특히 출혈위험이 높은 경우에 유용하다. | ● 공기를 내보내는 기기와 연결튜브로 연결되어 있기 때문에, 조기이상의 관점에서는 방해가 된다. | ● 사용 시에 혈전이 없는 것을 확인하고 나서 장착한다.<br>● 원칙적으로 수술 전 혹은 수술 중에 장착을 시작한다.<br>● 안정와상 중에는 종일 장착하고, 이상하고 나서도 충분한 보행이 가능해질 때까지 계속 장착한다. |

## Point 3 탈수예방

● 탈수가 되면 혈액점도가 상승하고 혈전을 쉽게 유발하기 때문에 수분관리가 중요하다.

(鈴木亜希子)

**문헌**

1. 松倉一郎, 岩井武尚: 술후정맥혈전증: 신 술전·술후관리 매뉴얼. 소화기외과 1998; 21(5)4월임시증간호: 950.
2. 山内真惠: 정맥혈전색전증을 예방한다. 월간널싱2004; 24(11): 39-41.

## 압박스타킹의 착용방법

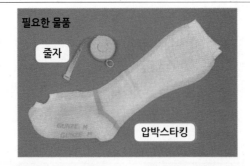

**필요한 물품**

줄자

압박스타킹

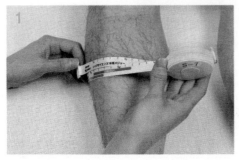

1

발목둘레와 장딴지의 최대 둘레를 측정한다. 압박스타킹은 압력비율이 정해져 있다. 충분한 효과를 발휘하기 위해 장딴지의 가장 두꺼운 부분을 참고하여 환자에 맞는 사이즈를 선택한다.

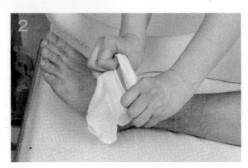

2

압박스타킹의 상부를 양손으로 잡고 발끝의 위치를 맞춘다.

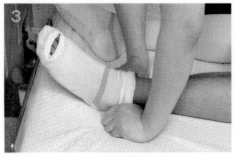

3

힘을 넣어 발뒤꿈치 부분을 정확하게 빠져나가게 한다. 발뒤꿈치가 바르게 되어 있는지 확인한다.

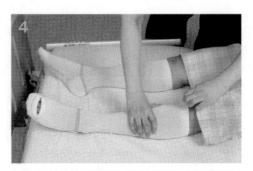

4

늘어지거나 주름, 뒤틀림이 없도록 무릎까지 끌어올린다.

### 관찰 포인트

가려움, 발한, 저림, 통증이 없는지

발뒤꿈치가 맞는지

말려있지 않은지

피부색을 관찰하고 심부정맥 혈전증 등의 조기발견에 노력한다.

느슨해짐, 주름, 뒤틀림이 없는지

## 압박붕대의 감는 법

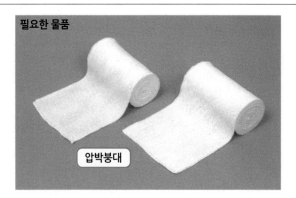

필요한 물품

압박붕대

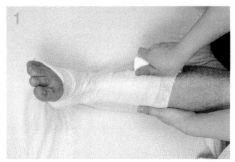

붕대를 발바닥 쪽, 발뒤꿈치 밑에서 감기 시작하여 바깥에서 안쪽으로 감아나간다.

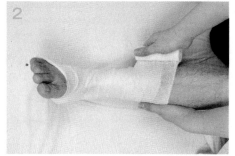

붕대를 바깥으로 잡아당겨 그 압으로 안쪽으로 감아 압박한다. 붕대를 너무 잡아당기지 않도록 주의한다.

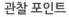

관찰 포인트

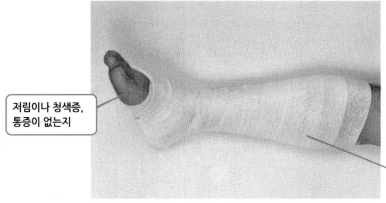

저림이나 청색증, 통증이 없는지

압박의 강도는 어떤지(너무 느슨하거나 너무 끼지 않게)

# 간헐적 공기압박법

**필요한 물품**

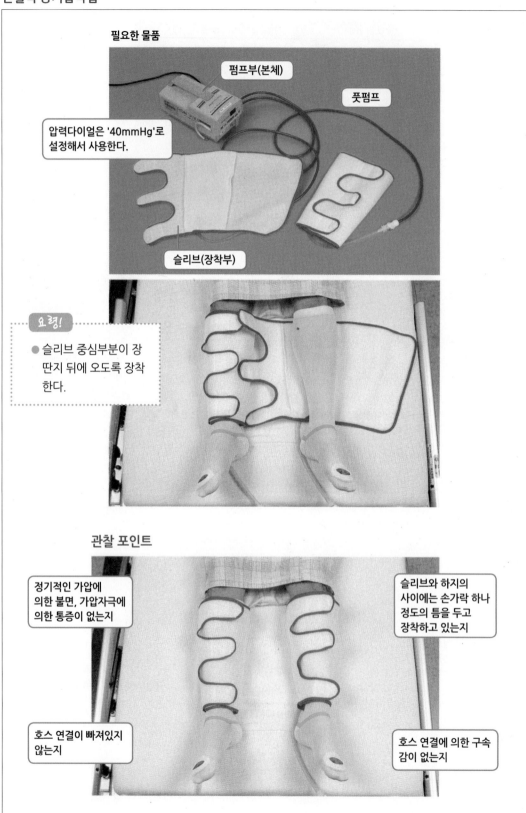

펌프부(본체)

풋펌프

압력다이얼은 '40mmHg'로
설정해서 사용한다.

슬리브(장착부)

**요령!**

● 슬리브 중심부분이 장
  딴지 뒤에 오도록 장착
  한다.

**관찰 포인트**

정기적인 가압에
의한 불면, 가압자극에
의한 통증이 없는지

슬리브와 하지의
사이에는 손가락 하나
정도의 틈을 두고
장착하고 있는지

호스 연결이 빠져있지
않는지

호스 연결에 의한 구속
감이 없는지

# 통증의 견해와 대응

통증은 눈에 보이지 않아 아프다고 느끼는 감각은 결코 신체적 요인만으로 정해지는 것은 아니기 때문에, 환자가 '아프다'고 호소하는 감각은 모두 '통증'으로서 대응하는 것이 중요합니다.

통증은 어디까지나 주관적인 것이고 본인 이외에는 헤아릴 수 없는 것입니다. 특히 수술 후 상처의 통증(이하 창통)은 수술 후의 경과를 크게 좌우하는 요인이 됩니다. 따라서 수술 후 합병증의 예방과 회복의 촉진을 위해 적절한 컨트롤이 바람직합니다.

## 간호에 필요한 기초지식

### Check 1 통증의 분류

● 통증은 시간적인 문제에 의해 급성 통증·만성 통증·암성 통증으로, 원인에 의해 침해수용성 통증·신경장애성 통증으로 분류된다.

**통증의 분류**

| 시간에 의한 분류 | 급성 통증 | ● 보통 신체의 장애에 뒤따라 일어나고 장애의 치료에 따라서 소실된다.<br>● 창통은 이것으로 분류된다. |
|---|---|---|
| | 만성 통증 | ● 3~6개월 이상 지속되는 통증<br>● 통증이 장기간 지속됨에 따라 통증의 정도가 변하지 않아도 신체의 적응을 볼 수 있다. |
| | 암성 통증 | ● 새로운 통증이 계속 더해간다.<br>● 급성 통증과 만성 통증이 복합된 통증이고 급성통증·만성 통증과는 구별해서 분류된다. |
| 원인에 의한 분류 | 침해수용성 통증 | ● 절상이나 염증, 기계적 자극 등의 침해자극에 의해서 생기는 통증을 말한다. 체성통과 내장통으로 분류된다.<br>· 체성통 : 근이나 뼈, 피부·점막에 생기는 통증. 수술상처는 표면통이고 체성통이다.<br>· 내장통 : 수술 중에 내장기관이 당겨지거나 찢어진 것에 대한 생체반응에 따라 일어나는 통증 |
| | 신경장애성 통증 | ● 신경이 장애되는 것에 의해 생기는 통증을 말한다.<br>● 암의 신경 침윤이나 화학요법의 부작용, 수술술기에 의한 신경손상 등에 의해 생기며, 개흉술후의 늑간신경통이 주된 예이다. |

### Check 2 통증의 원인

● 통증의 원인은 통증의 부위·강도·지속시간·연관통·요인(유인)을 파악함에 따라 추정할 수 있다. 유발 요인을 아는 것은 진단이나 간호의 단서가 된다.

## 창통의 요인

| 수술상처의 상태 | ● 개복의 정도, 상처의 위치(정중상처·개흉상처·횡절개상처), 상처의 상태 등에 따라 통증의 정도는 다르다.<br>● 직장절단술(Miles 수술)에서는 회음상처도 생긴다.<br>● 복강경의 상처는 비교적 작고, 수술침습도 적기 때문에 창통은 개복상처나 개흉상처에 비해 적다.<br><br>개복정중상처　　　　　　　　횡절개상처(간절제후)<br>　　<br>상처가 복부에 있기 때문에 기상 시,　늑간 신경통이 일어나기 쉽다.<br>해소 시에 통증이 증가하기 쉽다. |
|---|---|
| 드레인류 | ● 수술방식에 따라 다르지만 수술 후에는 체내에 드레인이 유치되는 일이 많다.<br>● 절개부 표면의 통증이나 체내에 삽입되어 있는 선단에 의해 생길 수 있다. |
| 창감염·문합부전 | ● 수술상처감염은 수술 후 3~5일 이후에, 문합부전은 수술 후 5~7일 이후에 나타날 때가 많다.<br>● 국소의 소견으로 상처의 발적·종창·통증·열감, 창으로부터의 삼출액이나 드레인으로부터의 배액량·성상에 변화가 보인다. 발열이나 염증소견의 상승도 함께 볼 수 있다. |
| 욕창 | ● 수술 후, 창통에 의해 조기 이상이 진행되지 않고 침상안정의 상태가 지속되면 욕창의 위험이 높아진다.<br>● 수술 후는 영양상태가 일시적으로 나빠지므로 욕창이 생기는 경우 진행되는 악순환을 초래할 수 있다. |

## 그 밖의 통증의 요인

| 일레우스 | ● 장관의 협착이나 폐색에 의한 기계적 장폐색(장관의 혈행부전이 없는 폐색성, 장관의 혈행부전이 있는 교액성)와, 장관의 운동기능의 저하가 원인인 통과장애에 의한 기능적 장폐색(마비성·경련성)으로 나뉜다.<br>● 장관 내용의 충만에 의해 복벽이 신장되고 복부 전체에 지속적인 통증을 일으킨다.<br>● 선통 : 장관상부의 강한 연동운동에 의해 주기적으로 반복되는 통증<br>● 염증통 : 복막염(일레우스의 진행에 따라 장관벽의 투과성이 증가하거나 천공을 내어 일어남)에 의한 압통이나 반도통 |
|---|---|
| 급성충수염 | ● 상복부나 복부 전체에서 시작되고, 통증의 증강과 함께 서서히 우하복부로 통증이 늘어간다.<br>● 복벽 근육의 긴장이 항진하기 때문에 근성방어를 초래한다. |
| 담석·담낭염·담관염 | ● 우계늑부나 우견갑골에 걸쳐서 통증이 출현한다. 등 부위에도 통증이 확대될 수 있다.<br>● 담석발작에서는 선통이 생긴다. |
| 암성 통증·복막파종 | ● 암성통증은 통합통증(신체적·정신적·사회적·영적; total pain)으로 고려된다.<br>● 암자체가 원인인 통증(원발소의 통증, 암의 침윤이나 전이)<br>● 암에 관련된 통증(근의 연축, 임파부종, 변비, 욕창 등)<br>● 암의 치료에 관련된 통증(수술반흔의 만성적인 통증, 화학요법에 의한 것)<br>● 암의 진행에 따라 복막파종을 초래한 경우, 소화관의 통과 장애에 의한 장폐색이나 경구섭취 목적에 의한 바이패스술을 할 수도 있다. 그때는 암성 통증에 더하여 창통도 동시에 갖기 때문에, 통증의 성질을 사정하고 통증조절을 꾀하는 것이 중요하다. |
| 연관통 | [연관통이 생기기 쉬운 부위]<br>● 식도 질환→좌쇄골상와. 좌액와<br>● 담낭·담관계 질환→우계늑우부, 견갑골<br>● 횡격막하 종양→좌견봉<br>● 위궤양의 천공이나 췌장염 등의 후복막강질환→하부요추, 상부선추<br>● 요근농양→외음부, 대퇴부<br>● 직장종양→선골부 |

## Check 3 | 통증의 영향

- 통증은 환자에 있어서 최대의 고통이며, 동시에 체력의 소모나 이상이 늦는 등 회복에도 영향을 미치기 때문에 통증조절이 중요하다.
- 통증의 정도는 수술부위·수술시간·수술침습의 정도, 수술상처의 크기, 내장기관에 미치는 침습의 정도, 수술시간의 길이에 크게 좌우된다.
- 환자측의 요인으로서는 연령·성별·성격·직업·과거의 수술 경험·이상에 대한 반응 등에 의해서도 바뀐다.
- 창통은 수술 후 2~6시간이 가장 강하고, 수술 후 24~48시간에 완화된다고 알려져 있다.
- 소화기의 수술인 경우는 개복 수술인 경우가 많아, 심호흡이나 기침 등 호흡운동이나, 몸의 움직임에 의한 긴장으로 인해 통증이 강하게 나타나기도 한다.

### 통증의 전신으로의 영향

| | |
|---|---|
| 호흡기로의 영향 | ● 통증 때문에 호흡운동이 억제되는 것으로 환기량이 저하되고 통증에 의한 반사적인 복근의 긴장항진이나 횡격막 기능저하가 일어난다.<br>● 통증이 나타나는 공포감에서 심호흡이나 기침이 억제되고 무기폐나 폐렴을 일으키는 원인이 된다. |
| 순환기로의 영향 | ● 교감신경의 긴장에 따라 빈맥·혈압상승을 초래하고, 부정맥의 발생이나 심근경색·고혈압 등을 일으킨다.<br>● 통증에 의한 장기부동으로 심부정맥혈전의 형성인자가 된다. |
| 소화기로의 영향 | ● 장관의 작용이 억제되고, 수술 후 일레우스의 원인이 된다. |
| 내분비로의 영향 | ● 교감신경의 긴장은 카테콜라민이나 이화호르몬의 유리를 촉진시키고, 대사의 항진이나 산소소비량의 증가를 가져온다. |
| 정신면으로의 영향 | ● 통증에 의한 불안이나 공포는 수면을 방해하고 주야의 수면각성리듬이 흐트러져서 수술 후 섬망 발생률을 높인다고 알려져 있다. |

## 진통제의 사용 방법

- 창통 조절을 위해 효과적으로 진통제를 사용하면 수술 후의 회복을 촉진시킬 수 있다.

## Check 1 | 사용약물

- 사용되는 약물은 주로 ① 마약성 진통제(opioid), ② 국소마취제, ③ 비마약성 진통제, ④ 비스테로이드성 항염증제(non-steroidal anti-inflammatory drugs, NSAIDs)로 분류된다.

## 주로 사용되는 진통제

| 분류 | 특징 |
|---|---|
| 1. 마약성진통제(Opioid) | ● 수술 후 통증에 사용하는 약물은 주로 펜타닐구연산염(펜타닐), 오피스탄을 들 수 있다.<br>● 경막외마취나 피하지속 투여로 수술 후의 진통에 이용되지만 통증이 강할 경우에는 정맥내 투여도 이루어진다.<br>● 부작용으로 호흡억제·졸음·의식수준의 변화·오심·구토·변비 등이 있기 때문에 주의할 필요가 있다.<br>● 펜타닐구연산염(펜타닐)은 마약이지만 모르핀에 비해 오심·구토·졸음 등의 부작용이 적다.<br>● 변비의 위험이 낮고 소화기의 수술 후의 통증 조절에는 적합하다. |
| 2. 국소마취제 | ● 의식은 유지한 채 부분적으로 통증을 조절하는 방법이다.<br>● 소화기 외과의 수술에서는 하복부의 수술(서경헤르니아·충수염·치핵근치술 등)로 이용되는 일이 많다.<br>● 척추마취(요추마취)로 척추거미막 하강에 국소마취약을 투여한다.<br>● 주수술기의 전신마취와 병용한 진통목적으로 이용된다.<br>● 약물로 리도카인염산염(크실로카인)·메피바카인염산염(카르보카인)·부피바카인염산염수화물(마카인)이 사용되고, 서경헤르니아나 충수염 수술에서는 부피바카인염산염수화물(마카인)이 자주 사용된다. |
| 3. 비마약성진통제 | ● 대표적인 약물은 펜타조신(소세곤), 부프레놀핀염산염(레페탄)이다.<br>● 중추신경의 자극전도계를 억제하는 것으로 진통효과가 발현된다.<br>● 의존성이 생기기 쉬우니 남용하지 않는다.<br>● 마약과의 병용은 길항하기 때문에 하지 않는다(펜타닐을 지속투여 하고 있을 때 단발투여로 이 약을 사용하지 않는다). |
| 4. 비스테로이드성 염증제<br>(NSAIDs) | ● 프로스타글란딘 산생억제작용에 의한 진통작용, 항염증작용을 한다.<br>● 플루비프로펜 악세틸(로피온)은 NSAIDS 중에서 유일한 주사약이다.<br>● 그 밖에 지크로페나크 나트륨(볼타렌)이나 록소프로펜 나트륨수화물(록소프로펜, 록소닌) 등이 있다.<br>● 부작용으로 위장장애나 신장애, 간장애, 혈소판감소작용 등이 있으니 주의가 필요하다.<br>● 천식환자에게는 아스피린 천식이 유발되기 쉬우므로 금기이고, 아세트 아미노펜을 사용한다. |

## Check 2  투여방법

● 약물의 형상이 여러 가지이므로 수술 후의 상황에 따라 투여 방법을 검토하고 통증경감을 위해 노력한다.

### 주요 투여 방법

| 분류 | 특징 |
|---|---|
| 1. 경막외마취(epidural) | ● 전신마취의 수술에 있어서 많은 환자가 병용하여 행한다<br>● 척추 근처에 있는 경막외강이라는 부위에 가는 카테터를 삽입하고 진통제을 투여한다.<br>● 수술 전부터 마취의 보조로서 행하여 수술 중의 마취 관리가 용이해짐과 동시에 수술 후의 창통 조절에 사용된다.<br>● 주로 사용되는 약물로 펜타닐이나 아나페인이 있다. 펜타닐 단독 사용 외에, 펜타닐과 아나페인을 섞어 사용하는 일이 많다.<br>● 마취액이 새지 않는지 등 라인의 관리와 절개부의 관찰이 중요하다.<br>● 경막외마취는 인퓨저바틀에 약 100~200mL의 약물을 주입할 수 있고, 0.5~2mL/시로 지속적으로 투여된다(제품에 따라 주입량과 투여량은 다르다).<br>● 수술 후 약 2~3일로 약물은 없어지지만 통증 조절이 이루어지지 않은 경우는 추가주입도 가능하다. |

| 2. PCA(patient cont-rolled analgesia) 펌프 | ● 환자가 관리하는 진통방법이다. 환자가 통증을 느꼈을 때 스스로 버튼을 누르고 진통제를 1회 투여할 수 있다. 통증이 있을 때 의료인을 부를 필요가 없기 때문에 통증을 느끼고 처치할 때 까지의 시간이 걸리지 않는다.<br>● 처치나 이상 전에 맞춰 사용하여 효과적인 통증조절이 가능하다.<br>● 과잉투여를 막기 위해 볼루스 투여가 이루어지고 나서, 록아웃 시간이 지날 때까지는 버튼을 눌러도 다음 투여를 할 수 없도록 장치가 되어 있다. |
|---|---|
| 3. 피하지속투여 | ● 경막외마취를 할 수 없는 환자나 경막외마취만으로 통증경감을 할 수 없는 경우, 경막외마취 투여 종료 후에 또다시 지속적 투여가 필요한 경우에 자주 이용된다.<br>● 사용되는 약물은 펜타닐이 많다 .<br>● 인퓨저바틀이나 시린젝터, 시린지펌프를 사용한다.<br>● 침의 고정을 확실하게 하고 새지 않도록 관리한다. |
| 4. 정맥내투여 | ● 창통이 강할 경우는 펜타닐의 지속정주를 할 때가 있다.<br>● 소세곤이나 레페탄, 로피온은 단독의 지속정주가 가능하다. |
| 5. 근육내투여 | ● 중심정맥 카테터나 말초정맥 카테터가 유치되어 있지 않고, 경구투여나 경직장내 투여로는 효과가 미약할 경우나 속효성을 기대하는 경우에는, 근육주사가 선택될 때도 있다.<br>● 소세곤이나 레페탄 등이 사용된다. |
| 6. 경직장투여 | ● 경구섭취가 곤란할 때나 위장장애를 예방하는 목적으로는 좌약이 선택될 수 있다.<br>● 설사나 하혈, 스토마 환자에게의 투여는 곤란하다.<br>● 레페탄이나 볼타렌 등이 사용된다. |
| 7. 경구투여 | ● 경구섭취가 가능한 경우는 제1선택이 된다.<br>● 약물로는 NSAIDs(록소닌, 볼타렌)가 대표적이지만, 효과가 없을 경우나 NSAIDs가 금기인 경우는, 소세곤이나 아세트아미노펜(아스피린천식환자)이 선택된다. |

## 인퓨저바틀의 예

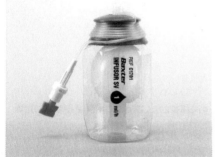

박스타 인퓨저 SV1
(사진제공: 박스타 주식회사)

## 실린젝터의 예

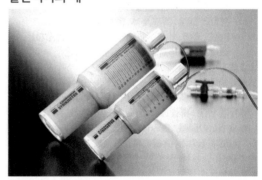

쿠데크 실린젝터
(사진제공: 다이켄 의료기기 주식회사)

## 투여방법과 주로 사용되는 진통제

| 투여방법 | 일반명(상품명) | 종류 | 부작용 |
|---|---|---|---|
| 경막외 | 모르핀염산염(모르핀염산염) | 마약성 진통제 | 오심·구토, 소양감, 배뇨장애, 호흡억제, 혈압저하 |
| | 펜타닐구연산염(펜타닐) | 마약성 진통제 | |
| | 리도카인염산염(크실로카인) | 국소마취제 | 쇼크, 의식장애, 진전 등 |
| | 부피바카인염산염수화물(마카인) | 국소마취제 | |
| | 로피바카인염산염수화물(아나페인) | 국소마취제 | |

| 정맥내 | 플루비프로펜 악세틸(로피온) | 비스테로이드성 항염증제 | 소화성궤양, 혈액이상, 간장애 |
|---|---|---|---|
| | 펜타조신(펜타진) | 비마약성진통제 | 오심·구토 |
| | 펜타닐구연산염(펜타닐) | 마약성 진통제 | 호흡억제, 혈압저하 |
| | 모르핀염산염(모르핀염산염) | 마약성 진통제 | 오심·구토, 소양감, 배뇨장애, 호흡억제, 혈압저하 |
| 근육내 | 펜타조신(펜타진) | 비마약성진통제 | 오심·구토 |
| | 부프레놀핀염산염(레페탄) | 비마약성진통제 | 오심·구토 |
| 경직장 | 지크로페나크나트륨(볼타렌) | 비스테로이드성 항염증제 | 소화성궤양, 혈액이상, 간장애 |
| | 부프레놀핀염산염(레페탄) | 비마약성진통제 | 호흡억제 |
| 경구 | 록소프로펜나트륨수화물(록소닌) | 비스테로이드성 항염증제 | 소화성궤양, 혈액이상, 간장애 |
| | 지크로페나크나트륨(볼타렌) | 비스테로이드성 항염증제 | 소화성궤양, 혈액이상, 간장애 |

玉田美香: 동통컨트롤. 宇佐美眞 편, 엑스퍼트 너스 핸드북 소화기외과 매뉴얼. 照林社, 도쿄, 2010: 66.에서 일부 개변인용

## 간호 포인트

### *Check* 사정의 항목

- 통증의 성질, 부위, 정도
  - · 부위와 범위 : 복부 전체, 국한성
  - · 강도 : 격통, 선통, 둔통, 작열통, 경련 등
  - · 빈도와 계속시간 : 지속성, 간헐성 등
- 통증의 발현 시기
- 수술상처의 상태, 드레인이나 각종 라인류의 유치 상황
- 체위와의 관계 : 창통이 경감하는 체위는 어떤 체위인가.
- 배변 상황 : 배변의 유무, 횟수, 양, 성상, 가스 배출의 유무
- 식사와의 관계 : 통증은 식후에 증가하는가(30분~1시간 후인가, 2~4시간 후인가), 공복 시에 증가하는가, 야간에 증가하는가, 식후에 좋아지는가 등
- 수면, 휴식상황
- 진통제의 사용상황·효과의 정도
- 환자의 표정이나 말과 행동

- 통증조절이 잘 안 되면 수술 후의 환자의 회복과정을 크게 좌우하고 환자와의 우호적 관계 형성에도 크게 영향을 준다.
- 통증의 사정을 규칙적으로 시행하는 것과 함께, 간호사의 통증에 대한 이해와 완화를 위한 간호가 매우 중요하다.

###  Point 1 적절한 진통제의 투여

- 환자의 통증 발현양상·정도에 따라 진통제을 효과적으로 사용하지 않으면 고통의 완화로 연결된다.
- 이상(ambulation) 전이나 야간수면의 질을 높이기 위해 미리 진통제을 사용하는 등 통증이

증가하기 전에 사용하는 것으로 예방이 가능하다.
- 진통제의 투여 간격을 파악해 두지 않으면 효과적인 통증 제거를 할 수 없기 때문에 환자의 활동 상황에 따른 투여를 한다.

## Point 2 적절한 진통제의 투여

- 복부에 긴장감이 생기거나 압박에 의해 창통은 증가한다. 복부에 힘이 들어가지 않도록 세미파울러 체위, 상반신을 거상시키거나 무릎을 굽히는 등, 필요에 따라 베개 등을 사용하면서 통증이 완화되는 체위를 취해준다.
- 침대에서 일어날 때는 상반신을 45도 정도 거상시키거나 측와위에서 일어나면 복부에 힘이 들어가지 않고 부드럽게 일어날 수 있다.
- 기침 등으로 복압이 생길 때는 수술상처를 누르고 웅크리듯이 하면 완화된다.
- 와상에 의한 근육통이나 욕창발생을 예방하기 위해서 체위조정이 필요하다.

### 통증을 완화시키는 체위

측와위

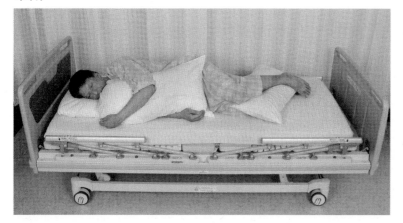

복압이 생기기 어렵고 정중상처의 통증 제거에 효과적이다.

양와위

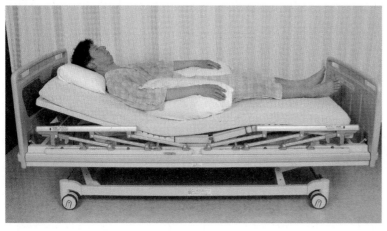

머리와 함께 발도 가볍게 올리는 것으로 복부의 긴장이 사라진다. 릴랙스한 체위가 포인트이다.

**Point 3** ## 찜질법

● 국소에 염증(급성충수염이나 복막염 등)이나 부종·출혈이 있는 경우에는 온찜질법은 금기지만, 복부를 따뜻하게 하면 평활근의 긴장을 감소시켜 복부팽만감이 완화되기도 한다.
● 냉찜질법은 국소에 표재성 통증이나 열감이 있는 경우에는 이를 완화시키기도 한다.

**Point 4** # 정신적 측면의 케어

● 통증에 의한 환자의 고통은 상당히 크다. 환자가 호소하는 통증을 부정하지 않고 통증에 의한 괴로운 기분에 공감적 태도로 대하는 것이 중요하다. 그리고 나서 수술 후의 회복촉진을 위해 통증 조절을 하는 필요성을 설명한다.
● 통증을 잘 조절하면 이상이 빨라지고 창상치유 촉진으로 연결되며, 또 통증이 완화된다는 것을 알려준다.

(岸田洋子)

## column

### 통증 척도

통증을 느끼는 방식은 각각 다르다. 주관적인 것이지만 통증에 척도(scale)를 이용하면, 평가에 어느 정도의 객관성을 갖게 되어 간호사간이나 의료인간 공통의 인식을 하고 경시적으로 파악하기 위해서도 유용하다.

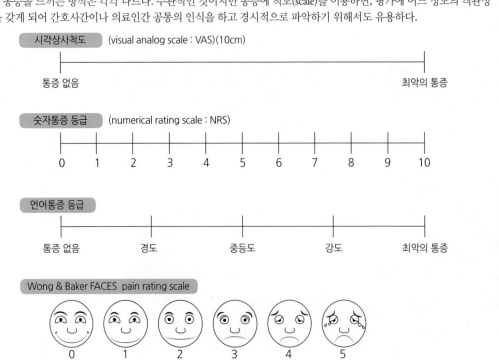

# 섬망

섬망이란 의식의 저하·혼탁에 더하여 환각이나 착각·흥분이 나타나는 상태를 말합니다. 수술침습에 의해 수술 전·후의 차이에 혼란을 가져오고 지남력장애가 원인으로 일어납니다. 대부분은 일과성으로 회복됨에 따라 차츰 소실되지만, 섬망을 초래함으로써 수술 후의 회복을 늦추는 요인이 되기도 합니다. 또 고령자의 경우 수술 후 섬망에서 인지증으로 이행하는 일도 드물게는 있습니다. 수술에 따른 스트레스·합병증을 낮추는 것으로 예방이 가능하므로 조기의 대응이 필요합니다.

## 간호에 필요한 기초지식

### Check *1* 원인

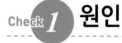

● 수술 후 섬망의 원인은 수술침습이나 마취약의 영향 등이 많지만 고령이거나 환자 자신의 성격 등도 크게 영향을 미친다. 그리고 환경의 변화나 갖가지 제한, 신체적·정신적 스트레스의 영향도 크다.
● 수술에 의한 스트레스나 합병증을 낮추고, 유발 인자를 감소시키는 것이 중요하다.

| *Check* 소화기 질환 환자의 섬망 위험 |
| --- |
| ● 마취 시간이 긴 수술 |
| ● 80~90대의 고령 환자의 수술 |
| ● 알코올섭취력이 오래된 환자 |
| ● 간기능 장애, 신기능 장애, 혈관 장애가 있는 환자 등 |

### 섬망을 일으키는 요인

| 직접적인 요인 | ● 수술침습(수술시간·마취시간·술식·마취방법 등)<br>● 수술 중 사용 약물(마취약 등)<br>● 수술 후 합병증·전신상태의 악화 |
| --- | --- |
| 신체적 요인 | ● 연령(특히 고령자)<br>● 성격<br>● 치매 등의 인지기능 장애<br>● 뇌기질성 질환<br>● 약물(특히 중추신경에 작용하는 것. 항콜린제, 항불안제, 수면제, $H_2$수용체길항제, 스테로이드 등)<br>● 알코올<br>● 신체적 기초질환 |
| 유발인자 | ● 환경의 변화, ICU 등의 과잉자극<br>● 다수의 의료기기류(모니터나 알람음 등)<br>● 라인·드레인 류의 유치(유치물이 많은 만큼 위험은 높다)<br>● 상안정<br>● 수면장애<br>● 통증이나 소양감 등의 신체적 스트레스<br>● 감각차단 |

# 특징·증상

- 수술 후 섬망은 일어나는 방식이 급격하고(몇 시간~며칠), 그 날짜까지 특정하는 경우가 많다.
- 증상이 하루 사이에도 쉽게 바뀌고, 일시적으로 의식이 맑아지는 경우도 있다.
- 대부분은 일과성이고 단기간에 소실된다.
- 위의 증상은 인지증과는 다르기 때문에 감별이 필요한 경우도 있다.

## 섬망과 알츠하이머형 치매의 차이

|  | 섬망 | 알츠하이머형 치매 |
|---|---|---|
| 발증 | 급성, 돌연(몇 시간에서 며칠) | 단계적(몇 개월에서 몇 년) |
| 초발증상 | 주의집중 곤란이나 수면장애 | 기억장애(근시기억장애) |
| 경과 | 단기(며칠에서 몇 주간 지속), 증상은 1일주기로 변동, 야간이나 어두울 때, 각성시에 악화 | 만성진행성(연단위) |
| 진행 | 돌연 | 느림, 일정하지 않다 |
| 의식 | 감퇴 | 명료 |
| 주의 | 감퇴 | 통상 정상 |
| 지남력 | 통상 장애가 있지만, 가역적 | 질환의 진행에 따른 장애 |
| 기억 | 최근 및 즉시 기억의 장애 | 최근 및 원격기억의 장애 |
| 사고내용 | 통상 풍부함(그러나 무질서) | 전혀 없음 |

엑스퍼트 너스 편집부편: 간호포켓북. 照林社, 도쿄, 2011: 65.에서 인용

## 섬망의 증상

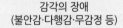
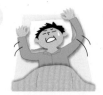

감각의 장애
(불안감·다행감·무감정 등)

정신운동의 장애
(흥분·환각·망상·동작완만이나
대화의 감소 등 활동내성저하)

수면·각성리듬의 장애
(불면·주야역전·야간에 악화)

예를 들면 …

- 이야기의 이치가 맞지 않는다.
- 지시에 따르지 않고 바로 잊어버린다.
- '네, 네'하고 말하면서 다른 행동을 한다.
- 안절부절 침착하지 못하고 행동이 격하다.
- 라인나 드레인류를 싫어하거나 걱정한다.
- 입원한 사실이나 수술한 것을 기억하지 못한다.

이와 같은 상황에 있는 경우는 위험에 관해 사정을
하고 대응책의 검토가 필요하다.

# 간호의 포인트

● 섬망의 발증에 따라 자주 볼 수 있는 사고로 넘어짐이나 라인·드레인류의 잘못된 제거(자기·우발적 제거 포함), 배회나 폭력적 행동 등이 있다. 이로 인해 수술 후 경과가 지연되거나 경우에 따라서는 재수술을 하는 경우도 있기 때문에, 수술 전부터 환자의 신체적 상태는 물론이고 정신 상태를 파악해두는 것이 중요하다.

● 수술 후에 환자를 둘러싼 상황을 파악하고 정신 상태의 변화를 주의 깊게 관찰하면서 사정을 하여 섬망이 발생하는 것을 확인하고 조기에 개입한다.

## Point 1 섬망 예방

● 환자의 병식에 대한 이해상황, 원래의 성격이나 기왕력, 과거 입원력 상황 등 섬망의 요인이 될 수 있는 정보를 수집하고, 사정해 두는 것이 아주 중요하다.

● 수술 전날이나 2일 전 입원하는 환자가 대부분이지만, 수술 전에 검사나 처치·치료가 필요한 환자는 수술 전의 입원생활이 길어질 수 있다. 그때 섬망 발증의 위험이 높다고 생각되는 경우에는 주야가 역전되지 않도록 수면과 각성의 리듬을 조율하고, 가족의 면회나 그에 걸리는 시간을 많이 잡는 등의 대응도 효과적이다.

● 환자와의 커뮤니케이션 속에서 환자의 반응을 관찰하고 대응을 검토해 둔다.

● 수술에 대한 충분한 설명은 물론이고, 환자나 그 가족이 수술 후의 상태를 이미지화 할 수 있도록 설명을 하는 것이 중요하다. 섬망 출현의 가능성에 대해서도 정확하게 설명을 한다. 일과성이고, 대부분은 몸이 회복함에 따라 소실된다는 것을 알려준다.

## Point 2 섬망 발증시

● 섬망은 기본적으로는 치료가능하기 때문에 조기의 대응이 중요하다.

● 섬망은 일과성이고 수술 후 회복과 함께 소실된다는 것을 이해시킨다.

● 환자의 호소를 부정하지 말고, 우선은 환자가 놓인 상황을 인식한다. 호소에 귀를 기울이고 잘 실명을 한다. 기본적인 것이지만 눈높이를 맞추고 신체접촉 등도 섞어가며 환자의 반응에 주의를 기울이고, 적절하게 반응하면서 보다 좋은 대응과 개입에 관하여 연구해 가는 것이 중요하다.

### 1. 약물의 효과적인 사용

● 섬망에 의해 주야역전·불면을 나타내는 경우가 많기 때문에, 적절한 상태와 상황에 따라 약물을 사용한다.

● 주로 사용되는 약물로 할로페리돌(세레네이스)·리스페리돈(리스페달) 등의 향정신약이 있다.

● 하이드록시진 파모산염(아타락스-P)이나 플루니트라제팜(사일레스) 등을 사용하여 불면의 개선에 노력하고 낮 동안의 각성으로 연결한다.

## 2. 통증의 완화

● 수술 후 창통이나 각종 드레인류의 유치에 수반되는 통증에 의해 섬망이 악화되는 일이 있다. 진통제를 효과적으로 사용하여 통증완화와 스트레스의 경감에 노력한다.
● 펜타닐구연산염(펜타닐) 등의 마약성 진통제 사용에 의해 섬망이 악화되기도 하기 때문에, 이럴 때는 NSAIDs 등으로 변경할 필요가 있다.

## 3. 주야역전의 예방, 생활리듬의 개선

● 섬망은 저녁~야간에 걸쳐서 출현·악화되는 일이 많고, 향정신약이나 수면제를 사용하므로 낮동안의 각성에 영향을 미칠 수도 있다. 낮동안의 각성을 촉진하기 위해 조기이상을 권장하고 자주 말을 거는 등 배려하여 생활리듬을 조정해 나가도록 한다.

## 4. 신체구속(억제대·이상 센서)의 사용

● 배회나 흥분이 두드러지고, 치료상 관리가 곤란한 경우는 신체구속, 억제대나 이상 센서의 사용을 검토한다. 억제대나 이상 센서를 사용하여 환자의 안전을 지키는 일이 필요한 경우도 있다.
● 억제대는 여러 가지가 있으니 필요한 경우 최소한으로 사용한다.
● 신체구속에 있어서는 의사·간호사 간에 억제실시의 여부를 사정한다. 가능한 한 억제를 하지 않고, 자주 들러 관찰하고 간호사실에 가까운 방으로 하는 등 조정하는 것도 중요하다.

**억제대의 사용례**

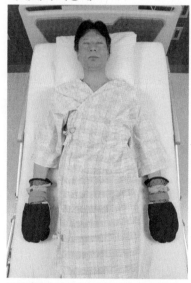

드레인이나 라인 등의 자가 또는 우발적 제거의 위험이 있는 환자, 자상행위가 있는 환자 등에 사용한다.

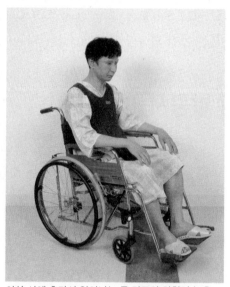

이상 시에 혼자서 일어나는 등 전도의 위험이 높은 환자 등에 사용한다.

**이상 센서의 사용례**

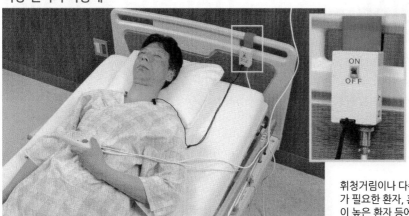

휘청거림이나 다수의 라인이 있어서 보호자
가 필요한 환자, 혼자서 일어나서 낙상의 위험
이 높은 환자 등에 사용한다.

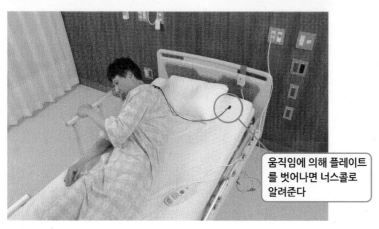

움직임에 의해 플레이트
를 벗어나면 너스콜로
알려준다

## 5. 가족에의 대응

● 섬망 때문에 계속적인 치료에 지장을 초래할 염려가 있는 경우는 가족에게 협조를 부탁하
는 것도 고려한다.

● 섬망을 나타내는 상태일 때는 현상파악은 힘들어도 가족은 알아볼 때가 있어서 가족의 말
은 이해하는 경우도 있다. 그러니 필요에 따라 보호자에 대해 검토하고 가족에 대한 배려도
잊지 않는다. 섬망을 나타내고 있는 환자를 보고 동요나 곤혹감을 느낄 수도 있으니, 일과
성이며 대부분은 몸의 회복과 동시에 소실된다는 것을 정확하게 설명한다.

## 6. 다학제간 연계

● 섬망의 개선이 보이지 않을 경우나 고령자인 경우는 섬망에서 치매로 이행하는 일도 드물게
볼 수 있다. 그래서 상황에 따라 정신과의나 약사, 정신간호사의 개입을 검토한다.

(岸田洋子)

# 수술 후 이상(ambulation) 시의 합병증과 케어

소화기 외과 수술에서는 후출혈 등의 중대한 수술 후 합병증이 없는 한 수술에 상관없이 조기이상을 권장하고 있습니다.
환자를 안전하게 이상시키는 일은 수술 후 합병증 예방의 가장 중요한 간호라고 해도 과언이 아닙니다.

## 조기이상의 중요성

- 소화기외과 수술 후는 개복에 의한 창상통으로 호흡이 얕아지고, 횡격막의 작용이 억제된다. 그래서 심호흡이 불가능하고, 일부의 폐포에 충분한 공기가 들어가지 않아 무기폐를 일으킬 수 있다. 또 가래가 잘 나오지 않고 폐렴을 일으킬 수도 있다. 이런 호흡기 합병증을 예방하기 위해서는 통증을 조절하면서 조기이상을 돕는 것이 중요한 간호가 된다.
- 위절제나 장절제에서는 장관이 공기에 노출되기 때문에 장의 연동운동이 일시적으로 정지한다. 이것을 수술 후 장관마비라 하고 수술 후 3일 정도 후에 회복된다. 장관마비가 지체되면 식사 시작이 불가능하고, 그 후의 전신 상태에 악영향을 끼친다. 장관마비에서 일찍 회복하기 위해서라도 조기이상이 중요하다.

## 조기이상의 합병증

### ■ 기립성저혈압

- 안정와상 상태에서 갑자기 일어나면 혈액이 중력 때문에 하반신으로 모이고, 정맥환류의 감소로 심박출량이 감소할 수 있다. 보통은 혈압을 조절하는 '압력수용체'가 자극받아 심박수를 증가시키거나 말초혈관을 수축시키는 것으로 혈압은 유지된다. 그러나 정맥환류의 저하 시에 이와 같은 조절반사가 정상적으로 작용하지 않는 경우가 있고, 혈압이 저하되면 뇌혈류를 유지할 수 없어 현기증이나 실신을 일으킬 수 있다.

### 간호포인트

- 수술 후의 이상은 갑자기 걷게 하는 것이 아니고 침대 위에서의 운동부터 두부 거상, 단좌위, 입위, 보행으로 활력징후의 변동에 주의하면서 단계적으로 진행하는 것이 원칙이다. 특히 단좌위로 하지를 내릴 때, 입위가 될 때는 주의한다.
- 첫 번째 이상은 반드시 간호사가 도와주고, 현기증이나 어지럼증, 의식수준의 저하 등이 없는지 확인한다.
- 기립성 저혈압의 증상이 출현했을 때는 신속하게 침상안정을 시키고 활력징후를 측정한다.

## 단계적 이상

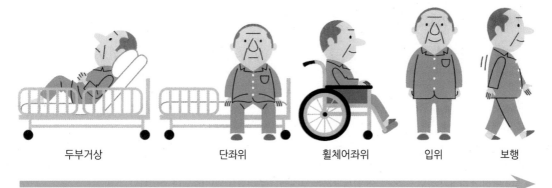

두부거상 　　　단좌위 　　　휠체어좌위 　　　입위 　　　보행

## ■ 폐혈전·색전증

● 소화기외과수술 후엔 하퇴정맥, 대퇴정맥, 총장골정맥 등의 하반신 심부정맥혈에 혈전이 생길 가능성이 있다.
● 심부정맥에 생긴 혈전이 떨어져 나오면 정맥혈류를 따라 폐동맥을 폐색하고, 폐혈전·색전증을 초래한다. 심부정맥혈전증의 70% 이상으로 폐혈전·색전증을 동반된다고 알려져 있다.
● 돌연 호흡곤란, 흉배부통, 빈맥, $SpO_2$(경피적 산소포화도)의 저하, 실신·의식수준저하, 쇼크 상태 등이 있다. 광범위한 폐혈전·색전증을 초래한 경우엔 치명적이 된다.

---

### 간호포인트

● 첫 회 이상은 반드시 간호사가 도와주고 심전도 모니터, $SpO_2$를 감시하면서 한다.
● 이상 시에 호흡곤란, 흉배부통이 출현한 경우에는 바로 침대 위에 안정시키고 활력징후를 측정하고, 의사에게 보고한다. $SpO_2$가 저하한 경우는 산소를 투여한다. 산소투여는 의사의 지시가 필요하지만 급격한 $SpO_2$가 저하되면 간호사의 판단으로 산소투여를 할 수 있도록 미리 의사로부터 예측지시를 받아놓는 게 좋다.
● 폐혈전·색전증이 의심되는 경우엔 폐혈류 신티그라피나 흉부CT, 폐동맥 조영에 의한 확정 진단검사를 신속하게 할 필요가 있기 때문에 검사실로 이송할 준비를 한다. 증상이 경증이어도 재발의 우려가 있기 때문에 환자는 침대로 이송한다.
● 저산소증 상태가 진행되고 있는 경우는 기관 삽관에 의한 호흡관리가 필요해지기 때문에 삽관과 인공호흡기의 준비를 한다. 또 경피적 심폐보조장치(percutaneous cardio- pulmonary : PCPS)가 필요한 경우는 그 준비도 진행한다.
● 심폐정지 상태에 이른 경우는 바로 흉골 압박을 시작한다.

---

## ■ 부정맥

● 수술 후 핍뇨기는 혈관내 탈수에 의한 순환혈액량 부족이 원인으로, 빈맥이 되기 쉽다.
● 수술 후 이뇨기는 저칼륨혈증에 의한 PVC(심실성기외수축 : premature ventricular contraction)가 일어나기 쉽고, 저칼륨혈증이 진행되면 VT(심실빈맥 : ventricular tachycardia) 등의 치사적 부정맥을 일으킬 가능성이 있다.

## 중요한 부정맥

| 심실성 기외수축(PVC) | 심실빈맥(VT) |
|---|---|

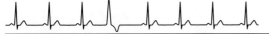

증상의 대부분은 심계항진, 흉부불쾌감 등으로 연발할 때는 현기증이나 실신도 나타난다. 때로 심실빈맥이나 심실세동으로 이행할 위험이 있다.

의식장애나 실신발작이 나타나거나, 심실세동으로 변화될 가능성이 높다.

# 이상의 단계

● 갑자기 일어나면 아프고, 이어서 공포심으로 이상을 진행할 수 없게 되기 때문에 통증 완화 후에 진행한다.

## Step 1 침대 위에서의 운동

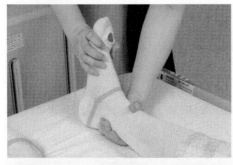

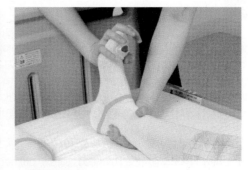

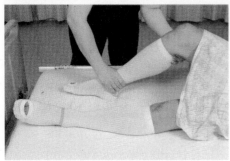

## Step 2 두부거상

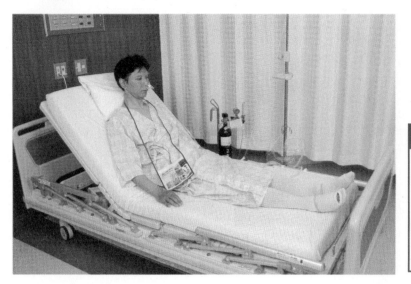

**간호포인트**

- 드레인이나 튜브 등이 당겨지지 않도록 주의하면서 두부를 거상한다.
- 처음에는 30도 정도로 시작하고 활력징후의 변동이 없으면 90도까지 거상한다.

## Step 3 단좌위

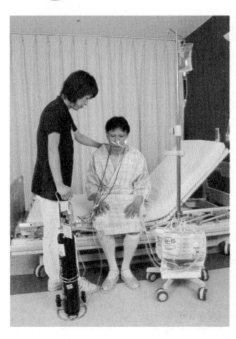

**간호포인트**

- 두부거상 90도에서 활력징후가 안정적이면 하지를 바닥에 내리고 단좌위로 한다.
- 환자의 등 부위를 손으로 지지해 준다.

**주의!**

- 간호사는 드레인이나 튜브 등이 빠지지 않도록 주의한다.

**입위 ~ 제자리걸음**

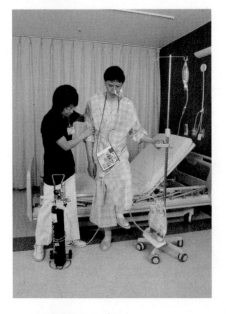

**간호포인트**

● 단좌위가 가능해지면 천천히 환자를 서게 하고 그곳에서 제자리걸음을 진행시킨다.
● 이때 간호사는 환자를 언제라도 지탱할 수 있도록 가까이에 선다.

 **보행**

**간호포인트**

● 보행 중에는 드레인이나 튜브 등을 수액걸이에 옮기고 안전하게 보행할 수 있도록 한다.

**주의!**

● 첫 회의 보행 시에는 반드시 간호사가 따르고 활력징후의 변화가 없는지 확인한다.

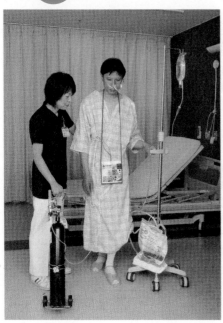

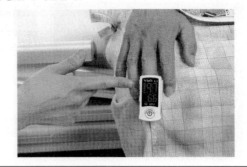

(有村さゆり)

**문헌**

1. 田中雅夫 편: 소화기외과술후 관찰&대응메뉴얼. メディカ出版, 오사카, 2009.
2. 岡元和文 편: 철저가이드 술후케어Q&A. 종합의학사, 도쿄, 2009.

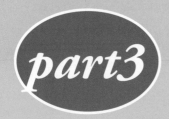

part3

# 간호사와 관련된 검사

# 위장투시조영술

위장투시조영술은 조영제를 위 내에 주입하고 X선을 조사하는 것으로 조영제의 움직임이나 흐름을 확인하는 검사입니다. 소화기내·외과에서는 시술 후의 문합부 문합부전의 유무나, 협착 등에 의한 통과 장애를 확인할 목적으로 많이 시행하고 있습니다. 위절제술을 한 환자는 위투시를 하는 것으로 경구섭취의 시작을 결정할 수 있습니다.

목적상 조영제 투여 방법은 경구섭취에만 의존하지 않습니다. 경우에 따라서는 위관 등의 드레인이나 위루를 통해 주입할 수도 있습니다.

## 검사로 알 수 있는 주요 병태·질환

· 위의 형태 이상
· 위종양
· 분문·유문 협착 또는 폐색
· 수술 후의 문합부전·통과장애의 유무

### 금기

조영제 알레르기, 진경제(부스코판)사용 시는 녹내장·전립선비대·갑상선기능항진증, 연하장애가 있는 환자에게의 경구 투여

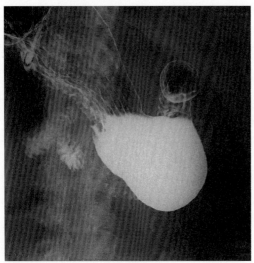

위전벽 점막의 비정상을 확인한다.

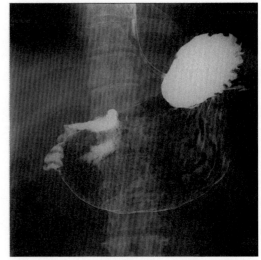

위의 이중 조영상. 위의 변형이 없는지, 팽창된 모습이 나쁘지 않은지, 점막의 비정상이 없는지를 확인한다.

# 검사순서와 간호 포인트

## ■ 필요한 물품

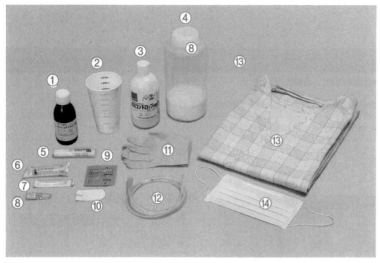

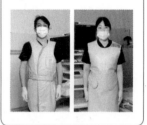

**실시자·보조자의 장비**
· 방호복
· 일회용 장갑
· 마스크

① 아미도트리조산 나트륨메글루민(가스트로그라핀 경구·주장용)　② 종이컵
③ 디메틸폴리시록산(가스콘 드롭 내복액 2%)　④ 바륨
⑤ X선 진단 이중조영용 발포제(바리에스 발포과립)　⑥ 주사기(투여 경로에 따라)　⑦ 주사침(23G)
⑧ 부틸스코폴라민 취화물(부스코판 주20mg)　⑨ 알코올 솜　⑩ 고정용 테이프　⑪ 일회용 장갑
⑫ 위　⑬ 검사복　⑭ 마스크

 **1** ## 검사 전

● 사용 예정 약물의 알레르기가 없는지 확인한다.
● 검사 전후의 준비·예정 등에 대해서 환자에게 설명을 한다.
● 검사 전날 석식 후부터 금식한다. 검사시간에 따른 자가 약물복용은 의사의 지시에 따른다.
● 검사의 흐름을 설명한 후 금속제가 붙어있지 않은 검사복으로 갈아입도록 한다. 투시 상 검사에 지장을 주는 소지품은 소지하지 않는다.

> **간호포인트**
>
> ● 조영제는 아미도트리조산 나트륨메글루민(가스트로그라핀) 또는 바륨을 사용한다. 바륨은 소화관 내에서의 통과 상황에 따라 변비·장폐색을 일으킬 가능성이 있기 때문에 대부분의 경우는 가스트로그라핀이 선택된다.
> ● 조영제의 가스트로그라핀은 부작용으로 설사 증상을 일으키기 쉽다. 또 바륨 사용 후에는 바륨의 장내 잔류를 예방하기 위해 하제의 복용이 필수이다. 이런 점에서 사용하는 약물의 확인 가능한 시점에서 검사후의 배설 장애의 위험에 대해서 환자에게 설명하고 준비해둘 필요가 있다.

# 검사의 실시

● 위장투시조영술 촬영 방법에는 충만법, 이중조영법, 압박법이 있다.

### 주요 촬영 방법

| 촬영법 | 방법과 특징 |
|---|---|
| 충만법 | 위의 상부까지 조영제를 복용하고 촬영을 한다 |
| 이중조영법 | 조영제를 소량 복용한 후에 발포제를 복용하고 촬영을 한다 |
| 압박법 | 조영제를 복용한 후에 외부에서 압박을 가해 촬영을 한다. |

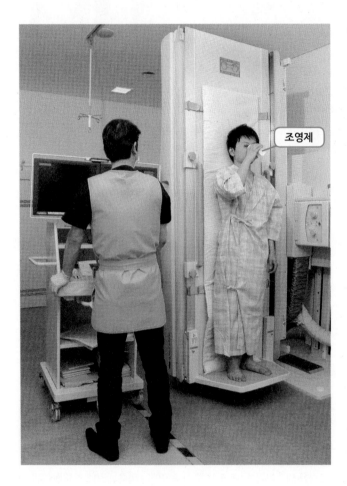

조영제

● 검사대에 이동 후, 발포제로 위를 팽창시킨 후에 조영제를 복용하게 한다.

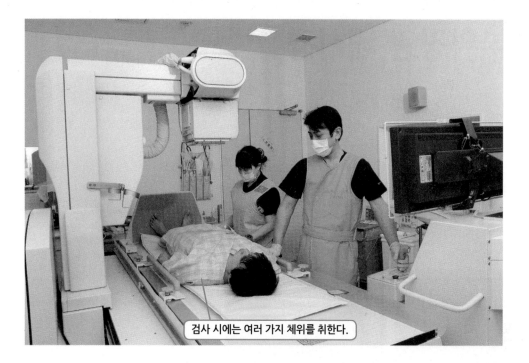

검사 시에는 여러 가지 체위를 취한다.

- 점막에 조영제가 충분히 부착되도록 체위를 바꿔가면서 촬영한다.
- 검사는 10~30분 정도로 소요된다.

---

### 간호포인트

- 처치대로의 이동이나 침대가 움직일 때는 수액라인이나 배액관이 꼬이지 않도록 주의한다.
- 검사 시작 전까지 환자에게 침대가 움직인다는 것을 설명해 놓는다. 침대가 움직일 때 낙상하지 않도록 벨트를 사용한다.
- 약물 투여 후에는 알레르기 증상의 발현에 주의한다.
- 진경목적으로 항콜린 작용이 있는 부틸스코폴라민 취화물(부스코파민) 등을 사용할 때는, 녹내장이나 전립선비대에 의한 배뇨장애가 없는지 확인한다.

 **순서 3** ## 검사 후

- 바륨을 사용할 때는 하제를 복용한다.

---

### 간호포인트

- 약물에 따라 부작용 증상이 다르기 때문에 사용한 약물을 의사에게 확인한다.
- 항콜린 작용이 있는 약물을 사용했을 때는 구갈이나 안조절 장애 등이 쉽게 나타날 수 있기 때문에 운전은 하지 않도록 설명한다.
- 배변 상황을 계속적으로 관찰한다.
- 다른 약물과 똑같이 사용 직후부터 알레르기 증상의 발현에 주의한다.
- 검사 결과에 따라서는 경구섭취 지시가 변경이 되는 경우도 있으니 의사에게 확인한다.

(松本楓)

# 상부위장관 내시경

경구적 또는 경비적으로 내시경을 삽입하고, 식도·위·십이지장의 병변의 검사나 마킹을 합니다.
또, 지혈이나 절제 등의 치료적 처치도 가능합니다.

### 검사로 알 수 있는 주요 병태·질환

식도암, 위암, 십이지장암, 식도열공헤르니아, 식도·위정맥
류, 상부소화관의 협착이나 통과장애의 유무, 위염, 위궤양

### 금기

식도암수술 직후, 항응고약 복용 중

### 정상

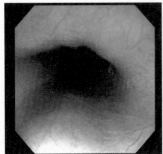

중부식도. 사행 없고 이상 없음.

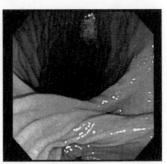

위궤양 호발부위인 위각부. 체상부를
포함하여 신전성도 양호.

### 이상

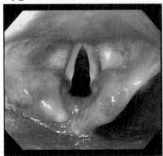

성대의 위치는 정상이지만 좌이상와에
융기성 병변.

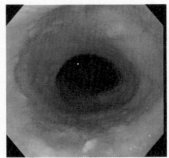

식도암. 표면에 고르지 않게 발적한 점막
이 발견.

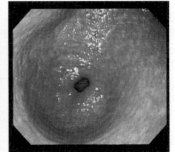

유문전정부. 점막의 퇴색 변화 있음. 위축
성 위염의 소견.

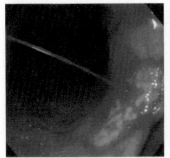

위각부에 발생한 출혈을 동반하는 활
동기의 위궤양.

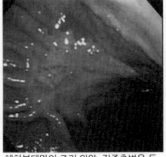

체하부대만의 조기 위암. 집중추벽을 동
반하는 중심에 얕은 함요를 수반.

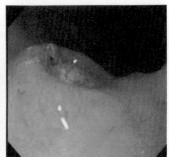

진행위암 2형. 주위에 경계명료한 주제를
동반하는 궤양성 병변을 인지.

# 검사순서와 간호 포인트

## ■ 필요한 물품

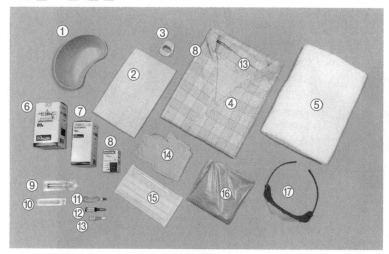

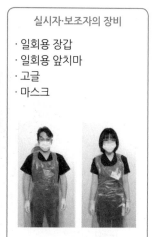

실시자·보조자의 장비

· 일회용 장갑
· 일회용 앞치마
· 고글
· 마스크

① 가글 곡반　② 처치용 시트　③ 마우스피스　④ 검진복　⑤ 배스타올
⑥ 리도카인(크실로카인 펌프 스프레이 8%)　⑦ 리도카인 염산염(크실로카인 비스카스 2%)
⑧ 글루카곤(글루카곤G노보주사용 1mg)　⑨ 주사기(2.5cc)　⑩ 주사침(23G)
⑪ 플루마제닐(아네키세토 주사액 0.5mg)　⑫ 디아제팜(호리존 주사액 10mg)
⑬ 부틸스코폴라민 취화물(부스코판 주20mg)　⑭ 일회용 장갑　⑮ 마스크　⑯ 일회용 앞치마　⑰ 고글
그밖에 카테터팁형주사기

 순서 **1** ## 검사 전

### ■ 병실에서

● 식사 : 당일 자정부터 금식.
● 복용 : 중지약의 확인. 혈당강하제 등은 금식하므로 중지한다.
● 수액 : 금식에 따라 실시된다.
● 동의서를 확인한다.
● 갱의 : 검사복으로 탈의 또는 환의 착용. 상부의 내시경이기 때문에 속옷·바지는 착용 가능.
● 환자에게 검사의 설명을 한다.
● 휠체어로 이송한다.
● 수액 라인이 있는 경우엔 설명서도 지참한다.
● 흔들리는 치아를 확인하고 의치 등의 부속물도
　가능한 한 빼놓는다.

> **간호포인트**
>
> ● 인두마취 중에는 환자의 옆을 떠나지 않는다.
> ● 타액이 떨어지기 때문에 시트를 환자의 목 언
> 　저리에 두른다.

### ■ 검사실에서

● 소포제의 복용을 하고 리도카인염산염(크실로카인 비스카스)을 5분간 목에 물고 있다가
　천천히 삼켜 목에 마취를 한다.
● 위의 운동을 멈추는 약이나 진정제를 사용할 수도 있다.

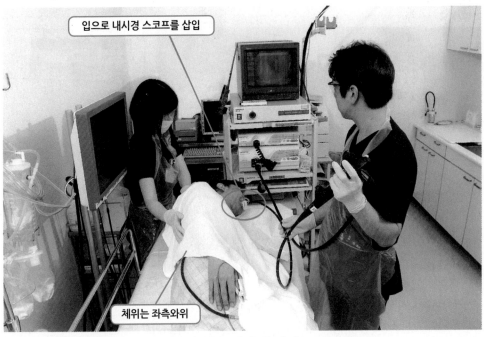

입으로 내시경 스코프를 삽입

체위는 좌측와위

● 검사대 위에 왼쪽을 밑으로 해서 옆을 향하게 한다.
● 리도카인(크실로카인 펌프스프레이)으로 인두마취를 추가하고, 마우스피스를 물게 한다.
● 내시경을 삽입하고 검사를 한다(보통 5~10분).

## 내시경 스코프

조작부

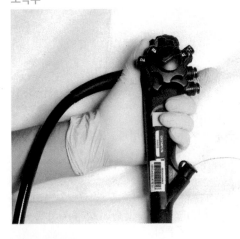

삽입부

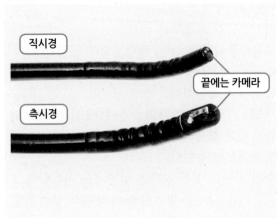

직시경

측시경

끝에는 카메라

### 간호포인트

● 어깨나 목, 목구멍의 힘을 빼라고 말한다.
● 타액은 삼키지 말고 뱉어내게 한다.
● 정기적으로 활력징후를 측정한다.

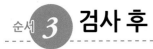 **순서 3  검사 후**

- 드물게 소화관 출혈, 천공 등의 합병증이 일어나는 경우가 있으므로 전신 상태를 관찰한다.
- 진정제를 사용한 경우는 각성 상태를 확인하고 낙상에 주의한다.

---

**간호포인트**

- 병동에 돌아온 후의 관찰
  - · 활력징후
  - · 소화기 증상의 유무
  - · 복통의 유무
  - · 인두마취의 각성 상황
- 의사에게 확인
  - · 검사결과
  - · 음식물 섭취 시작 시기 : 인두마취가 사라진 것을 확인하고 물부터 마시게 한다
  - · 식사시작 시기

(渡辺奈緒)

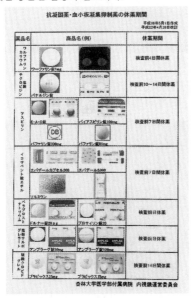
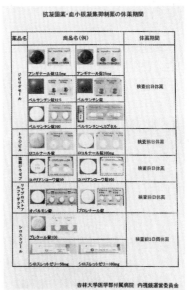

**column**

## 항응고제·혈소판응집억제제제의 휴약 기간

항응고제·혈소판응집·집억제제를 복용하고 있는 환자의 경우, 검사시의 출혈 위험이 높아지기 때문에 휴약할 필요가 있다. 약에 따라 휴약 기간이 달라서 기간을 잘못 알면 검사자체가 중지되거나 혈전·색전의 위험성도 나타나기 때문에, 환자에게는 충분한 설명이 필요하다.

교린대학의학부부속병원

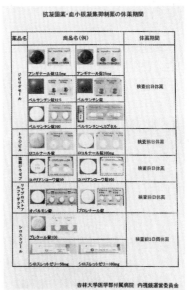

# 하부위장관 내시경(대장내시경)

항문을 통해 내시경을 삽입하여 맹장에서 직장까지의 병변의 육안적인 검색이나 마킹, 치료의 목적으로 이루어집니다.

정확히 검사를 하기 위해서는 처치전의 장내세척이 중요해지므로, 환자에게 충분한 설명·관찰이 필요합니다.

## 검사로 알 수 있는 주요 병태·질환

대장암, 궤양성대장염, 크론병, 대장폴립

## 금기

대장수술 직후

### 정상

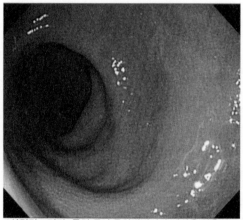

S상결장~직장. 폴립 등의 종양병변이나 게실을 찾을 수 없다.

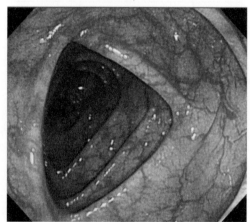

상행결장. 혈관의 투명도가 양호하고 정상주름이 확인된다.

### 이상

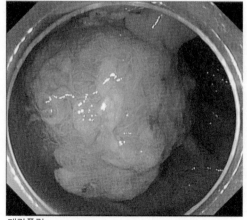

대장폴립

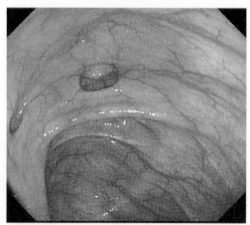

대장게실염

# 검사순서와 간호 포인트

## ■ 필요한 물품

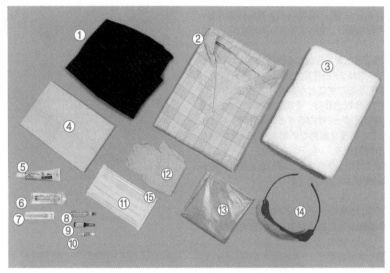

실시자의 장비
· 일회용 가운
· 일회용 장갑
· 마스크
· 고글

보조자의 장비

· 일회용 가운
· 일회용 앞치마
· 마스크
· 고글

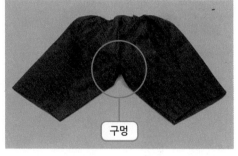

① 검사용 배지　② 검진복　③ 배스타올　④ 처치용 시트
⑤ 리도카인염산염(크실로카인 젤리 2%)　⑥ 주사기(2.5mL)
⑦ 주사침(23G)　⑧ 플루마제닐(아네키세토 주사액 0.5mg)　⑨ 디아제팜(호리존 주사액 10mg)
⑩ 부틸스코폴라민 취화물(부스코판 주20mg)　⑪ 마스크　⑫ 일회용 장갑　⑬ 일회용 앞치마　⑭ 고글
● 경구장관세척제

## 순서 1 검사 전

● 식사 : 전날은 저잔류식, 당일은 금식(내복약은 의사에게 확인할 것).
● 하제 : 당일부터 무벤이나 마크롤P 등의 경구
　장관세척제의 복용을 한다.
● 수액 : 하제복용·금식을 함에 따라, 의사의 지
　시로 이루어진다.
● 복장 : 경항문적으로 이루어지기 때문에 속옷
　이나 파자마의 오염이 예상된다. 검진복으로
　갈아입는다.
● 필요한 환자에게는 기저귀 착용을 한다.
● 이송 : 휠체어 또는 눕는차로 이동하는 것이 바
　람직하다.

**검사용 환의**

구멍

### 주의!
● 경구장관세척제는 마시는 법에 대한 설명을 반드시 행한다.

## 간호포인트

- **하제(경구장관세척제)의 복용 상황 확인**
  - 경구장관세척제(무벤)는 2시간 이상에 걸쳐 2L의 양을 복용해야 하기 때문에, 부작용에 주의하고 복용 상황을 확인한다.
  - 부작용 출현 시에는 무리한 복용은 피하고 의사에게 보고하여 지시를 따른다.
- **[경구장관세척제의 복용 방법]**
  - 복용으로 배변이 자주 있게 된다는 것을 사전에 미리 알리고, 변실금의 우려가 있는 환자에게는 일시적으로 기저귀나 패드의 사용을 권한다.
  - 단시간에 복용하면 장관 천공을 일으킬 수 있다. 컵 2, 3잔(1잔=약 180mL)까지는 1잔당 15분 이상 걸쳐서, 그 후에는 1잔에 10~15분 정도로, 전량을 2시간 이상에 걸쳐 천천히 복용하도록 설명한다.
  - 복용 시작으로부터 1시간이 경과해도 배변을 느낄 수 없는 경우엔, 한 번 복용을 중지하고 의료인에게 알리도록 설명한다.
  - 오심·복통 및 숨쉬기가 괴로운 등 쇼크 증상이 출현했을 때는 바로 복용을 중지하고 의료인에게 알리도록 설명한다.
- **배변상황의 확인**
  - 변의 색·양상을 체크한다. 환자 스스로 보고하는 것이 아니라 stool scale(사진)에 기초하여 간호사가 변을 직접 관찰하고, 검사가 가능한지를 확인한다.
  - 배변이 없는 경우 복부 상태·소화기 증상을 관찰한다. 추가적인 하제를 필요로 하는 경우도 있으니 의사에게 보고한다.

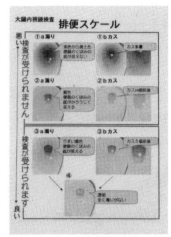
교린대학의학부부속병원

분말제가 들어간 용기에 물을 반쯤 채우고 녹인 후, 물을 약 2L의 선까지 넣고 흔들어 용해액을 만든다.

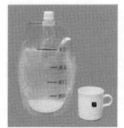

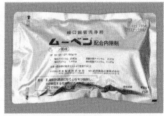
경구장관세척제(예 : 무벤)

## 순서 2 검사의 실시

- 검사대의 위에 왼쪽을 아래로 향하여 옆으로 눕는다. 무릎을 끌어 안듯이 해서 약간 둥글게 만든다.

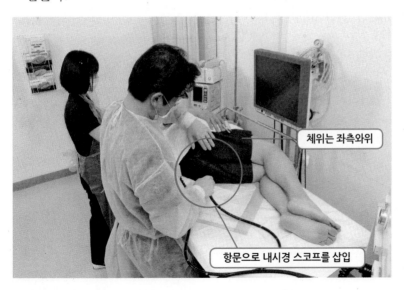
체위는 좌측와위
항문으로 내시경 스코프를 삽입

- 환자의 상태에 따라 진정제를 주사한다.
- 항문으로 내시경을 삽입하고 공기를 넣어 장관을 넓히면서 맹장까지 관찰한다. 삽입 도중에 신체의 방향을 바꾸거나 복부를 압박할 수도 있다(검사는 15분~1시간 정도).

## 순서 3 검사 후

● 생검이나 절제 등의 처치를 한 경우에는 출혈의 위험이 높아지기 때문에 검사결과를 확인하고 관찰을 한다.

(渡辺奈緒)

## column

### 내시경적 점막 절제술(EMR)

　내시경적 점막절제술(endoscopic mucosal resection, EMR)은 개복수술을 하지 않고 내시경을 이용하여 폴립이나 종양을 절제하는 방법이다.

　EMR을 한 경우에는 출혈의 위험이 있기 때문에 의사에게 안정도·음료의 섭취가 가능한지 등을 확인한다.

　EMR 후에는 절제부에 클리핑이 되어 있다. 부담의 경감을 위해 변을 부드럽게 유지할 필요가 있으므로 처치 후 2일 후부터 퇴원 후 2주일 정도까지 완하제가 처방된다는 것을 퇴원 지도할 때에 설명한다.

# ERCP(내시경적 역행성 췌담관 조영술)

ERCP(endoscopic retrograde cholangio pancreatography : 내시경적 역행성 췌담관조영술)는 내시경을 이용하여 바터팽대부로 카테터를 담관, 췌관에 삽입하고 조영제를 주입하여 X선 촬영을 하는 검사법입니다.

소화기내·외과에서는 담관협착·폐색에 의한 담즙정체에 ENBD(endoscopic nasopancreatic drainage :내시경적 경비담도 배액)나 스탠트 유치, EST(endoscopic sphincteropapillotomy : 내시경적 유두절개술), 담석에 대한 채석 등을 조합하여 실시할 때도 많이 있습니다.

### 검사로 알 수 있는 주요 병태·질환

담관·담낭종양, 담도결석증, 폐색성황달, 췌관종양, 췌낭포, 만성췌장염, 췌담관합류이상 등

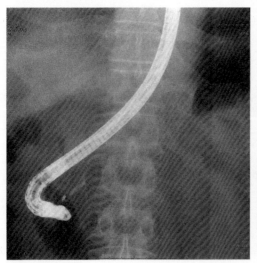

조영 튜브 삽입전.

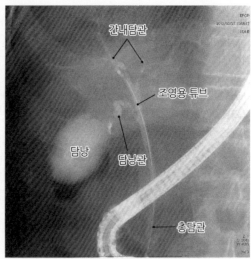

간내담관

조영용 튜브

담낭

담낭관

총담관

십이지장 유두로 튜브를 삽입하고 조영하면 총담관, 담낭, 담낭관, 간내담관 등을 볼 수 있다.

# 검사순서와 간호 포인트

## ■ 필요한 물품

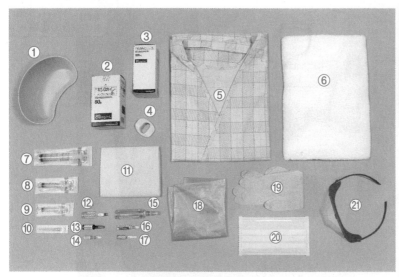

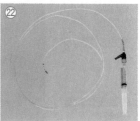

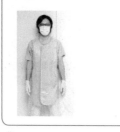

① 곡반  ② 리도카인염산염(크실로카인 펌프스프레이 8%)
③ 리도카인염산염(크실로카인 비스카스 2%)  ④ 마우스피스  ⑤ 검진복
⑥ 타올  ⑦ 주사기(20mL)  ⑧ 주사기(5mL)  ⑨ 주사기(2.5mL)
⑩ 주사침(23G)  ⑪ 처치용 시트  ⑫ 플루마제닐(아네키세토 주사액 0.5mg)
⑬ 디아제팜(호리즌 주사액 10mg)
⑭ 부틸스코폴라민 취화물(부스코판 주20mg)  ⑮ 아미도트리조산 나트륨메글루민(유로그라핀 주 60%)
⑯ 미다졸람(미다졸람주 10mg '샌드')  ⑰ 펜타조신(소세곤 주사액 15mg)  ⑱ 일회용 앞치마
⑲ 일회용 장갑  ⑳ 마스크  ㉑ 고글  ㉒ 캐뉼레이션 튜브

---

순서 **1**  **검사 전**

---

### *Check* 검사 전의 확인사항

- 동의서 확인
- 약물 알레르기의 유무
- 수액의 확인(췌장염 예방으로 단백분해효소 저해제, 항균제의 사용 유무)
- 전날 석식 후부터 금식, 기상 시 소량의 물 섭취는 가능(아침 약 함께 복용)
- 흔들리는 치아 확인, 의치 제거
- 환자에게 검사후의 금지 음식·안정 설명

### 간호포인트

- 위·십이지장·담도·췌장의 수술력을 확인한다. 수술력이 있는 경우 재건방법에 따라서는 사용기구나 어프로치 방법 등의 변경이 필요하다.
- 검사 후에도 금식이나 수액주입·안정 등, 통증을 수반하는 상태가 지속되기 때문에 사전에 설명한다.

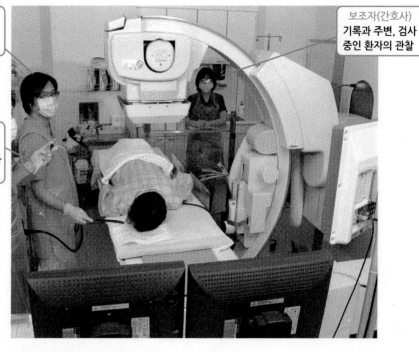

내시경술자(의사)
**내시경에 의한 검사 실시**

보조자(간호사)
**기록과 주변, 검사 중인 환자의 관찰**

내시경보조자 (의사)
**조영제의 주입이나 투시를 담당**

## ERCP의 이미지

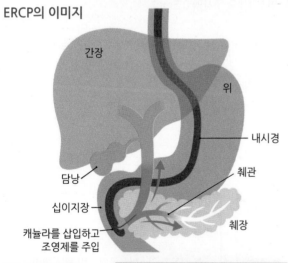

간장

위

내시경

담낭

췌관

십이지장

췌장

캐뉼라를 삽입하고 조영제를 주입

● 스코프 삽입은 상부위장관 내시경과 마찬가지로 인두마취 등의 진정 후에 삽입한다.
● 십이지장까지 장내에 공기를 주입하면서 관찰하고 바터팽대부에 접근해 간다.
● 바터팽대부로 카테터를 삽입한다.
● 조영제를 주입하고 X선 조영을 한다.

## 캐뉼레이션 튜브

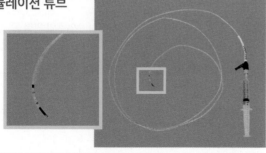

선단개구로 조영제와 가이드와이어가 동시에 들어갈 수 있는 구조로 되어 있다.

### 간호포인트

● 국소지만 마취의 영향 하에 있으니 흡인 등도 포함하여 호흡 상태에 주의할 필요가 있다.
● 처치에 의한 출혈 위험이나 통증에 따른 활력징후의 변동도 생각할 수 있으니, 순환상태의 변동에도 주의한다.
● 필요시 환부에의 지혈제 도포나 진통제 등의 추가 투여도 가능하다.

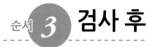

## 순서 3 검사 후

● 종료 시 필요에 따라 호흡자극제나 사용한 약물의 길항제를 투여하고, 호흡상태의 안정을 돕는다.

> **주의!**
> ● 검사·처치 조작에 의한 소화관 천공, 출혈, 담관염, 췌장염의 합병 위험이나 사용약물에 의한 알레르기 증상이 출현하는 경우가 있다.
> ● 검사 후에는 활력징후, 동통의 유무·부위, 헤모글로빈이나 염증반응, 빌리루빈 수치·아밀라제 수치 등의 임상검사 결과를 확인한다.

> **간호포인트**
> ● 의사에게 검사나 처치 결과를 확인하고, 섭취 가능여부나 안정도를 확인하여 환자에게 설명한다.

(松本楓)

## column

### ERCP후의 추가치료

ERCP에 이어서 총담관결석치료나 배액, 스텐트 유치 등을 할 경우가 있다.

내시경적 유두절개술(endoscopic sphincterotomy : EST), 내시경적 유두 풍선 확장술(endoscopic papillary balloon dilation : EPBD)은 십이지장유두를 넓히는 목적으로 이루어진다. 내시경을 통해 삽입한 전기메스로 유두부를 절개하거나 풍선을 삽입하여 유두부를 확장시킨다.

담관결석이 있는 경우는 내시경적 채석술에 따라 풍선으로 확장시킨 유두로 총담관 내에 와이어를 넣어 쇄석을 십이지장으로 끌어낸다.

**■ 내시경적유두절개술(EST)**

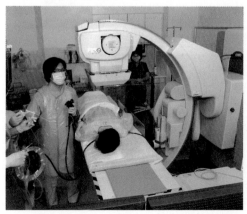

**유두부절개 카테터**
**(일회용 triple lumen papillotome)**

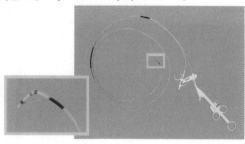

# 대장조영술

> 대장조영술은 대장의 협착부위의 특정이나 형태의 이상, 대장암·대장폴립·염증성질환 등의 검사를 위해 실시됩니다.
> 항문부~회맹부까지 조영하는 것으로 대장 전체를 관찰하고, 대장점막의 가느다란 병변을 파악할 수 있습니다.

## 검사로 알 수 있는 주요 병태·질환

선천성 이상, 기능적 장애, 염증성 장질환(궤양성 대장염·크론병 등), 게실염, 허혈성장염, 종양(암, 그 밖의 종양)

## 금기

· 조영제 알레르기
· 대장협착·천공이 있는 환자는 바륨 사용은 불가

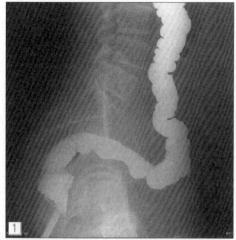

1 좌측와위로 바륨 주입

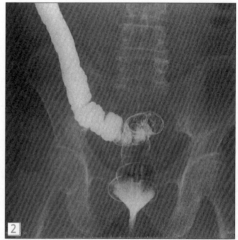

2 공기를 주입하면서 복와위로

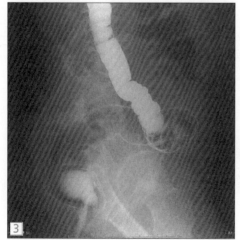

3 공기를 주입하면서 좌측와위로

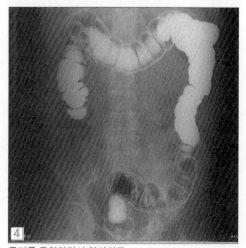

4 공기를 주입하면서 앙와위로

# 검사순서와 간호 포인트

## ■ 필요한 물품

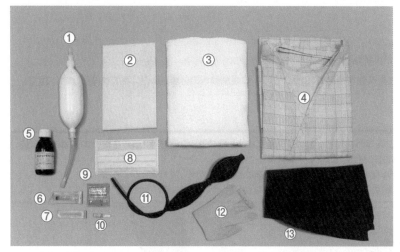

실시자·보조자의 장비
· X선 차폐가운
· 일회용 장갑
· 마스크

① 주사용 바륨 관장　② 처치용 시트　③ 타올　④ 검진복
⑤ 아미도트리조산 나트륨 메글루민(가스트로그라핀 경구·주장용)　⑥ 주사기(2.5mL)　⑦ 주사침(23G)
⑧ 마스크　⑨ 알코올솜　⑩ 부틸스코폴라민 취화물(부스코판 주20mg)　⑪ 가압펌프　⑫ 일회용 장갑
⑬ 검사용 트렁크

##  순서 1 검사 전

● 검사 전날부터 대장검사식(저잔류식)으로 하고 하제를 복용한다. 주로 사용하는 하제는 구연산 마그네슘(마크롤P), 센노사이드(프르세니드), 피코설페이트나트륨 수화물(락소베론)이고, 의사의 지시에 기초하여 복용하게 한다.
● 하제 사용에 따라 배변은 찌꺼기 모양에서 물 양상으로 되고, 색도 서서히 투명에 가까워진다. 배변 상황에 따라 검사 당일 아침에 글리세린 관장을 시행할 수도 있다.
● 식사는 검사 전날 21시까지 하고 이후에 금식한다.
● 상용약의 복용은 검사 전날까지는 평소대로 하고, 검사 당일은 의사의 지시에 따른다. 당일 복용시는 기상 후 빨리 복용하게 한다.

> **왜하는가?** 하제 복용
> ● 하제로 장내를 비우는 것이고, 바륨이 장의 점막면에 충분히 흡착해서 보다 정확한 검사가 이루어진다.

---

**간호포인트**

● 하제 복용 후에는 변의가 자주 오므로 통증을 수반하니, 적절한 설명을 하고 불안 감소를 돕는다.

## 순서 2 검사의 실시

● 검사 전에 진경제인 부틸스코폴라민 취화물(부스코판) 또는 글루카곤을 근육주사한다.

> **왜하는가?** 진경제 근육주사
>
> ● 장의 연동운동이나 소화액의 분비를 억제함에 따라 바륨이 장점막에 흡착하는 것을 좋게 하고 장관을 쉽게 신전하게 한다.

> **주의!**
>
> ● 부틸스코폴라민 취화물(부스코판)은 항콜린제이기 때문에, 녹내장·심근경색·전립선비대가 있는 환자는 사용 금기이고, 그때는 글루카곤을 사용한다.
> ● 글루카곤은 주사 후 90분쯤부터 저혈당증상이 나타날 수 있으므로 주의한다.
> ● 글루카곤은 갈색세포종의 환자는 사용금기이다(급격한 혈압상승의 위험).

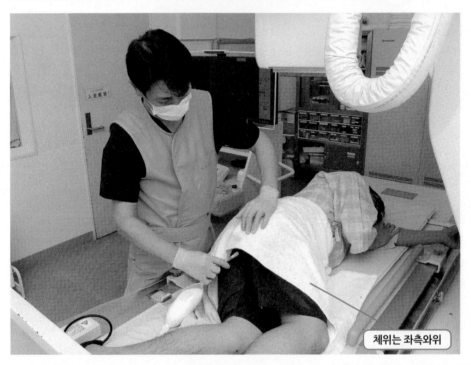

체위는 좌측와위

● 검사대에 누워 항문부로 카테터를 삽입하고 공기로 팽창시키면서 바륨을 주입한다. 공기는 약 1.5L 정도, 바륨은 약 400mL 주입한다.

> **주의!**
>
> ● 조영제는 바륨(황산바륨)의 현탁액을 사용한다.
> ● 바륨은 거의 물에 녹지 않고 소화관으로 흡수되지 않기 때문에 장마비나 대장암 등에 의한 대장의 통과장애가 있을 경우는 사용할 수 없다.
> ● 누공 형성을 하고 있을 때나 통과장애가 있을 경우는 수용성인 소화관 조영제(가스트로그라핀)를 사용한다. 가스트로그라핀은 흡인의 우려가 강할 때나 일레우스관이 삽입되지 않은 장마비 환자에게는 금기로 되어 있기 때문에 주의가 필요하다.

- 항문부~직장~S상결장, 하행결장, 상행결장~회맹부까지를 밑에서 순서대로 촬영한다. 대장의 형태에 따라 신체의 방향을 자주 바꾸고 여러 방향에서 촬영한다.
- 처음에 바륨만으로 장관을 채운다.
- 체위변환(좌측와위⇒복와위⇒좌측와위⇒앙와위)을 실시하면서 공기를 주입한다.
- 체위변환을 되풀이하면서 좌측결장까지 바륨을 보낸다.
- 최종적으로는 전결장을 이중조영으로 촬영한다.
- 바륨을 흘려보내기 위해 검사대를 세우거나 눕혀서 머리 측을 낮게 하거나 하면서 촬영한다.
- 검사시간은 약 20~30분 정도이다.

### 간호포인트

- 검사 시는 가능한 한 입호흡을 하고, 될 수 있는 한 긴장을 풀라고 말한다.
- 체위변환을 몇 차례 하며 촬영을 하기 때문에, 환자의 상태를 주의 깊게 관찰한다. 검사대에서의 낙상에도 주의가 필요하다.
- 항문으로 스코프가 삽입될 때 변의가 생길 수 있다. 가능한 한 참도록 설명한다.
- 환자에 따라 통증이나 수치심을 동반하는 경우도 있으므로 충분한 배려가 필요하다.

## 순서 3 검사 후

- 검사 종료 후에는 항문 근처에 있는 소량의 바륨과 공기를 배출하고 튜브를 제거한다.
- 검사 자체의 통증은 적지만 공기의 주입에 따른 복부팽만감이 나타날 수 있다. 공기는 약 3~5시간 정도로 배출된다.
- 바륨은 오랜 시간 장내에 남아 있으면 굳어서 잘 배설되지 않으므로, 검사 후에는 바륨을 배출하기 위해 충분한 수분을 섭취하도록 한다.
- 센노사이드(프르세니드)나 피코설페이트 나트륨 수화물(락소베론) 등, 하제를 복용하는 경우도 있다.

### 간호포인트

- 검사 후의 배변 상황의 관찰은 주의해서 한다.
- 배설된 변은 하얀 바륨변이라는 것을 설명한다. 간호사는 바륨변에서 보통변으로 변했는지를 확인할 필요가 있다.
- 검사 후에 복통이 있거나 바륨변 배설이 없는 경우는 의사에게 보고한다.

(岸田洋子)

# 장 추적(장 촬영술)

경구, 또는 위관이나 일레우스관을 통해 조영제를 복용·주입하고 경시적으로 복부의 X선 촬영을 합니다.

조영제의 흐름을 시간 경과에 따라 파악하는 것으로 소화관의 연동운동의 상태를 확인할 수 있습니다.

## 검사로 알 수 있는 주요 병태·질환

소화관문합부의 부종 등에 의한 통과장애, 협착의 정도, 일레우스

## 금기

조영제 알레르기, 장의 완전 폐색이 있는 환자

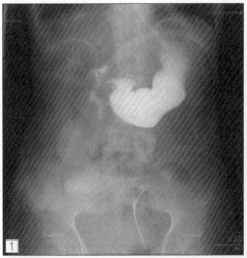
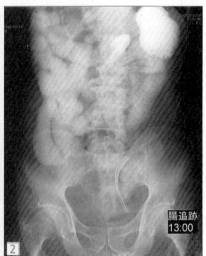
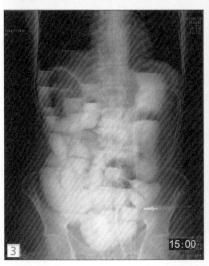
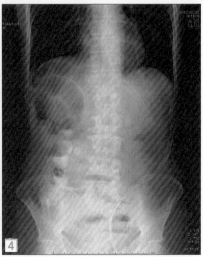

1 투시 하에서 위내에서 십이지장까지 조영 전의 유출 정도를 확인한다.
2 투시 후. 소장내에서의 조영 전의 잔존 정도를 확인한다.
3 또 시간이 흐르면 대장 내로 조영제의 통과를 확인할 수 있다.
4 최종적으로 소장내의 조영제는 소량이고 배변과 동시에 대장의 조영제도 감소하고 있다.

# 검사순서와 간호 포인트

## ■ 필요한 물품

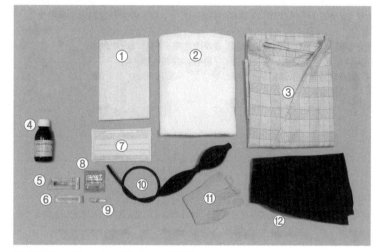

① 처치용 시트　② 타올　③ 검진복
④ 아미도트리조산 나트륨메글루민(가스트로그라핀 경구·주장용)　⑤ 주사기(2.5mL)　⑥ 주사침(23G)
⑦ 마스크　⑧ 알코올솜　⑨ 부틸스코폴라민 취화물(부스코판 주20mg)　⑩ 가압펌프　⑪ 일회용 장갑
⑫ 검사용 바지

### 순서 1 검사 전

- 조영제(가스트로그라핀)를 사용하기 위해 의사의 지시에 따라 준비를 한다.
- 일레우스관이나 위관으로의 주입은 기본적으로는 의사가 하지만, 간호사가 하는 경우도 있다. 주입 시는 흡인이나 기관내 주입이 되지 않도록 주의한다.

#### 간호포인트
- 검사는 시간 경과에 따라 X선 촬영을 몇 번 해야 하기 때문에 환자는 검사실로 몇 차례 가게 된다. 따라서 검사의 목적과 내용을 정확하게 설명할 필요가 있다.

### 순서 2 검사의 실시

- 검사는 보통의 X선 촬영과 같다.
- 조영제 복용·주입 후 시간 간격을 두고 X선 촬영을 한다. 조영제가 어느 정도의 시간에 어디까지 도달하는지를 보는 것으로, 협착이나 통과 장애의 정도를 파악할 수 있다.
- X선 촬영의 타이밍은 현 질환이나 병태·증상에 따라 여러 가지이다. 조영제 복용·주입 후 대부분 30분·60분·90분·120분에 촬영한다.

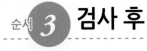

## 검사 후

(岸田洋子)

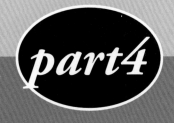

part4

# 알아야 할
# 소화기질환

## 상부위장관 질환
# 식도암
### *esophageal cancer*

**point**
- 식도암은 식도에 암종이 생긴 것으로, 사망률이 지극히 높기 때문에 예후가 나쁜 암으로 인식되고 있다.
- 검사로는 상부소화관 내시경 검사, 식도 X선 조영검사, EUS로 원발소의 진단을, CT 검사, PET(양전자방출단층촬영) 등으로 전이의 유무를 확인하고 치료방침을 결정해 나간다.

# 식도암이란

- 식도의 악성종양의 대부분은 암종이고 육종은 1%도 되지 않는다.
- 식도암은 식도에 암종이 인지되는 것을 말한다. 식도암 자체는 이환율과 사망률이 근접해 있어 사망률이 지극히 높기 때문에 예후가 나쁜 암으로 인식되고 있다.
- 식도암은 조직학적으로 편평상피암과 선암으로 크게 나뉘어지는데, 일본에서는 90% 이상이 편평상피암이다.
- 50세 이상의 남성에게 많고 흡연, 음주가 위험인자로 되어 있다.

## 부위

- 식도암 취급 규약에서는 식도는 경부식도(Ce), 흉부식도(Te), 복부식도로 크게 나뉜다. 또 흉부식도는 흉부상부식도(Ut), 흉부중부식도(Mt), 흉부하부식도(Lt)로 구별된다(그림 1).
- 암 발생 부위로 가장 많은 것은 흉부중부식도 암이고, 식도암 전체의 약 반수에 해당된다.

## 심달도(표 1)

- 점막상피에서 발생한 암원발소에서 연속되는 침윤의 최심부가 심달도가 된다. 심달도는 점

막상피에 그치는 것이 M1, 점막고유층까지가 M2, 점막근판에 도달하는 병변이 M3라고 정의하고 있다. 또 점막하층에 도달하는 병변은 SM이라고 정의하고 세 개로 나눈다(그림 2). 암취급규약에서는 이 심달도에 따라 T1a(M1, 2, 3), T1b(SM), T2(암종이 고유근층에 머무는

### 그림 1 식도암 발생 부위

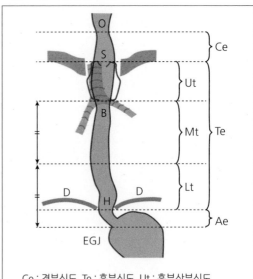

Ce : 경부식도  Te : 흉부식도  Ut : 흉부상부식도
Mt : 흉부중부식도  Lt : 흉부하부식도
Ae : 복부식도  O : 식도입구부  S : 흉골상연
 B : 기관분기부하연  D : 횡격막
EGJ : 식도위접합부  H : 식도열공

일본식도학회 편: 식도암취급규약 제10판. 金原出版, 도쿄, 2008: 10-11.에서 일부 개변인용

병변 : MP), T3(암종이 식도 외막에 침윤해 있는 병변 : Ad), T4(암종이 주위 장기로 침윤해 있는 병변 : AI)로 정의하고 있다(표 1).

## 증상

- 식도암은 암종의 벽심달도가 점막하층까지 멈춘 것을 표재암, 표재암으로 림프절전이가 없는 것이 조기암이고, 그 이외는 진행암이 된다.
- 표재암에서는 60%가 증상이 없고, 진행암이 되면 음식물이 막히는 느낌, 연하곤란, 흉통 등이 나타난다. 반회신경 주위의 림프절 전이나 흉부상부식도암인 경우는 반회신경 마비에 의해 쉰 목소리가 나오는 경우도 있다.

## 진단

### 상부위장관 내시경 검사(그림 3)

- 식도암에 있어서 상부위장관 내시경 검사를 하는 의의는 암의 조직진단과 병기진단, 동시성 다발암의 유무를 조사한다는 것이다.
- 근래 조기식도암에 대한 내시경적 점막절제술이나 내시경적 점막하층박리술도 적극적으로 이루어지고 있어서, 상부위장관 내시경 검사는 반드시 필요한 검사라고 할 수 있다.
- 통상적인 관찰만이 아니고 루골염색에 의한 관찰은, 통상적인 관찰에 의해서 존재진단조차 곤란한 병변을 파악하거나 원발암의 범위 결정, 다발암의 유무를 파악하는 데 유용하다.

### 표 1 식도암의 벽심달도

| | | |
|---|---|---|
| TX | 암종의 벽심달도가 판정불가능 | |
| TO | 원발소로서의 암종을 인지할 수 없다 | |
| T1a | 암종이 점막내에 머문 병변 | |
| | T1a-EP | 암종이 점막상피내에 머문 병변(Tis) |
| | T1a-LPM | 암종이 점막고유층에 머문 병변 |
| | T1a-MM | 암종이 점막근판에 도달한 병변 |
| T1b | 암종이 점막하층에 머문 병변(SM) | |
| | SM1 | 점막하층을 3등분하여 상 1/3에 머문 병변 |
| | SM2 | 점막하층을 3등분하여 중 1/3에 머문 병변 |
| | SM3 | 점막하층을 3등분하여 하 1/3에 도달한 병변 |
| T2 | 암종이 고유근층에 머문 병변(MP) | |
| T3 | 암종이 식도외막에 침윤해 있는 병변(AD) | |
| T4 | 암종이 식도주위장기에 침윤해 있는 병변(AI) | |

일본식도학회 편: 식도암취급규약 제10판. 金原出版, 도쿄, 2008. 13.에서 인용

### 그림 2 식도표재암의 심달도 아분류

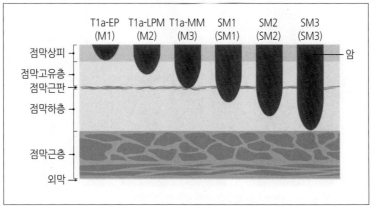

일본식도학회 편: 식도암취급규약 제10판. 金原出版, 도쿄, 2008: 14.에서 일부 개변인용

## 식도 X선 조영검사(그림 4)

● 식도 X선 영상은 식도암을 포함하여 식도 전체를 살펴보는 것이 가능하여, 원발소의 위치, 심달도, 주위 장기와의 위치 관계나 협착의 정도를 이해하는 데 필요한 검사이다.

**그림 3 상부소화관 내시경 검사**

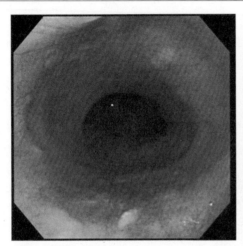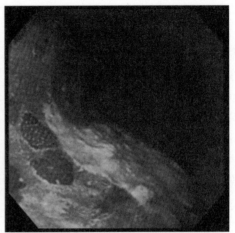

통상의 관찰로는 고르지 않은 표면이 발적한 점막으로 나타나지만, 루골염색에 의해 병소의 범위가 확실해졌다.

**그림 4 식도 X선 조영검사**

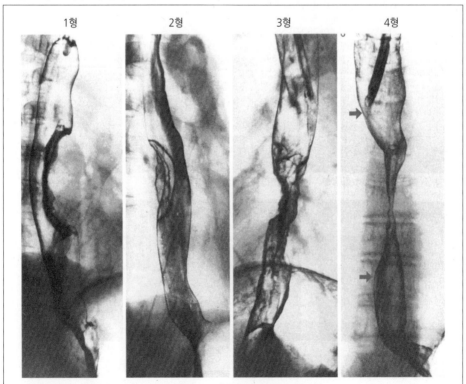

1형, 2형에서는 바륨의 통과도 좋지만, 4형에서는 협착이 강한 것을 알 수 있다.

## CT검사

- 식도암은 다른 소화관암에 비해 림프절 전이율이 높다. 또 흉부식도암에 있어서는 종격만이 아니고 경부나 복부로의 림프절전이를 일으키는 일이 적지 않고, CT검사는 림프절전이의 유무를 확인하기 위한 필수 검사이다.
- 타장기로의 원격 전이의 유무나 원발소의 주위 장기 침윤도 CT검사로 진단이 가능하고, 암의 진행도 진단이나 이후의 치료방침 결정에 있어서 필요한 검사이다.

## 그 밖의 검사

- 림프절 전이나 원발소의 심달도 진단을 위해, 초음파내시경(endoscopic ultrasonography : EUS)검사나 전신 검색 가능한 양전자방출단층촬영(positron emission tomography : PET)은 각각 암의 진행도 진단에 사용되고 있다.

### 내시경적점막절제술(EMR), 내시경적 점막하층박리술(ESD)

- 내시경적점막절제술(endoscopic mucosal resection : EMR), 내시경적 점막하층박리술(endoscopic submucosal dissection : ESD)은 림프절전이가 없고 심달도가 얕은 병변에 대해, 주위의 정상점막을 포함하여 병변이 존재하는 점막과 점막하층을 함께 절제하는 방법이다.
- 절제 표본을 회수하는 것으로 조직학적 검토가 가능하고, 추가치료의 필요성을 검토할 수 있는, 진단과 치료를 겸한 시술이다.

### 외과적근치술

- 현시점에서 식도암에 대한 표준술식은 우개흉개복 식도절제, 3영역(경부, 흉부, 복부)림프절 곽청, 위관재건이다.
- 재건경로는 흉골전, 흉골후, 흉강내(후종격)경로 등(그림 5)[1], 재건 장기로는 위관, 소장, 결장

**그림 5 재건경로**

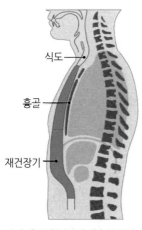
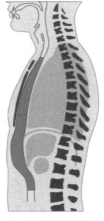
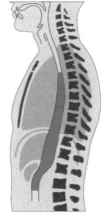

| 흉벽전 | 흉골후 | 후종격 |
|---|---|---|
| 식도<br>흉골<br>재건장기 | | |
| 수술 후 문합부전에 대응하기 쉽지만 재건거리가 길고 재건 장기가 굴곡하기 쉽다. | 재건 거리가 흉골전보다 약간 짧고, 위관이 보이지 않으므로 정용성이 뛰어나지만, 재건장기가 굴곡에 의해 통과장애를 일으켜 팽만하고, 심장의 압박증상을 볼 수 있다. | 재건거리가 가장 짧고 굴곡도 적지만 소화액의 역류가 강하다. 또 문합부전을 일으키면 종격염이나 농흉이 된다. |

4 알아야 할 소화기질환

이 있고 각각 장점과 단점이 있기 때문에(표 2), 각 시설에 따라 구분해서 사용하고 있다.
- 시설에 따라서는 수술 후 환자의 삶의 질 향상을 목표로 흉강경하 수술이 도입되어 있다.

## 화학요법

- 원격장기전이 예, 혹은 재발 예 등이 화학요법 단독치료의 적응이다. 현시점에서는 CDDP (시스플라틴)/5-FU 병용요법이 주류로 되어 있다.

## 방사선요법

- 식도암은 비교적 방사선의 감수성이 높고 치료 목적에 따라 근치조사, 보조요법, 증상완화를 위한 조사가 있다.

## 근치적 화학방사선요법

- 근치적 화학방사선요법은 비외과적 치료의 표준 치료로 알려져 있다.
- 방사선요법 단독보다 화학요법을 병용한 쪽이 효과는 올라간다는 것이 명확하게 되어 있고, 전신상태 양호한 증례에서는 근치목적의 화학방사선요법이 표준 치료로 되어 있다.

**표 2 재건장기의 장점·단점**

| 재건장기 | 장점 | 단점 |
|---|---|---|
| 위관 | ● 문합이 한 군데<br>● 수술조작이 용이 | ● 역류가 많다.<br>● 위의 저류량이 적다. |
| 소장 | ● 연동운동이 있다.<br>● 식도와 구경이 가깝다. | ● 문합지점이 많다.<br>● 거상성이 불량하고 혈관문합이 필요 |
| 결장 | ● 충분한 길이가 있다.<br>● 역류가 적다. | ● 문합지점이 많다.<br>● 문합부전이 많다.<br>● 장관괴사를 쉽게 일으킨다. |

## 케어 포인트

- 식도암의 치료는 진행도나 환자의 전신 상태에 따라 여러 가지로 나뉜다. 주치료와 치료 내용에 대해서 치밀한 연계를 하여 치료를 이해하는 것이 필요하다.
- 수술 치료의 경우 수술침습이 다른 소화관 수술보다 비교적 강하고, 합병증을 일으킬 가능성도 낮지는 않다. 수술 자체도 림프절 곽청 범위, 재건경로, 재건장기에 따라 여러 종류에 이르기 때문에, 그 치료의 내용에 대해서 잘 이해해야 한다.

(長尾玄, 杉山政則)

문헌

1. 瀬戸泰之: 식도암. 신 임상외과학, 武藤徹一郎, 幕內雅敏 감, 川崎誠治, 외 편, 의학서원, 도쿄, 2006: 400.

상부위장관 질환

# 식도정맥류
## *esophageal varices*

| point | ● 식도점막하에 정맥이 혹처럼 확장된 것을 식도정맥류라고 한다. 간경변 등의 문맥압항진증에 의해 일어난다.<br>● 정맥류의 파열이 없으면 증상은 없다. 파열한 경우엔 토혈·하혈·혈압저하·쇼크 등의 증상으로 발견되는 경우도 있다. | ● 진단은 상부위장관 내시경으로 한다. CT검사에서는 비종이나 문맥계 혈관의 확장, 복수 등을 볼 수 있다.<br>● 내시경 치료가 제1 선택이다. |

## 식도정맥류란

● 식도정맥류란 식도점막하에 정맥이 혹처럼 확장된 것으로, 문맥압 항진증에 의해 일어나는 문맥-대순환계 측부혈행로의 일부이다(그림 1). 위정맥류도 보이기도 한다.

● 문맥압 항진증의 원인은 약 90%가 간경변이고 다음으로 특발성 문맥압항진증, 간외 문맥폐색증 등이 있다.

## 증상·진찰 소견

### 증상

● 식도정맥류가 파열되지 않으면 특별한 증상은 없다.

● 정맥류가 파열된 경우는 토혈·하혈, 혈압저하, 쇼크 등의 증상으로 발견되는 경우도 있다.

● 치료를 하지 않았을 때 파열출혈 사망률은 약 50%로 높다.

● 간기능 장애에 의한 전신 권태감, 만성 피로감, 비출혈 등 출혈 경향이나 식욕부진, 간비종, 복수에 의한 복부팽만감 등의 증상이 나타난다.

### 진찰소견

● 식도정맥류의 특징적 소견은 특별하게 없다.

● 간질환이 의심되는 소견은 놓치지 않는다. 피부의 변화, 황달에 의한 피부황염, 간비종, 복수의 유무, 거미상혈관확장이나 수장적반 등의 피부소견에도 유의한다. 또 안검결막, 안구결막을 관찰하고 빈혈·황달도 체크한다.

● 정맥류파열에 의한 쇼크 상태라면 혈압저하, 심박수의 상승, 맥박촉지불능, 냉한, 또한 호흡부전, 의식장애 등이 나타난다.

## 진단·검사

● 식도정맥류의 진단은 상부위장관 내시경 검사로 이루어진다(그림 2).

● 내시경 소견에 의해 출혈의 위험성을 판정한다(표 1). 치료의 적응에 관한 가이드라인에서 ① 출혈성 정맥류, ② 출혈의 기왕이 있는 정맥류, ③ F2 이상의 정맥류 또는 F인자에 관계없이 Red color sign 양성(RC sign 2 이상)으로 되어, 출혈의 위험이 높기 때문에 내시경 치료를 한다.

● CT검사에서는 식도정맥류 자체는 확실하지

179

## 그림 1 식도정맥류에 관련된 문맥-대순환계측부혈행로

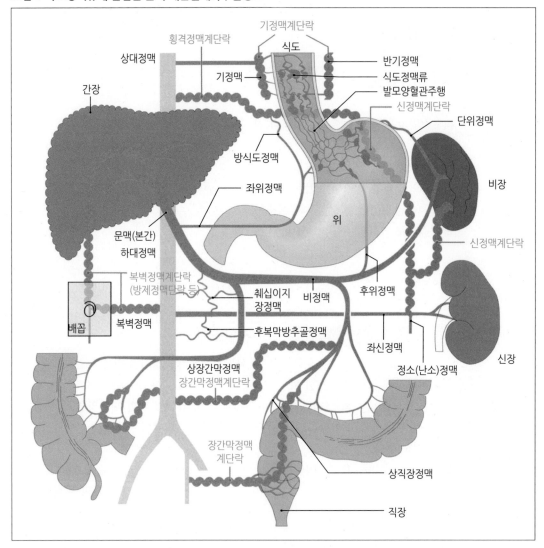

## 그림 2 식도정맥류의 영상

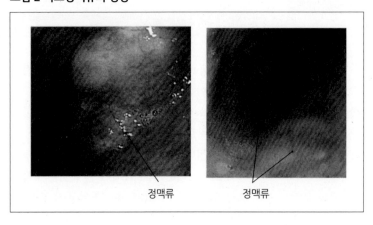

않은 경우가 많지만, 비종이나 문맥계 혈관의 확장, 간표면의 거침, 간의 위축, 복수 등을 볼 수 있다.

- 혈액검사소견으로는 간 장애의 정도에 의거하여, AST(aspartate aminotransferase : 아스파라긴산 아미노트란스페라제), ALT(alanine aminotransferase : 알라닌·아미노트란스페라제) 상승, 빌리루빈 상승, 혈청 알부민치의 저하를 보인다. 또 범혈구 감소가 나타난다. 출혈을 동반한 경우 Hb의 저하를 알 수 있다.

## 치료

### 내과적 치료

- 식도정맥류의 치료로는 내시경 치료가 제1 선택이다. 내시경 치료에는 내시경적 경화요법(endoscopic injection sclerotherapy : EIS)과 내시경적 정맥류결찰법(endoscopic variceal ligation : EVL)이 있다.
- 내시경적 경화용법은 정맥류 자체 또는 주위의 점막하에 에탄올라민 올레이트, 에톡시스

**표 1 식도·위정맥류 내시경소견 기재기준**

| | 식도정맥류(EV) | 위정맥류(GV) |
|---|---|---|
| 점거부위 (location)[L] | Ls : 상부식도까지 나타난다.<br>Lm : 중부식도까지 이른다.<br>Li : 하부식도에만 국한 | Lg-c : 분문부에 국한<br>Lg-cf : 분문부에서 위저부로 이어진다.<br>Lg-f : 위저부에 국한<br>주) 위체부에 보이는 것은 Lg-b, 유문부에 보이는 것은 Lg-a로 기재한다. |
| 형태 (form)[F] | $F_0$ : 치료후에 정맥류가 보이지 않게 된 것<br>$F_1$ : 직선적이고 비교적 가는 정맥류<br>$F_2$ : 염주상의 중등도 정맥류<br>$F_3$ : 결절상 또는 종류상의 정맥류 | 식도정맥류의 기재법에 준한다. |
| 색깔 (color)[C] | Cw : 백색정맥류<br>Cb : 청색정맥류 | |
| | (주) i ) 자색·적자색으로 보이는 경우는 violet(v)을 덧붙여 Cbv로 기재해도 된다.<br>ii ) 혈전화된 정맥류는 Cw-Th, Cb-Th로 덧붙여 적는다. | |
| 발적소견 (red color sign) [RC] | RC에는 지렁이모양의 부종 red wale marking [RWM], 체리레드 스팟cherry red spot [CRS], 피멍 hematocystic spot [HCS]의 세 개가 있다. | |
| | $RC_0$ : 발적소견이 전혀 인정되지 않는다.<br>$RC_1$ : 국한적으로 소수 인정되는 것<br>$RC_2$ : $RC_1$과 $RC_3$의 사이<br>$RC_3$ : 전주성으로 다수 인정되는 것 | $RC_0$ : 발적소견이 전혀 인정되지 않는다.<br>$RC_1$ : RWM, CRS, HCS 중 하나를 인정한다. |
| | (주) i ) telangiectasia가 있는 경우는 Te를 첨가한다.<br>ii ) RC의 내용 RWN, CRS, HCS는 RC 뒤에 첨가한다.<br>iii ) F0이라도 RC인정되는 것은 RC1-3으로 표현한다. | (주) 위정맥류에서는 RC의 정도를 분류하지 않는다. |
| 출혈소견 (bleeding sign) | 출혈중소견<br>용출성출혈 gushing bleeding<br>분출성출혈 spurting bleeding<br>삼출성출혈(스며나옴) oozing bleeding<br>바로 지혈한 후의 소견 : 적색전 red plug, 백색전 white plug | 식도정맥류의 기재법에 준한다. |
| 점막소견 (mucosal finding) | 짓무름(erosion) [E] : 확인되면 E를 첨가한다.<br>궤양(ulcer) [Ul] : 확인되면 Ul을 첨가한다.<br>반흔(scar) [S] : 확인되면 S를 첨가한다. | 식도정맥류의 기재법에 준한다. |

일본문맥압항진증학회 편: 문맥압항진증 취급규약 개정 제2판. 金原出版, 도쿄, 2004: 37-39.에서 일부 개변인용

클레롤, 시아노아크릴레이트, 무수에탄올 등의 경화제를 주입하여 혈전화를 시킨다.

- 내시경적 정맥류결찰법은 내시경적으로 오링 등으로 정맥류를 묶어 괴사·탈락시키는 것이다(그림 3).
- EIS나 EVL은 식도궤양을 형성하기 때문에 수술 후 흉통이나 발열, 출혈을 일으킬 수 있다. 드물게 식도 천공을 일으킬 수도 있다. 또 지연성 합병증으로 식도 협착 등을 초래하는 경우도 있다.
- 정맥류파열 시의 긴급처치로 S-B(Sengstaken-Blakemore) 튜브를 이용하기도 한다(그림 4). S-B 튜브는 위와 식도의 풍선 두 개를 팽창시켜 하부식도와 위분문부를 압박하는 것에 의해 긴급지혈을 하는 방법이다. 출혈성 쇼크, 간성혼수 등을 동반하는 경우 그 치료를 병행하여 순환상태가 안정된 후 내시경적 경화요법 또는 결찰법으로 지혈을 한다.

## 외과적 치료

- 내시경 치료가 제1의 선택이 되어 외과적 치료가 이루어지는 일은 적어졌지만, 식도이단

### 그림 3 내시경적정맥류결찰법(EVL)

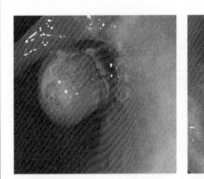
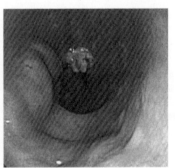

오링을 사용한 EVL.          EVL 후.

### 그림 4 S-B 튜브

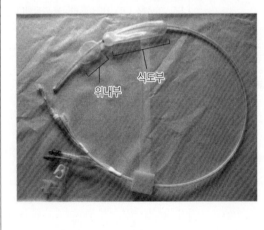
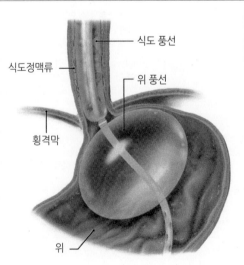

위내부 / 식도부 / 식도 풍선 / 식도정맥류 / 위 풍선 / 횡격막 / 위

술이나 Hassab수술(위광범위혈행차단 + 비장적출술)등을 하는 경우도 있다.

## 케어 포인트

● 미치료된 환자에 대해서는 식도정맥류 파열의 조기 발견, 대처를 할 수 있도록 케어한다. 활력징후의 변동, 객혈의 유무를 관찰한다. 또 빈혈에 따른 증상(현기증, 심계항진, 휘청거림 등)의 유무에도 유의한다.

● 식도정맥류에 대한 내시경 치료를 한 경우 특히 수술 후의 출혈이나 천공 등의 합병증을 간과하지 않도록 케어를 한다. 또 재출혈예방을 위해 내복약의 관리나 식사지도 등도 충분히 해나간다.

● 정맥류파열에 의한 쇼크 상태인 경우 활력징후 등의 전신 상태의 케어를 한다. S-B튜브를 유치한 경우 튜브의 고정이나 압박이 정확하게 되어 있는지, 또 통증이나 정신적인 고통에 대해서도 충분히 유의해야 한다.

(青木久惠)

상부위장관 질환

# 위암
*gastric cancer*

**point**
- 위암은 위점막상피에서 발생한 암종이다. 위암의 고위험 요인으로 염분 및 보존식품의 과잉 섭취나 흡연을 들 수 있고, 반대로 야채·과일의 섭취가 위암의 발생 위험을 저하시킨다고 알려져 있다.
- 일본의 위암치료는 위절제술이 중심으로 되어 있지만 조기암의 증가, 내시경적 점막하층박리술의 출현, 화학요법의 진보 등으로 종양의 진행에 따른 치료의 개별화가 진행되고 있다.

## 위암이란

- 위암은 위점막상피에서 발생한 암종이다.
- 단독으로 위암을 일으키는 원인은 아직 불명확하지만 고위험 요인으로 염분 및 보존식품의 과잉 섭취나 흡연을 들 수 있고, 반대로 야채·과일의 섭취가 위암의 발생 위험을 저하시킨다고 알려져 있다.
- 위궤양과 위암의 사이에 명확한 관계는 없지만, 위축성 위염은 위암으로 진행되기 쉽다고 하고, 정상 위의 3~5배의 발생빈도라고 한다. 일본에 있어서의 위축성 위염의 대부분은 Helicobacter pylori(H. pylori) 감염에 의한 것이라고 알려져 있는데, 실제로 H. pylori 감염자가 위암이 되는 비율은 비감염자의 10배나 높게 되어 있다.

## 증상

- 조기위암에서는 무증상인 채 검진에서 우연히 발견되는 일이 많다.
- 진행됨에 따라 식욕부진, 식후 심와부통, 구토·오심, 빈혈, 체중감소 등을 볼 수 있다. 더욱 진행한 것으로는 복부종류, 복수, 황달 등이 보이는 경우도 있다.
- 합병증으로써 대량출혈에 의한 토혈이나 하혈, 혹은 천공 등이 있고, 이는 위암에 의한 궤양으로 일어날 수 있다.

## 진단

### 상부위장관 내시경검사(그림 1, 2)

- 내시경검사는 위암의 진단에는 필수이다. 종양의 존재 부위, 육안형 확인, 심달도의 예상 등을 가능하게 하고, 생검에 의해 직접진단을 확정할 수 있는 이점이 있다.
- 최근에는 이후 설명하는 내시경적 점막하층박리술 등의 치료에도 사용되기 때문에, 내시경검사는 필수 검사라고 할 수 있다.

### 상부위장관 조영검사(그림 3)

- 존재진단, 질적 진단 모두 내시경검사 쪽이 뛰어나지만, 스키루스성 위암에 있어서의 위벽경화도나 분문부암에 있어서의 식도점막하 침윤을 진단하는 경우에 유용하다.

### 그 밖의 검사

- 위암의 심달도, 림프절 전이, 주위 장기로의 침윤의 유무를 보기 위해, 초음파검사, CT검사, 초음파내시경(endoscopic ultrasonography : EUS) 등의 검사가 있다.

# 치료

- 위암의 주요 치료법으로 내시경적 점막 절제술, 수술, 화학요법이 있다.
- 일본의 위암치료는 림프절 곽청을 동반하는 위절제술이 중심으로 되어 있지만, 조기 위암의 증가, 내시경적 점막하층박리술의 출현, 화학요법의 진보 등으로 종양의 진행에 따른 치료의 개별화가 진행되고 있다. 이와 같은 상황 속에서 치료시설 간의 격차를 없애고 적정한 치료법을 제시할 것을 목적으로 하여, 일본위암학회가 '위암 치료 가이드라인'을 작성했다. 2001년에 발행되어 2010년에 제3판이 출판되고, 일상 진료에서 권장되는 진행도별 치료법의 적응으로서 제시하고 있다(표 1).

## 그림 1 상부위장관 내시경검사 ①

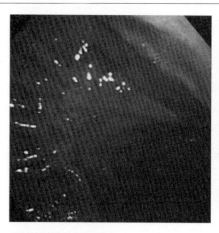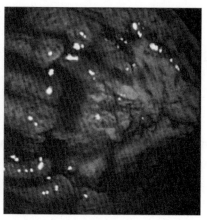

**체하부대만의 조기위암**
집중추벽을 동반하는 중심에 얕은 함몰을 동반한다. 색소산포에 의해 표면의 요철은 보다 명료하게 보인다.

## 그림 2 상부위장관 내시경검사 ②

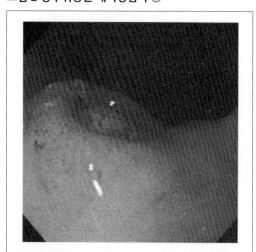

**2형 진행암**
주위에 경계명료한 주제를 동반하는 궤양성 병변이 관찰된다.

## 그림 3 상부위장관 조영검사

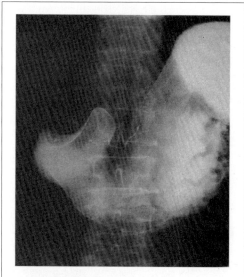

**유문협착을 동반하는 위암**
유문전정부에서 전주성 벽경화와 협착을 동반한다.

- 진행도는 조직학적 심달도와 소속 림프절 전이의 개수에 의해 Stage IA부터 Stage IV 까지 7단계로 분류되고 각각의 치료에 관해 제시되고 있다.
- 심달도는 M(암의 침윤이 점막내에 머문 것), SM(암의 침윤이 점막 하층에 도달한 것), MP(암의 침윤이 고유근층에 도달한 것), SS(암의 침윤이 장막하층에 도달한 것), SE(암이 위벽의 전층에 도달하여 유리복강에 노출되어 있는 것), SI(암의 침윤이 직접 타 장기까지 이른 것)로 분류되어 있다(그림 4).
- M1이란 간전이, 복막파종 등 원격전이가 관찰되는 것이다.

## 내시경적 점막절제술(EMR), 내시경적 점막하층박리술(ESD)

- 림프절전이의 가능성이 없다고 생각되는 조기 위암에 대해서 내시경을 이용하여 암을 절제하는 치료법이다. 이 치료법을 할 수 있는 위암으로는 제약이 있고, 종양의 크기, 심달도 조직형에 관하여 엄격한 조건이 있다.
- 이 치료의 최대의 장점은 점막절제만으로 위는 전체가 남게 되고, 치료 후 식생활을 포함하여 거의 생활에 변화가 없다.

## 외과적 근치술

- 현재도 위암치료의 중심은 수술이다. 수술의 목적은 위에 존재하는 암병소의 절제와 위주위의 림프절을 알맞게 절제하는 것, 절제 후 재건술의 세 가지이다.
- 위체부 및 유문전정부의 암으로 분문에서 충분한 거리가 있고, 종양에서 절리선까지의 거리를 충분히 확보할 수 있는 것은 유문측위절제술, 위상부의 진행암으로는 위전적술이 적응이다. 분문에 가까운 조기위암으로 위체부 이하를 충분히 남길 수 있는 경우 분문측위절제술이 가능하다.
- 부분절제로 하든 위전적출술을 하든 식사섭취를 위해서는 재건이 필요하다. 대표적인 것으

#### 표 1 일상진료에서 권장되는 진행도별 치료법의 적응

|  | NO | N1(1~2개) | N2(3~6개) | N3(7개 이상) |
|---|---|---|---|---|
| T1a(M) | 1A<br>ESD/EMR(일괄절제)<br>[분화형, 2cm 이하, UL(-)]<br>위절제D1곽청(상기이외) | IB<br>정형수술 | IIA<br>정형수술 | IIB<br>정형수술 |
| T1b(SM) | 1A<br>위절제D1<br>(분화형, 1.5cm 이하)<br>위절제D1 +(상기이외) | | | |
| T2(MP) | IB<br>정형수술 | IIA<br>정형수술<br>보조화요(pStage IIA) | IIB<br>정형수술<br>보조화요(pStage IIB) | III3A<br>정형수술<br>보조화학요법(pStage IIIA) |
| T3(SS) | IA<br>정형수술 | IIB<br>정형수술<br>보조화요(pStage IIB) | IIIA<br>정형수술<br>보조화요(pStage IIIA) | IIIB<br>정형수술<br>보조화학요법(pStage IIIB) |
| T4a(SE) | IIB<br>정형수술<br>보조화요(pStage IIB) | IIIA<br>정형수술<br>보조화요(pStage IIIA) | IIIB<br>정형수술<br>보조화학요법(pStage IIIB) | IIIC<br>정형수술<br>보조화학요법(pStage IIIC) |
| T4b(SI) | IIIB<br>정형수술+합병절제<br>보조화학요법(pStage IIIB) | IIIB<br>정형수술+합병절제<br>보조화학요법(pStage IIIB) | IIIC<br>정형수술+합병절제<br>보조화학요법(pStage IIIC) | IIIC<br>정형수술+합병절제<br>보조화학요법(pStage IIIC) |
| AnyT/N, M1 | IV<br>화학요법, 방사선치료, 완화수술, 대증요법 | | | |

일본위암학회 편: 위암치료 가이드라인 제3판. 金原出版, 도쿄, 2010: 7.에서 인용

로 유문측위절제술에서는 잔위와 십이지장을 문합하는 빌로트Ⅰ법, 잔위와 공장을 문합하는 빌로트Ⅱ법, 르와이법 등이 있고, 위전적술로는 절제부분에 공장을 사용하는 공장간치법이나 르와이법 등이 있다(그림 5).

●근래 저침습치료의 기대가 높아지는 가운데 발전해온 내시경적 시술은 위암치료에 대해서도 많은 시설에서 이루어졌고, 2007년의 후생노동성통계표 데이터베이스 및 일본내시경외과학회 앙케이트 조사에 의하면, 위암 수술 중 약 20%의 증례에 복강경하 위절제술이 적용되고 있다. 현재 복강경하수술과 개복수술의 비교시험이 시작된 상황에 있어서, 그 결과가 기다려진다.

## 화학요법

●화학요법은 위암을 완치시키는 치료법은 아니지만 연명효과가 있다고 되어 있다.

●현재 항암제는 여러 가지의 종류가 있어서 세계적으로 표준 치료법이라고 부를 수 있는 것은 존재하지 않는다. 일본에 있어서는 TS-1 + 시스플라틴의 병용요법이 권장되고 있다.

●항암제의 개발은 상당히 발전해 있는 분야이고 가까운 장래에 더욱 뛰어난 약물을 사용할 수 있을 것이다.

## 케어 포인트

●위암 치료의 중심은 외과치료이고 수술방법도 복강경수술이나 개복수술, 절제부위로는 위전적술, 분문측위절제술, 유문측위절제술 등 다양하다. 수술내용에 관하여 주치의와 상의 하고 치료를 이해하는 것이 필요하다.

●문합부전이나 장폐색 등의 수술 후 합병증을 초래한 경우 신속한 대응이 필요하다. 구토, 복통, 발열 등의 증상을 일으키는 경우에도 주치의와 상의하는 것이 중요하다.

(長尾玄, 杉山政則)

### 그림 4 위암의 심달도 분류

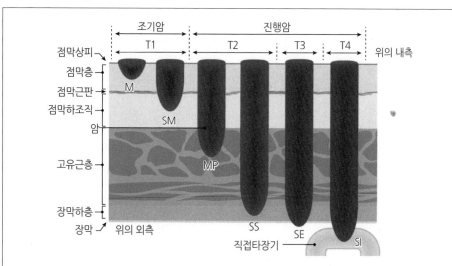

T0 : 암이 없다
T1 : 점막(M) 또는 점막하조직(SM)까지
T2 : 점막하조직을 넘어가지만 고유근층에 머무는 것(MP)
T3 : 고유근층을 넘어가지만 장막하조직에 머문 것(SS)
T4 : 장막 표면에 접해있거나, 유리복강에 노출되어 있는 것(SE), 직접 타장기까지 이르른 것(SI)
TX : 깊이가 불명확한 것

일본위암학회편: 위암취급규약 제14판. 金原出版, 도쿄, 2010:10.을 참고로 작성

**그림 5 위암의 심달도 분류**

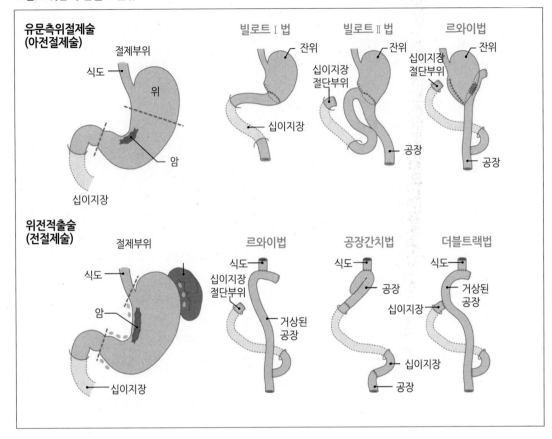

**문헌**

1. 佐野武, 외: 위암치료 가이드라인 제3판. 金原出版, 도쿄, 2010:7.
2. 佐野武: 위암. 신 임상외과학, 武藤徹一郎, 幕內雅敏 감, 川崎誠治, 佐野俊二, 名川弘一, 외 편, 의학서원, 도쿄, 2006: 431-432.
3. 일본내시경외과학회: 내시경외과수술에 관한 앙케이트조사-제9회 집계결과보고. 日鏡外絵誌 2008; 13: 500-604.

상부위장관 질환

# 상부위장관궤양(위궤양, 십이지장궤양)

## *gastroduodenal ulcer*

**point**

- 소화성 궤양은 소화관 점막의 공격인자와 방어인자 밸런스의 붕괴에 따라 발생한다고 알려져 있다. 밸런스가 흐트러지는 원인은 Helicobacter pylori(H.pylori) 감염이나 NSAIDs(비스테로이드성 항염증제)의 복용 등이 원인이라고 알려져 있다.

- 상부위장관궤양의 치료는 원인의 제거와 보존적 치료로 치유될 가능성이 높다. 외과적 치료가 필요한 천공의 예도 드물지는 않지만 감소하는 경향이다.
- 합병증인 출혈에 의한 토혈, 천공에 의한 복막염 등은 증상의 발현으로부터 시간이 지남에 따라 심각한 상황으로 진행되기 때문에, 복통, 발열, 빈혈 등의 증상을 놓치지 않는 것이 중요하다.

## 위궤양, 십이지장궤양이란

- 궤양은 소화관의 벽이 상처를 받아 결손을 일으킨 상태이다. 점막층까지의 얕은 결손을 미란이라 하고, 점막하층 이상의 깊이에 이르는 결손은 궤양이라고 정의되어 있는데, 장막까지 미치는 궤양 중에는 천공을 일으켜 수술이 필요한 경우도 있다.
- 소화성궤양은 위산, 펩신 등의 공격인자와 점액, 점막혈류 등의 방어인자의 균형이 붕괴되면서 발생한다고 알려져 있다. 균형이 깨지는 원인은 *Helicobacter pylori(H.pylori)*의 감염이나 NSAIDs(비스테로이드성 항염증제)의 복용, 그 밖에 조직혈행장애를 가져오는 당뇨병이나 협심증, 음주, Zollinger-Ellison 증후군 등도 원인이라고 생각된다.

## 증상

- 위궤양의 증상으로 통증이 2/3 이상에서 나타난다. 상복부에 국한된 것이 많고 일반적으로

지속적이다. 위궤양에서는 식후 60~90분에 통증이 온다고 알려져 있지만 십이지장궤양에 많다는 공복 시 통증을 나타내는 일도 적지않다[1](표 1).
- 그 밖에 심와부 팽만감, 명치부위가 아프고 속쓰림, 탄산, 구토 등의 증상도 볼 수 있다.
- 합병증으로 출혈에 따른 토혈, 하혈, 천공, 천통, 협착 등을 들 수 있다.

## 진단

- 궤양은 주로 상부위장관 내시경검사(그림 1)나 X선 조영검사로 진단한다.
- 궤양의 병기에 따라서 사키타·미와의 위궤양의 내시경적 stage분류가 있고(그림 2), 십이지장궤양에서도 이에 준하는 판정이 이루어져 있다.
- 내시경검사의 경우 활동기, 치유기, 반흔기의 감별이 가능하다. 출혈이 있는 궤양의 경우는 지혈술을 가능케 하고 또 생검을 하는 것으로 양·악성의 감별이나 H.pylori의 검사도 할 수 있다.

# 치료

## 보존적 치료

- NSAIDs의 유무를 확인하고 복용하고 있고 중지가 가능한 경우는 바로 투여를 중지한다.
- *H.pylori* 감염 양성례에서는 제균을 시도한다. *H.pylori* 음성례나 제균적응이 없는 *H.pylori* 감염례에서는 프로톤펌프 저해제나 $H_2$수용체 길항제 등의 제산제나 선택적 무스카린수용체 길항제, 또는 일부 방어인자 증강제로 치료를 한다.
- 출혈성 위궤양에서는 내시경적 지혈술을 시도한다. 근래 내시경적 지혈술의 보급과 클립 등의 처치기구의 개발에 따라 내시경적 지혈술 단독으로 90% 이상의 지혈효과를 얻을 수 있게 되었다.

## 수술치료

- 보존적 치료가 곤란한 사례에서는 수술치료를 고려한다. 내과적으로 지혈이 곤란한 출혈성 위궤양, 궤양성 소화관 천공에 의한 복막염, 반복되는 궤양에 따른 소화관 협착례 등이다.

- 프로톤펌프 억제제나 내시경, 처치기구의 개발에 따라 위절제술의 환자는 감소하는 경향이다.

### 표 1 위궤양의 자각 증상

| 증상 | | 건(비율) |
|---|---|---|
| 심와부통 | 식후시 통 | 109(33.1%) |
| | 공복·야간통 | 166(50.5%) |
| 배부통 | | 14(4.3%) |
| 복부팽만감 | | 138(41.9%) |
| 오심 | | 111(33.7%) |
| 구토 | | 51(15.5%) |
| 속쓰림 | | 114(34.7%) |
| 신물 | | 38(11.6%) |
| 식욕부진 | | 139(42.2%) |
| 토혈 | | 2(0.6%) |
| 하혈 | | 9(2.7%) |
| 설사 | | 4(1.2%) |
| 변비 | | 4(1.2%) |
| 무증상 | | 28 8.5%) |
| 계 | | 329 증례 |

原田直彦, 千ヶ岩芳春: 첫 발증 시 증상. 일본소화성궤양학, 竹本忠義 감, 中沢三郎, 森賀本幸, 岡崎幸紀 편, 의과학출판사, 도쿄, 1995: 578-582에서 인용

**그림 1 위궤양의 내시경진단**

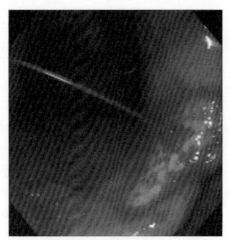

위각부 발생한 출혈을 동반한 활동기의 궤양.

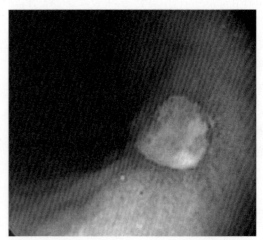

주위 점막이 가벼운 부종상이고, 중심에 백태를 동반한 반흔기의 궤양.

**그림 2 위궤양의 내시경적 stage분류**

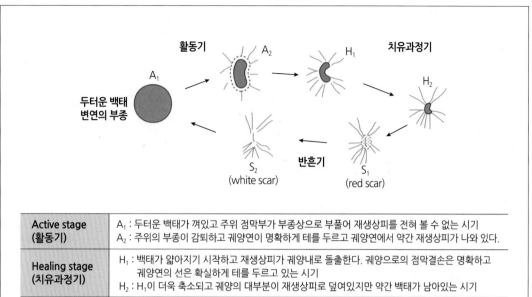

활동기    치유과정기    반흔기

$A_1$, $A_2$, $H_1$, $H_2$, $S_1$ (red scar), $S_2$ (white scar)

두터운 백태 변연의 부종

| Active stage (활동기) | $A_1$ : 두터운 백태가 껴있고 주위 점막부가 부종상으로 부풀어 재생상피를 전혀 볼 수 없는 시기<br>$A_2$ : 주위의 부종이 감퇴하고 궤양연이 명확하게 테를 두르고 궤양연에서 약간 재생상피가 나와 있다. |
|---|---|
| Healing stage (치유과정기) | $H_1$ : 백태가 얇아지기 시작하고 재생상피가 궤양내로 돌출한다. 궤양으로의 점막결손은 명확하고 궤양연의 선은 확실하게 테를 두르고 있는 시기<br>$H_2$ : $H_1$이 더욱 축소되고 궤양의 대부분이 재생상피로 덮여있지만 약간 백태가 남아있는 시기 |
| Scarring stage (반흔기) | 궤양이 표면을 재생상피로 수복된 시기로 발적을 남기는 $S_1$이 더욱 완성되면 발적은 소실된다($S_2$). |

崎田隆夫, 三輪剛: 악성궤양의 내시경진단-조기진단을 위해. 日消誌 1970; 67: 984-989.에서 인용

## 케어 포인트

- 상부위장관궤양은 원인의 제거와 보존적치료로 치유될 가능성이 높지만, 외과적치료가 필요한 천공경우도 드물지 않다.
- 출혈성 궤양인 경우 순환상태의 파악이나 혈액검사, 하혈의 유무 등에 의해 상태를 파악하고, 또 천공인 경우 복막자극증상의 정도나 발열의 유무 등으로 환자의 상태를 파악하는 것이 중요하다.
- 합병증인 출혈에 의한 토혈, 천공에 의한 복막염 등은 증상의 발현부터 시간이 지남에 따라 중증화하기 때문에 간과하지 않는 것이 중요하다.

(長尾玄, 杉山政則)

문헌

1. 原田直彦, 千ヶ岩芳春: 첫 발증 시 증상. 일본소화성궤양학, 竹本忠義 감, 中沢三郎, 森賀本幸, 岡崎幸紀 편, 의과학출판사, 도쿄, 1995: 578-582.

4 알아야 할 소화기질환

간담췌 질환

# 간암
## *liver cancer*

**point**

- 보통 간세포암을 말한다. 간경변, C형 만성간염, B형 만성간염, 남성, 고령, 알코올 섭취 등을 발암의 위험인자로 들 수 있다.
- 복수저류나 황달, 문맥압 항진증상 등 증상은 다양하고, 고위험군의 효과적 스크리닝(AFP측정과 초음파 검사)이 중요해진다.

- 효과적인 치료법으로 간절제, 경피적국소요법, 간동맥화학색전요법, 간이식이 있다. 수술 후에 합병증의 발생이나 중독화, 암의 재발이 많다.

## 간암이란

- 간의 악성 종양은 원발성 간암과 전이성 간암으로 크게 나뉜다. 원발성 간암으로는 간세포암과 담관세포암이 있고, 전자가 90% 이상을 차지한다. 이로써 보통 간암이란 간세포암을 말한다.
- 간암의 원인은 주로 B형간염 바이러스(hepatitis B virus : HBV), C형간염 바이러스(hepatitis C virus : HCV)의 지속감염에 의한 만성간염, 간경변이고, 그 중 HCV감염이 약 80%를 차지한다.
- 바이러스 감염에 의한 발암의 작용은 HBV가 직접 작용하거나, 지속적인 만성간염 상태나 간경변이 기반이 되는 간접적인 발암작용 등 여러 가지 설이 있다.
- 최근에는 HBV, HCV가 모두 음성인 비B·비C 간암이 증가하고 있다. 그 중에는 알코올성 간장애나 비알코올성 지방간염(nonalcoholic steatohepatitis : NASH), 원발성 담즙성 간경변(primary biliary cirrhosis : PBC), 자가면역성 간염 등 간경변을 배경으로 하는 것이 있다.
- NASH는 비음주, 비만, 2형 당뇨병, 고지혈증, 고혈압 등 생활습관병을 배경으로 하는 것이 많고, 근래 질환개념이 널리 인지되어 왔지만

발암작용은 명확하지 않다.
- 간암의 고위험군으로 간경변, C형 만성간염, B형 만성간염, 남성, 고령, 알코올 섭취등이 발암의 위험인자로 알려져 있다.

## 증상·진찰소견

- 간암에 특이적인 임상증상은 없다. 간암의 발암은 바이러스성 간염이나 알코올성 간염 등 원인이 여러 가지이고, 증상은 원질환에 의해 복수저류나 황달, 문맥압 항진증상 등 다양하다.

## 진단·검사

- 간암에 특이적인 증상이 없기 때문에 간암 고위험군의 효과적인 스크리닝이 중요해진다.
- 「과학적 근거에 기초한 간암진료 가이드라인」에서는 B형 간경변, C형 간경변을 초고위험군, B형만성간염, C형만성간염, 어느 쪽이고 간경변이 있으면 고위험군으로 하고 있다[1].
- 스크리닝은 AFP(a-fetoprotein)측정과 초음파 검사를 병용해서 한다. 초음파검사로 간내에

결절이 지적된 경우는 조영CT나 조영MRI에 의한 영상검사를 한다(그림 1).

## 치료

- 현재 간세포암에 대해서 유효한 치료법으로는 ① 수술에 의한 간절제, ② 고주파절제(radiofrequency ablation : RFA) 등의 경피적 국소요법, ③ 간동맥화학색전요법(transcatheter arterial chemo-embolization : TACE), ④ 간이식이다. 각 치료법의 선택으로는 가이드라인에 지침이 표시되어 있다[1].

- 복수나 황달, 혈청알부민치, ICG검사, 프로트롬빈치에 의한 간장애도(liver damage, 표 1)나 종양의 개수, 크기에 따라 치료 알고리듬(그림 2)을 정하고 있다.

- 수술치료에는 여러 가지의 술식이 있지만, 만성간염이나 간경변 등으로 배경간의 예비기능이 나빠서 정형적인 간엽절제가 곤란할 때도 많다. 그럴 때는 간 부분절제나 RFA 등의 경피적 국소요법이 선택된다.

- 2010년에는 간암으로는 처음으로 표적치료제 소라페닙이 일본에서 승인되고, 수술치료가 불가능한 간암에 대한 새로운 치료의 선택사항으로 시행되고 있다.

**그림 1 간세포암의 전형적인 CT 영상(Dynamic CT)**

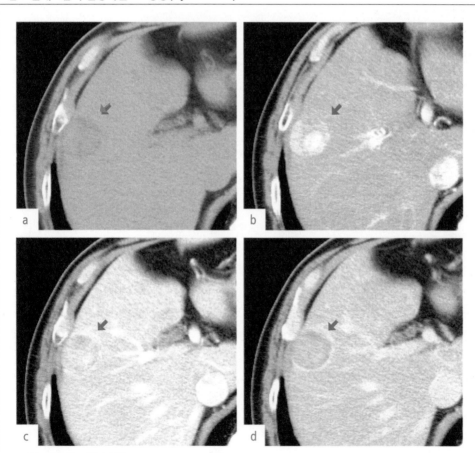

a. 단순CT에서는 저흡수종창.
b. 조기상에서는 종양은 간실질보다 짙게 조영된다.
c. 문맥상에서 종류는 약간 저흡수에서 중간흡수로 나타난다.
d. 지연상에서는 종양은 저흡수로 나타나지만, 주위의 선유성피막은 고흡수로 조영된다.

### 그림 2 간세포암 치료 알고리즘

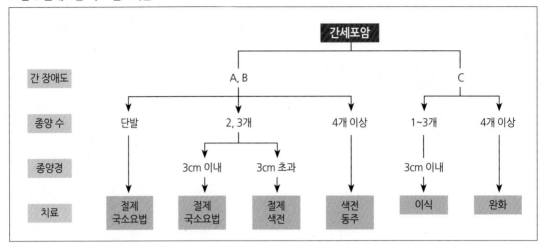

과학적 근거에 기초한 간암진료 가이드라인 작성에 관한 연구반 편: 과학적 근거에 기초한 간암진료 가이드라인2005년판. 金原出版, 도쿄, 2005:14에서 인용

### 표1 간 장애도(liver damage)

| 간 장애 | A | B | C |
|---|---|---|---|
| 복수 | 없음 | 치료효과 있음 | 치료효과 적다. |
| 혈청빌리루빈치(mg/dL) | 2.0 미만 | 2.0~3.0 | 3.0 초 |
| 혈청알부민치(g/dL) | 3.5 초 | 3.0~3.5 | 3.0 미만 |
| ICG R15(%) | 15 미만 | 15~40 | 40 초 |
| 프로트롬빈활성치(%) | 80 초 | 50~80 | 50 미만 |

2항목 이상이 해당된 간장애도가 두 군데 생기는 경우에는 높은 쪽의 간 장애도를 취한다.

## 케어 포인트

● 간암환자는 대부분의 경우에서 만성간염이나 간경변을 갖고 있기 때문에 수술 후에 일어날 수 있는 합병증이 많고, 또 중독화되기 쉽다. 원래 간예비능이 적은 환자에 대해 예비능 이상의 간절제를 한 경우나, 수술 후 감염 등에 의한 패혈증 등으로 간부전에 빠질 수 있다.

● 황달이나 복수저류, 간성뇌증 등 중독한 상태가 되어 생명이 곤란해질 때도 있다. 때로는 혈장교환요법이 필요한 경우도 있다. 그 밖에도 수술 후의 후출혈이나 간 절제면에서의 담즙루, 그리고 이어지는 복강내감염증 등이 있다. 복강내유치 드레인에서 배액의 성상에 따라 알 수 있는 것도 있어서, 배액관의 관찰은 특히 중요하다.

● 간암환자는 치료 후에 암이 재발하는 일이 많다. 각각에 대해서 수차례의 치료가 필요할 때가 많고, 평소에 알코올 섭취를 하지 않는 등 간에 부담을 주지 않는 생활을 지도하는 것이 중요하다.

(中里徹矢, 鈴木裕, 杉山政則)

### 문헌

1. 과학적 근거에 기초한 간암진료 가이드라인 작성에 관한 연구반 편: 과학적 근거에 기초한 간암진료 가이드라인2005년판. 金原出版, 도쿄, 2005.

간담췌 질환

# 담낭결석, 담낭염

*cholecystolithiasis, cholecystitis*

| point | ● 담낭결석은 식생활 습관이나 장관운동 기능저하 등의 인자가 형성에 관련된다. 급성담낭염은 담낭에 발생한 급성염증 성질환이다.<br>● 체외식 복부초음파 검사가 영상진단의 제1 선택이고, CT는 담낭결석의 질적진 | 단에 효과적. MRI 검사는 담낭염의 존재 진단에 유용하다.<br>● 케어로 중요한 것은 주로 수술 후이고, 배 액과 배액의 관찰에 의해 수술 후 출혈이 나 담즙루 등의 수술 후합병증을 파악할 수 있다. |
|---|---|---|

## 담낭결석, 담낭염이란

● 담낭결석은 담낭 내에 형성된 결석으로, 일상 진단에서 많이 볼 수 있는 소화기 질환의 하나 이다.

● 대부분은 무증상으로, 검진 등에 의해 발견되는 일도 있어서 무증상 담석증이라고 불린다. 그러나 때로는 산통발작이나 담도감염으로 담 낭염을 병발한다.

● 담낭결석의 형성에 관련된 인자로는 식생활 습관, 담낭수축기능저하, 장관운동기능저하, 지질이상증, 급격한 체중감소 등이 있다. 담석 의 위험요인으로 5F[Forty(40대), Female(여 성), Fatty(비만), Fair(백인), Fecund(다산)]가 이전부터 잘 알려져 있다.

● 담낭결석의 종류는 콜레스테롤담석(순콜레스테 롤석, 혼성석, 혼합석), 색소담석(흑색석,빌리루 빈칼슘석) , 드문 담석(탄산칼슘석, 지방산칼슘 석, 다른 혼성석, 그 외)으로 분류된다. 콜레스테 롤계결석이 전체의 약 70%를 차지한다[1].

● 급성담낭염은 담낭에 발생한 급성염증성질환 으로 대부분은 담낭결석에 기인한다. 담낭결 석에 따른 급성담낭염은 담석이 담낭관을 막 아 폐색을 일으켜 발생하고, 담즙 안의 세균감

염(담도감염)이 관여한다. 특수한 급성담낭염 으로써 담낭결석을 동반하지 않는 무석담낭염 이나 황색육아종성 담낭염, 기종성 담낭염, 담 낭축염전증 등이 있다.

● 만성담낭염은 담석의 만성적인 자극에 의해 발생한다고 볼 수 있고, 담낭점막의 위축, 담 낭벽의 섬유화가 일어나 급성담낭염을 자주 일으킨다.

## 증상·진찰소견

● 담낭결석의 반수는 무증상으로 임상상의 문제 가 되지 않는 경우가 많다.

● 담석발작은 식후에 심와부에서 우측간부로 통 증이 발증한다. 담낭의 수축에 따르는 발작성 통증이고, 우측 어깨로 방사된다. 식사가 유발 인자가 되고 특히 고지방식으로 일어난다. 발 작시에는 오심·구토를 동반할 수 있다.

● 담낭결석에 기인하는 급성담낭염의 증상으로 황달, 발열, 복통이 특징이라 한다. 담낭염의 특 징적인 복부소견으로 머피징후가 있다. 머피징 후란 오른쪽 갈비뼈 아래부분을 압박하면서 심 호흡을 했을 때 흡기시에 호흡이 멈추는 것으

로 유용한 소견이다.

- 급성담낭염에 대해서는 2005년에 일본에서의 가이드라인으로 「과학적 근거에 기초한 급성담관염·담낭염의 진찰 가이드라인」에 나와 있다[2]. 가이드라인에서는 중증급성담낭염을 ① 담낭벽의 고도염증변화, ② 중등증의 국소합병증을 동반하는 것으로 정의하고, 예후규정인자를 이용하여 중증도판정기준을 나타내고 있다(표 1).
- 전원기준(표 2)을 보이면서, 중증례나 초기치료에 반응하지 않는 중등·경증례에서는 긴급수술, 담도 배액 및 중증관리가 가능한 시설로의 전원이 필요하다고 하고 있다.

## 진단·검사

- 담낭결석·담낭염에 대한 영상진단으로 체외식 복부초음파검사가 제1선택이다(그림 1). 비침습적으로 간편하게 진행할 수 있어서 진단에 유용하다. 담낭결석은 「음향음영을 동반하는 고에코역」으로 나타나고 높은 정밀도로 진단할 수 있다.
- 급성담낭염의 초음파소견은 담낭종대나 담낭벽비후, 가스상, 담낭주위의 액체저류 등이 있다.
- CT는 담낭결석의 질적진단에 효과적이고 순콜레스테롤결석을 뺀 결석이 나타난다. 급성담낭염에 있어서 중증도 판정에 유용하다.
- MRI검사는 담낭염의 존재진단에 유용하다. 또 MRCP는 담관의 해부학적인 변이의 확인 등에 유용하다.

## 치료

- 무증상인 담낭결석은 기본적으로 경과관찰을 권장한다. 그러나 경과중에는 간기능장애의 발생이나 담낭암발증의 가능성을 고려한다.
- 무증상이라도 결석이 다수이거나 담낭조영음성례, 암 의심이 있는 벽비후 예, 초음파로 담낭의 평가를 충분히 할 수 없는 예 등은 환자

**표 1 급성담낭염의 중증도 판정기준**

| | |
|---|---|
| **중증급성담낭염** | 급성담낭염 중 다음의 하나를 동반하는 경우는 '중증'이다.<br>① 황달<br>② 중독한 국소 합병증 : 담즙성복막염, 담낭주위농양, 간농양<br>③ 담낭염전증, 기종성담낭염, 괴저성담낭염, 화농성담낭염 |
| **중등급성담낭염** | 급성담낭염 중 다음의 하나를 동반하는 경우는 '중등증'이다.<br>① 고도의 염증반응(백혈구>14,000/mm² 또는 CRP>10mg/dL)<br>② 담낭주위액체저류<br>③ 담낭벽의 고도염증성변화 : 담낭벽부정상, 고도의 담낭벽비후 |
| **경증급성담낭염** | 급성담낭염 중 '중등증', '중증'의 기준을 충족시키지 않는 것을 '경증'이라고 한다.<br><br>*담낭염 자체에 의해서 상승하는 황달은 특히 빌리루빈>5mg/dL에서는 중증화의 가능성이 높다(담즙감염율이 높다). |

급성담도염의 진료 가이드라인 작성 출판위원회 편: 과학적 근거에 기초한 급성담관염·담낭염의 진료 가이드라인. 의학도서출판, 도쿄 2005: 104.에서 인용

**표 2 급성담낭염의 중증도 전원기준**

| | |
|---|---|
| **중증** | 긴급수술, 담도 배액 및 중증환자의 관리를 할 수 없는 시설에서는, 대응 가능한 시설로 신속하게 전원해야 한다. |
| **중등증·경증** | 초기치료를 하고 치료에 반응하지 않는 경우, 수술 및 담도 배액을 할 수 없는 시설에서는, 대응가능한 시설로 신속하게 전원/연계 한다. |

급성담도염의 진료 가이드라인 작성 출판위원회 편: 과학적 근거에 기초한 급성담관염·담낭염의 진료 가이드라인. 의학도서출판, 도쿄 2005: 105.에서 인용

## 그림 1 급성담낭염과 담석증의 영상

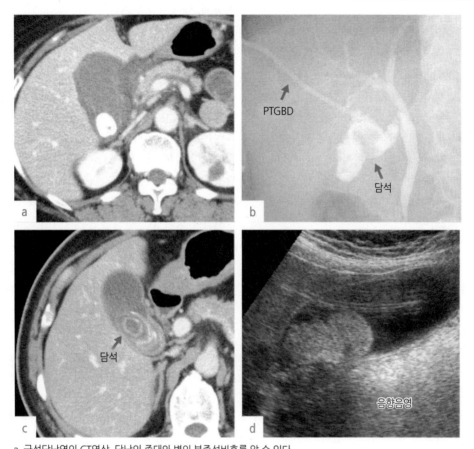

a. 급성담낭염의 CT영상. 담낭의 종대와 벽의 부종성비후를 알 수 있다.
b. 급성담낭염에 대한 PTGBD 삽입. 조영에서 담석을 확인한다.
c. 담석증의 CT영상. 담낭의 종대는 알 수 있지만 벽비후는 알 수 없다.
d. 담석증의 체표초음파영상. 담낭 내에 음향음영을 동반하는 결석상을 알 수 있다.

## 표 3 급성담낭염의 진료지침

① 급성담낭염에서는 원칙적으로 담낭적출술(복강경하의 담낭적출술이 많이 이루어진다)을 전제로 한 초기치료 (전신상태의 개선)를 한다.
② 황달 예나 전신상태가 불량한 경우에는 일시적인 담낭배액도 고려한다.
③ 중독한 국소합병증(담즙성복막염, 담낭주위농양, 간농양)을 동반한 경우, 또는 담낭염전증, 기종성담낭염, 괴저성담낭염, 화농성담낭염에서는 전신상태의 관리를 충분히 하면서 긴급수술을 한다.
④ 중등증에서는 초기치료와 함께 신속하게 수술(복강경하 담낭적출술이 바람직하다)이나 담낭배액의 적응을 검토한다.
⑤ 경증에서도 초기치료에 반응하지 않는 예에서는 수술(복강경하 담낭적출술이 바람직하다)이나 담낭배액의 적응을 검토한다.

급성기에 담낭적출술을 하지 않았던 경우에도, 담낭결석합병례에서는 재발방지를 위해 염증이 치료된 후에 담낭적출술을 하는 것이 바람직하다.

급성담도염의 진료 가이드라인 작성 출판위원회 편: 과학적 근거에 기초한 급성담관염·담낭염의 진료 가이드라인. 의학도 서출판, 도쿄 2005: 105.에서 인용와 상담한 후에 수술여부를 결정한다.

● 담낭결석증에 대한 치료의 기본은 수술에 의한 담낭적출술이다. 일반적으로는 복강경하담낭적출술이 이루어진다. 근래에는 복강경수술로 절개를 줄이는 수술이 이루어지고 있다. 급성담낭염이나 개복수술의 기왕이 있어도 복강경수술이 이루어지고 있고, 적응증은 확대되고 있다. 그러나 고도의 염증인 경우는 개복수술로 이행할 수도 있다.

● 담낭적출술의 합병증으로는 수술 중의 담도손상이나 출혈, 담석의 복강내 유잔, 수술 후의 담즙루나 창감염 등이 있다.

● 담낭결석증에 대한 그 외의 치료로서 담즙산 제제에 의한 경구담석 용해요법(X선 음성인 콜레스테롤담석에 대해 효과적)이나 체외충격파결석파쇄요법(extracorporeal shock wave lithotriosy : ESWL, 석회화가 없는 콜레스테롤담석에 효과적)이 있지만, 적응증은 한정적이다.

● 급성담낭염에 대한 치료는 급성 담관염·담낭염의 진료 가이드라인에 진료지침(표 3)이 명시되어, 표준 치료로 널리 알려져 있다.

● 가이드라인에서는 원칙적으로 담낭적출술을 전제로 한 초기치료를 한다고 되어 있다. 초기치료는 수술이나 긴급 배액술의 적응증을 고려하면서 금식, 충분한 수액과 전해질의 보충, 진통제, 항생제의 투여를 한다.

● 급성담낭염의 기본치료는 수술이다. 가능하면 복강경하 담낭적출술이 바람직하지만, 술자의 역량에 따라서 선택될 것이다. 가이드라인에서는 입원 후 조기(72시간 이내)의 담낭적출술이 바람직하다고 되어 있지만, 적응증에 관하여는 긴급 수술의 체제나 인원의 확보 등에 따라 시설마다 다르다.

● 담낭배액법으로 경피경간 담낭배액법(percutaneous transhepatic gallbladder drainage : PTGBD)나 경피경간 담낭흡인천자법(percutaneous transhepatic gallbladder aspiration : PTGBA), 경유두적 배액법으로 내시경적 경비담낭배액법(endoscopic nasogallbladder drainage : ENGBD)이 있다(그림 2).

## 케어 포인트

● 간호에서 중요한 것은 주로 수술 후나 배액법 시행 후이다. 담낭결석에 대한 복강경하 담낭적출술 후에는 복강 내에 인포메이션 드레인이 삽입될 때가 많다. 또 급성담낭염 등의 염증 병발례에서는 배액관을 삽입한다. 배액관을 통한

### 그림 2 담도 배액의 종류

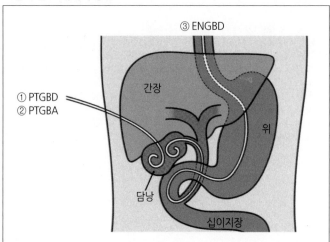

배액을 관찰하는 것에 의해 수술 후 출혈이나 담즙루 등의 수술 후 합병증을 알 수 있다.

●급성담낭염에 대한 담낭 배액일 때는 배액 경로에 의해 경피적 또는 경비적으로 배액 튜브가 체외로 유도되어 있다. 경피적 배액 후에 담즙이 복강내로 유출되어 담즙성 복막염을 일으킬 수 있고, 배액법 후에는 삽입부위의 통증뿐만 아니라 복부소견의 유무를 늘 생각하면서 관찰한다. 처치 후의 복통을 안이하게 절개부 통증이라고 판단해서는 안 된다.

●경피적 배액법의 경우는 보통 배액 튜브를 피부에 봉합고정한 후에 테이프로 고정한다. 그러나 드레인의 테이프 고정 방향이나 각도에 따라서 배액 경로가 협착이나 폐색을 일으키고, 소위 배액장애가 일어날 수 있다. 환자의 ADL 등을 고려하여 배액관이 스트레스가 되지 않도록 고정한다.

●경비적인 배액 경로는 움직임 등에 따라 튜브의 이탈 등이 일어나기 쉽다. 특히 치매 등의 동반질환을 가진 고령자에게는 주의가 필요하다. 배액 중에는 동시에 점적 등의 튜브가 많아 문제가 발생할 수 있다. 문제를 미연에 방지하기 위해 환자의 교육뿐만 아니라 환자 주변 환경의 정리에 주의를 기울일 필요가 있다.

(中里徹矢, 鈴木裕, 杉山政則)

### 문헌

1. 일본소화기학회 편: 담삭증진료 가이드라인. 일본소화기병학회, 도쿄, 2009.
2. 급성담도염의 진료 가이드라인 작성 출판위원회 편: 과학적 근거에 기초한 급성담관염·담낭염의 진료 가이드라인. 의학도서출판, 도쿄 2005.

간담췌 질환

# 담도암
## *biliary tract cancer*

**point**
- 부위에 따라 담관암(간문부, 상부, 중부, 하부), 담낭암, 유두부암으로 분류된다. 악성도가 높아 절제불가인 경우도 적지 않다.
- 진전도 진단은 주로 수평방향 진단(수술 술식의 결정)과 수직방향 진단(혈관침윤이나 신경침윤 등의 평가에 중요)으로 평가된다.
- 폐색성 황달을 보이는 경우가 많아 담도 배액을 통해 황달수치를 떨어뜨린다. 일정한 황달수치가 낮아지면 외과수술이나 화학요법을 시행한다.

## 담도암이란

- 담도암은 담도에서 발생하는 악성종양으로 부위에 따라 담관암(간문부담관암, 상부담관암, 중부담관암, 하부담관암), 담낭암, 유두부암으로 분류된다(그림 1).
- 담도암은 췌장암처럼 외과적절제가 장기생존을 기대하는 유일한 치료법이다. 그러나 악성도도 높고 절제불가능한 경우도 적지 않기 때문에, 수술 전의 정확한 진단이 치료방침결정을 위해 중요하다.

## 증상

- 담도암에서는 담도협착에 의한 담즙정체가 원

**그림 1 담낭·담도의 구조**

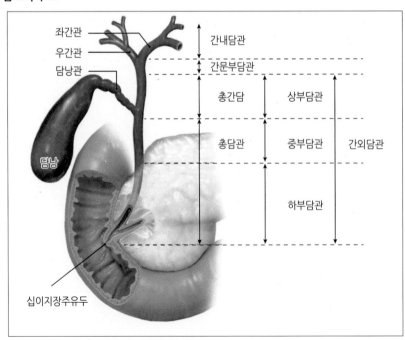

인으로, 폐색성 황달이나 담관염을 발생시킨 다. 이와 같은 경우는 신속한 담도 배액이 필요하다. 또 담즙정체에 의해 무통성인 담낭종대를 나타나고 종대담낭이 종류로 촉지된다 (Courvoisier 징후).

- 담도암의 진단은 첫 단계로 혈액생화학검사와 복부초음파를 시행한다. 혈액생화학검사에서는 종양표시자의 상승이나 담도계 효소나 간기능의 이상, 복부초음파에서는 담관암이나 유두부암의 경우 담관협착이나 확장 등, 담낭암에서는 담낭내의 융기성 병변이나 담낭벽비후로 나타난다. 첫 번째 단계에서 이상

을 확인한 경우, 두 번째 단계로 CT나 MRI, MRCP가 이루어진다. 또 담관암에서는 황달 수치의 상승이 나타나는 경우가 많아 황달의 감소를 목적으로 ERCP(endscopic retrograde cholangio pancreatography : 내시경적 역행성 췌담관 조영)를 많이 하게 된다. ERCP는 직접 담관 조영이 가능하고 담관암의 수평방향의 진전도 진단에 유용하다(그림 2~5).

- 담관암의 진전도 진단은 주로 수평방향과 수직방향으로 평가된다. 수평방향진단은 수술술식을 결정하기 위해 수직방향진단은 혈관침윤이나 신경침윤 등의 평가에 중요하다.

## 그림 2 간문부담관암

| MRCP | MDCT(MPR상) |
|---|---|
| 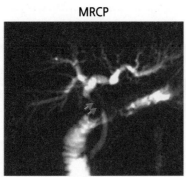 | 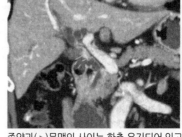 |
| 간문부담관에 종양은 협착상으로 인지된다(➡). | 종양과(➡)문맥의 사이는 한층 유지되어 있고 문맥침윤은 보이지 않는다. |

## 그림 3 중부담관암

| MRCP | ENBD 조영 | MDCT(MPR상) |
|---|---|---|
| 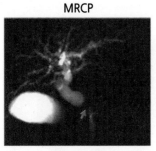 | 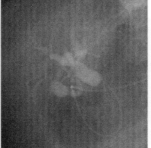 | 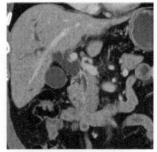 |
| 중부담관은 종양에 의해 협착되고(➡), 중추측담관은 확장되어 있다. | 중부담관은 완전히 폐색하고 조영제는 십이지장으로는 흐르지 않는다. | 종양과(➡)문맥 관계는 명료하고 침윤은 보이지 않는다. |

● 최근에는 다양한 영상구축이 가능한 multi-ditector CT(MDCT)가 절제 적응의 결정에 중요한 인자인 문맥이나 간동맥 등의 혈관침윤 등을 나타내는 데 유용하다.

● 담도암은 폐색성 황달을 보이는 일이 많다. 그 경우 절제의 가부에 상관없이 담도 배액으로 빌리루빈 수치를 낮출 필요가 있다. 일정한 감소가 보이면 외과수술이나 화학요법을 행한다 (그림 6)[1].

● 수술 전 정확한 진단을 통해 수술 절제 조직단편이 음성이 되도록 하는 근치수술을 목표로 한다.

● 간문부담관암에서는 대부분은 간엽절제를 요

한다. 대량 간절제에 의해 잔존 정상 간용적이 작아질 것 같으면 문맥색전술에 의해 잔존간의 비대를 촉진시키고 그후에 간절제를 한다.

● 중부·하부 담관암이나 유두부암에서는 유문보존 췌십이지장절제술(pylorus-preserving pancreatoduodenectomy : PpPD)이 표준이 된다.

● 담낭암도 담관암처럼 외과절제가 유일한 근치치료이다. 근치절제를 위해서는 수술 전의 진전도 진단이 중요하지만 수술 전 영상진단에서의 진전도 진단은 극히 어렵다.

● 담낭암의 경우 조기암이라면 림프관침윤이나 정맥침윤, 림프절전이는 거의 없고 담낭적출술만으로도 된다고 한다. 임상적으로 문제

**그림 4 하부담관암**

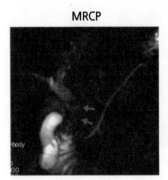

MRCP

종양은 하부담관에 음영결손상으로 보인다(➡).

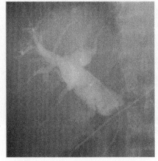

ENBD 조영

종양에 의해 하부담관은 완전 폐색해 있다.

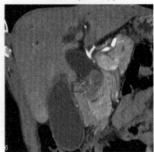

MDCT(MPR상)

종양은 하부담관내를 차지하고(➡), 중추측담관은 분명하게 확장되어 있다.

**그림 5 담낭암**

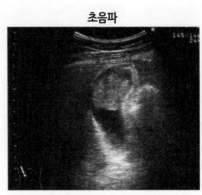

초음파

담낭내에 융기성병변으로 종양이 잡힌다.

CT

조영에 의해 종양은 조영효과를 나타낸다.

**그림 6 담도암 치료의 알고리즘**

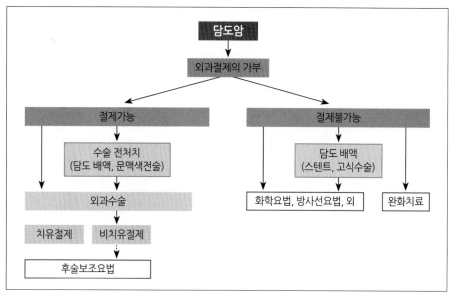

담도암진료 가이드라인작성 출판위원회 편: 에비던스에 기초한 담도암진료 가이드라인. 의학도서출판, 도쿄, 2007:14에서 일부 개변인용

가 되는 것은 장막하층에 이르는 담낭암이고 30% 이상으로 림프절전이를 보이기 때문에 림프절 곽청이나 간절제가 필요하다. 그러나 담관절제의 시비나 간절제의 범위(담낭상절제, 간S4a/S5절제, 간우엽절제)등 지금까지 결론은 나와 있지 않은 것이 현실이다.

● 근래의 복강경하 담낭적출술의 보급에 따라 담낭적출 후에 담낭암이 판명되는 경우도 늘고 있다. 그럴 때도 조기암이라면 추가절제는 불필요하지만 진행암이라면 추가절제에 의해 림프절 곽청과 간절제술이 필요해 진다.

## 케어 포인트

● 중하부 담관암에서는 췌두십이지장 절제술이

이루어지기 때문에 췌장암처럼 췌공장문합부(췌위문합부)의 문합부전에 의한 췌루의 관리가 중요하다.

● 특히 담도암에서는 soft pancreas에서 주췌관 확장을 보이지 않는 것이 많고, hard pancreas 에서 주췌관확장을 동반하는 췌장암과 비교하면 문합부전의 발생률은 높다. 그러므로 색조나 성상 등의 배액관의 배액양상의 변화나 염증반응, 빈혈 등에 충분히 주의를 기울인다.

(鈴木裕, 中里徹矢, 橫山政明, 杉山政則)

### 문헌

1. 담도암진료 가이드라인작성 출판위원회 편: 에비던스에 기초한 담도암진료 가이드라인. 의학도서출판, 도쿄, 2007.

## 간담췌 질환
# 췌장암
### *pancreatic cancer*

**point**
- 유일한 근치치료는 수술이지만 진행이 빠르고 예후도 불량하기 때문에 얼마나 췌장 내에 국한된 상태로 진단하는가가 장기생존에 크게 기여한다.
- 췌장암이 의심되는 경우는 혈중췌장효소 측정, 종양표지자 측정, 복부초음파, CT, MRI, MRCP, 필요에 따라 ERCP, PET를 시행한다.
- cStageⅢ까지는 외과절제를, cStageⅣb는 화학요법이나 BSC(best supportive care)가 권장된다. cStageⅣa에 대해서도 절제가능하면 고려한다.

## 췌장암이란

- 췌장암은 췌관상피에서 발생하고 극히 예후 불량한 암으로 인식되어 있으며 그 이환률은 매년 증가하는 경향이다.
- 장기성적은 췌장암등록에서도 3년 생존률은 StageⅣb에서 3.9%, 가장 조기인 StageⅠa에서 42.6%로 극히 불량하다. 또 T인자에 관해서는 T4가 3년 생존률 8.8%에 대해, T1에서 43.4%, T2에서 40.1%로 얼마나 췌장 내에 국한된 상태로 진단하는가가 장기생존에 크게 기여한다. 그러나 증상출현 시에는 이미 진행되어 절제불가능으로 진단되는 경우도 적지 않다. 이 경우에도 StageⅣb가 50.7%로 반수 이상인데 대해, StageⅠa가 겨우 2.0%로 조기 발견이 극히 힘들다.

## 증상

- 복통이나 전신권태감, 식욕부진, 체중감소 등이 많지만, 췌두부의 종양에 의해 담관협착을 보이는 경우는 폐색성 황달이 되고, 담관염이 병발하면 발열 등의 염증소견을 동반한다.

## 진단·검사

- 장기생존을 기대하는 유일한 근치치료는 수술이다. 그러나 진행도 빠르고 예후도 극히 불량하다. 그래서 얼마나 췌장 내에 국한된 상태에서 진단하는가가 장기생존에 크게 기여한다.
- 췌장암이 의심되는 경우(그림 1)는 혈중췌장효소측정, 종양표지자측정, 복부초음파, CT, MRI, MRCP를 하고(그림 2), 필요에 따라 ERCP(endoscopic retrograde cholangio pancreatography), 초음파내시경(endoscopic ultrasonography : EUS), PET(positron emission tomography)를 실시한다(그림 1).

## 치료

- 치료에 관해서는(그림 3), cStageⅠ부터 Ⅲ까지는 외과절제를 권장하고, cStageⅣb는 화학요법, 또는 best supportive care(BSC)를 권장한다. cStageⅣa에 대해서도 절제가능하면 외과절제, 절제불가능이면 화학요법 또는 화학방사선요법을 권장한다.
- 절제술식으로는 췌두부암이면 유문보존 췌십

이지장절제술(pylorus-preserving pancreatico-duodenectomy : PpPD)이나 아전위보존 췌십이지장절제술(subtotal stomach-preserving pancreaticoduodenectomy : SSPPD), 췌두십이지장 절제술(pancreaticoduodenectomy)을, 췌체미부암이라면 췌체체미부 절제술(distal pancreatectomy : DP)이 시행된다.

● 근래 췌관내유두점액성종양(intraductal papillary mucinous neoplasm : IPMN)이나 췌점액성 낭포종양(mucinous cystic neoplasm :

### 그림 1 췌장암진단의 알고리즘

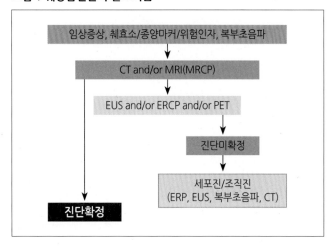

일본췌장학회 췌암진료 가이드라인 개정위원회 편: 과학적 근거에 기초한 췌암진료 가이드라인 2009년판. 金原出版, 도쿄, 2009:44에서 일부 개변인용

### 그림 2 췌장암의 영상진단

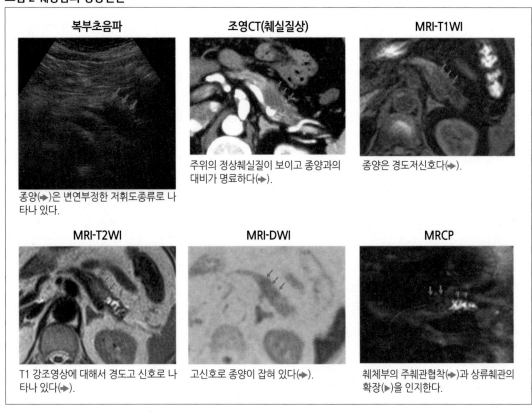

**복부초음파**
종양(➡)은 변연부정한 저휘도종류로 나타나 있다.

**조영CT(췌실질상)**
주위의 정상췌실질이 보이고 종양과의 대비가 명료하다(➡).

**MRI-T1WI**
종양은 경도저신호다(➡).

**MRI-T2WI**
T1 강조영상에 대해서 경도고 신호로 나타나 있다(➡).

**MRI-DWI**
고신호로 종양이 잡혀 있다(➡).

**MRCP**
췌체부의 주췌관협착(➡)과 상류췌관의 확장(▶)을 인지한다.

알아야 할 소화기질환 4

**그림 3 췌장암치료의 알고리듬**

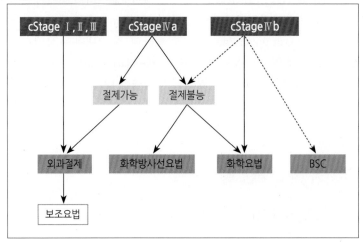

일본췌장학회 췌암진료 가이드라인 개정위원회 편: 과학적 근거에 기초한 췌암진료 가이드라인 2009년판. 金原出版, 도쿄, 2009:45에서 일부 개변인용

**그림 4 췌관내유두점액성종양(IPMN)과 췌점액성낭포종양(MCN)**

| IPMN | | | MCN |
|---|---|---|---|
| 주췌관형 | 분지췌관형 | 복합형 | |
| 주췌관의 미만성확장 특징이다. | 주췌관의 확장은 보이지 않고 분지췌관의 포도송이 모양의 확장이 특징이다. | 주췌관과 분지췌관의 양쪽 모두 확장된다. | 췌체미부의 귤모양의 구형종양으로 췌관확장은 보이지 않는다. |

MCN)이 주목되고 있다(그림 3).

●IPMN은 다량의 점액생성과 췌관의 확장이나 유두개대를 초래한다. 종양의 위치에 의해 주췌관의 확장을 보이는 주췌관형, 분지췌관이 낭포상으로 확장하는 분지췌관형, 주췌관·분지췌관의 양쪽 모두 확장하는 복합형으로 분류된다(그림 4). 진행이 늦고 예후가 좋은 종양으로서 널리 인식되고 있기 때문에 일반적으로 악성을 절제하고 양성은 경과관찰이 가능해졌다. 주췌관형·복합형은 악성의 비율이 높기 때문에 원칙적으로 절제를 권장하고, 분지췌관형은 종양경이 3cm 이상, 유증상인 예는 절제를 권장하고 있다. 또 종양경 1~3cm라면 3~12개월의 경과 관찰 하에 증상의 출현이나 종양의 증대, 벽재결절, 주췌관확장, 세포진의 양성화를 보인 시점에서 절제를 권장하고 있다[2].

●MCN은 중년층의 여성에게 많고 췌체미부를 호발부위로 하는 선유성피막을 가진 종양이다. 보통 췌관과의 교통은 없고 병리조직학적으로 난소양간질이 관찰된다. 거의 대부분이 DP를 선택하고 수술침습도 낮아 완전절제에 의해 예후도 충분히 기대되므로 원칙적으로 절제를 권장한다.

## 케어 포인트

● 췌장절제술은 생명에 관계된 중대한 합병증이 발생할 가능성이 있는 수술이다. 그래서 섬세한 수술 후관리가 필요하다.

● 췌장절제 후에 가장 주의해야할 것은 췌루이다. 췌루는 췌장액이 복강내에 누출된 상태이고, PD후의 췌공장문합부의 문합부전이나 DP 후의 췌장 절제부위의 췌액누출에 의해 발생한다. 누출췌액은 감염을 병발하므로 활성화되고 복강내 농양이나 가성동맥류 파열에 의한 복강 내출혈 등 치명적인 합병증을 초래할 수 있다. 그래서 색깔이나 성상 등의 배액관 배액양상의 변화나 염증반응, 빈혈 등에 충분히 주의를 기울인다.

(鈴木裕, 中里徹矢, 横山政明, 杉山政則)

### 문헌

1. 일본췌장학회 췌암진료 가이드라인 개정위원회 편: 과학적 근거에 기초한 췌암진료 가이드라인 2009년판. 金原出版, 도쿄, 2009.
2. Tanaka M, Chiari S, Castillo CF, et al:International consensus guidelines for management of intraductal papillary mucinous neoplasms and mucinous cystic neoplasms of the pancreas.Pancreatology, 62006:17-32.

## 간담췌 질환

# 급성췌장염
### *acute pancreatitis*

**point**

- 소화효소가 활성화되어 췌장 내 및 그 주위의 급성염증을 일으키는 병태이다. 양성질환이지만 중증화에 의해 예후가 불량해질 수 있다.

- 경증인 경우는 금식을 해서 췌장의 안정과 충분한 수액보충, 통증 제거가 이루어진다.
- 중증인 경우는 장기부전대책을 하면서 단백분해효소, 저해제·항균제국소동주요법이나 혈액정화요법 등이 선택된다.

## 급성췌장염이란

- 급성췌장염은 갖가지 원인에 의해 췌장소화효소가 활성화되고 췌장 내 및 그 주위의 급성염증을 일으키는 병태이다.
- 원인은 알코올과 담석이 가장 많지만 그 밖에도 ERCP후 췌장염이나 췌담관 합류이상, 고지혈증, 약물, 특발성 등 여러 가지로 나뉜다.
- 양성질환임에도 상관없이 중증화에 의해 예후 불량해질 수 있다.
- 가이드라인에 의해 그 진단치료지침이 제시되어 있다.

## 증상

- 증상으로 90%이상이 복통을 경험하고 특히 상복부통이 많다. 또 극히 드물지만 복통을 느끼지 않는 급성췌장염도 있어서 고령자나 의

식장애 환자 등은 주의를 요한다.
- Grey-Turner 징후나 Cullen 징후 등의 피부증상을 동반하는 일이 있는데, 어느 쪽이나 출현빈도는 약 3%로 낮고, 급성췌장염의 특징적인 증상은 아니다.

## 진단

- 진단은 후생노동성의 진단기준(표 1)에 따라하고, 그 후 중증도가 판정(표 2)되면 치료에 반영한다.

## 치료

- 치료(그림 1)로는 경증인 경우는 금식에 의한 췌장의 안정과 충분한 수액보충, 통증감소가 이루어지지만, 문제는 중증례의 치료이다. 호

**표 1 후생노동성 급성췌장염 진단기준(2008)**

1. 상복부에 급성 복통발작과 압통이 있다.
2. 혈중 또는 소변 속에 췌효소의 상승이 있다.
3. 초음파, CT 또는 MRI로 췌에 급성췌장염을 동반하는 이상소견이 있다.
※ 상기 3항목 중 2항목 이상에 해당되고 다른 췌질환 및 급성복증을 제외한 것을 급성췌장염으로 진단한다.

**표 2 후생노동성 급성췌장염 중증도 판정기준(2008)**

### 1. 예후인자(각 1점)

① Base Excess ≦-3mEq/L 또는 쇼크 ② PaO₂≦60mmHg(room air) 또는 호흡부전
③ BUN≧40mg/dL or Cr≧2mg/dL 또는 핍뇨 ④ LDH≧기준치 상한의 2배
⑤ 혈소판수≦10만/mm³ ⑥ 총Ca≦7.5mg/dL
⑦ CRP≧15mg/dL ⑧ SIRS의 양성항목수≧3*
⑨ 연령≧70세

*SIRS양성항목 : (1) 체온>38℃ or <36℃, (2) 맥박>90회/분, (3) 호흡수>20회/분 or PaCO₂<32 torr, (4) 백혈구>12000/mm³ or <4000/mm³ or 10% 유약구출현

### 2. 조영CT Grade

① 염증의 췌외진전도 : 전신방강(0점), 결장간막근부(1점), 신하극이원(2점)
② 췌의 조영불량역(췌두부, 췌체부, 췌미부의 3구역으로 나누어 판정) : 각 구역에 국한 or 췌주위만(0점), 2구역에 걸친다(1점), 2구역 전체이상(2점)
※ 합계점수 1점 이하 : Grade 1, 2점 : Grade 2, 3점 이상 : Grade 3

**예후인자≧3점 or 조영CT Grade≧2인 경우, 중증으로 판정**

BUN:blood urea nitrogen   CRP:C-reactive protein   PaO₂:arterial O₂ pressure
LDH:lactic acid dehydrogenase   SIRS:systemic inflammatory response syndrome

### 그림 1 급성췌장염치료의 알고리즘

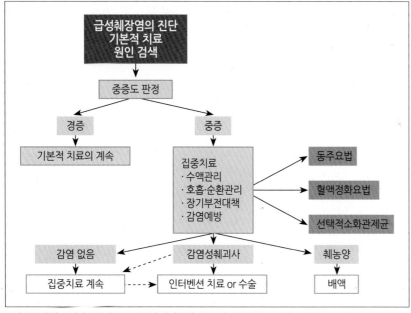

급성췌염의 진료 가이드라인 2010개정출판위원회 편: 급성췌염의 진료 가이드라인 2010 제3판. 도쿄, 金原出版, 2009:42에서 일부 개변인용

흡·순환관리와 장기부전대책, 감염예방을 하면서 단백분해효소 저해제·항균제 국소동주요법이나 혈액정화요법, 선택적 소화관제균이 선택된다.
● 괴사성 췌장염에 감염까지 동반하여 감염성 췌장괴사가 되면 극히 예후가 불량하고 사망률은 34~40%가 된다(비감염성 췌장괴사는 0~11%).
● 감염성 췌장 괴사는 임상소견이나 혈액검사 소견의 악화, 혈액배양검사 양성, 혈중 엔도톡신 양성, CT에 의한 췌장 및 췌장주위의 가스상으로 의심한다. 또 초음파나 CT가이드 하에 국소의 천자흡인세균배양 검사가 유용하다.
● 비감염성 췌장괴사는 보존적 치료가 원칙이지

만 감염성 췌장괴사는 수술이 적응이 된다. 술식은 췌장의 괴사조직을 제거하는 괴사조직절제술과 배액이 이루어진다.

● 췌장농양에 대해서는 초음파나 CT유도하의 경피적 배액법이나 최근에는 초음파 내시경하 배액법이 적극적으로 이루어지지만, 그 후에도 임상소견의 개선을 볼 수 없는 경우는 신속하게 개복 배액법을 할 필요가 있다.

## 케어 포인트

● 급성췌장염은 증상발현 초기에 급속하게 중증

화될 가능성이 있으므로 이 시기의 전신 상태를 파악하는 것이 중요하다. 염증반응의 정도, 활력징후의 변화를 간과하지 말고 조금이라도 중증화의 조짐이 있는 것 같으면 주저하지 말고 다음단계의 치료를 단행해야만 한다.

(鈴木裕, 中里徹矢, 横山政明, 杉山政則)

### 문헌

1. 급성췌염의 진료 가이드라인 2010개정출판위원회 편: 급성췌염의 진료 가이드라인 2010제3판. 도쿄, 金原出版, 2009.

## 하부위장관 질환
# 결장암
*colon cancer*

**point**

- 결장의 점막상피세포에 생기는 악성종양. 저섬유·고지방 식사나 비만이 발생위험요인이고, 식사의 서구화에 따른 증가가 현저하다.
- 암이 진전되고 내강이 좁아지면 주변의 협소화나 복부 팽만감을 자각증상으로 인지한다.

- 검사는 생검검사나 폴립절제 등이 바로 가능한 내시경 검사가 장검사보다 뛰어나다. 진행암에서는 전이를 진단하기 위한 CT검사를 한다.
- 기본적으로 근치절제가 가능한 경우에서는 절제를 한다.

## 결장암이란

- 결장이란 맹장·상행결장·횡행결장·하행결장·S상결장의 총칭이고(그림 1), 결장과 직장을합해 대장이라고 한다. 결장의 주요기능은 소장에서 보내온 장액으로부터 수분의 재흡수를 한다. 대장암이란 대장의 점막상피세포에 생기는 악성종양이고, 결장암과 직장암을 포함하고 있다. 호발부위는 S상결장과 직장이다(그림 2).
- 결장암 중 약 30%는 유전적 요인의 관여가 의심되지만 농후한 유전성을 나타내는 결장암은

전체의 약 5%에 지나지 않는다(표 1). 대부분의 결장암은 유전자의 변이가 후천적으로 축적되어 발생한다고 생각하고 있다(그림 3).
- 암의 발생 위험으로는 저섬유·고지방의 식사나 비만이 관련되어 있고, 식사가 서구화됨에 따라 일본만이 아니고 개발도상국에 있어서도 증가 경향이 현저한 질환이다.

## 증상·진찰 소견

- 결장암의 증상은 복통, 변비, 혈변 등의 자각증상이다.
- 암이 진전하여 내강이 좁아지면 변이나 장관 내 가스가 통과하기 어렵기 때문에 변이 가늘

**그림 1 대장**

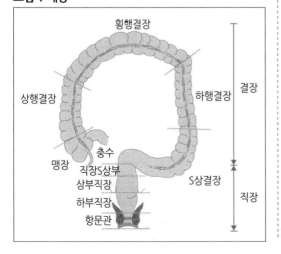

**그림 2 대장암**

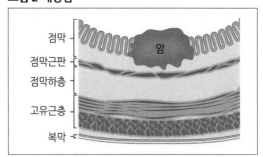

어지거나 복부팽만을 자각증상으로 인식한
다. 그러나 소장에 가까운 부위(맹장이나 상행
결장)에 종양이 생긴 경우는 변이 고형화되지
않고 쉽게 통과하기 때문에 자각증상은 나타
나지 않고 진행된 상태에서 발견되는 경우가
많다.

## 진단·검사

- 검사에 관해서는 장검사나 대장내시경검사가
  권장되지만, 내시경검사에서는 생검검사나 폴
  립절제 등을 바로 할 수 있는 점이 장검사보다
  뛰어나다.
- 조기암이나 내시경적 점막절제술(endoscopic
  mucosal resection : EMR)후의 추가절제 등으로

복강경하 수술을 할 가능성이 있는 경우에는 내
시경검사 시행시에 마킹(클립핑)을 하고 검사
직후에 복부 X선을 촬영해 놓는다.
- 진행된 암은 장관주위의 림프절뿐 아니라 간
  장이나 폐 등에도 전이되기 때문에 CT검사를
  한다(그림 4).
- MRI검사는 미세한 간전이를 예리하게 나타
  내는 점이 뛰어나다.
- 근래 PET-CT검사가 보급되어 있고 종양의 크
  기가 1cm정도 되면 영상으로 확인이 가능하
  기 때문에 복막파종 등을 진단할 수 있다.

## 치료

### 외과적 치료

- 기본적으로 근치절제가 가능한 경우에는 절제

**표 1 결장암의 유전적 요인**

|  | 유전형식 | 발증과정 | 연령 | 유전자이상 |
|---|---|---|---|---|
| 가족성대장선종증<br>(familial adenomatous polyposis: FAP) | 상염색체<br>우성 | 대장에 선종이 다발하고 그 후 암화 | 10대 때부터 | APC |
| 유전성비폴립대장암<br>(hereditary nonpolyposis colorectal<br>cancer: HNPCC) | 상염색체<br>우성 | 다발폴립은 없다. | 40대 때부터 | MSH, PMS 등 |

APC: adenomatous polyposis coli, MSH: Mut S protein homolog 5, PMS: post meio tic segregation increased

**그림 3 결장암의 발생과 진전에 관계된 유전자 변이**

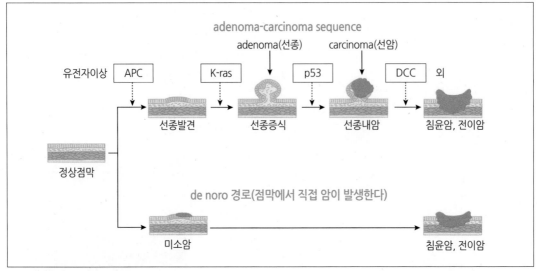

DCC : deleted in colorectal cancer

를 한다.

- 조기암으로 심달도(그림 2)가 점막층 또는 점막하층에 경도침윤해 있는 증례에서는 림프절 전이를 일으킨 것은 아주 드물기 때문에 내시경하 절제(그림 5)가 권장된다.
- 유경성폴립(Ip형, pedunculated polyp)에 대해서는 스네어(둥근모양의 와이어)를 이용하여 절제(polypectomy)한다. 아유경성·무경성 폴립에 대해서는 점막하층에 생리식염수 등을 주입하고 융기시킨 후에 EMR을 한다.
- 점막하층 심부에의 침윤이 있는 경우에는 림프절 전이가 약 10%라고 인지되는 것으로 림프절과 암을 함께 절제하는 수술을 한다. 암주위로의 림프절전이는 암의 근방에서 순서대로 장관방 림프절→중간림프절→주림프절로 전이된다. 이들 림프절 중 전이의 가능성이 있는 림프절을 수술로 예방적 절제하는 것을 림프

절 곽청이라고 한다(그림 6). 따라서 암의 크기에 비해 절제되는 장관이나 주위의 조직이 많은 경우가 있다.

- 수술 후 조기부터 보행이나 경구섭취를 시작하는 것으로, 수술 후의 회복과정이 빨라지고 조기퇴원이 가능해진다고 보고되어 있어서, 수술 후 회복강화(enhanced recovery after surgery : ERAS)로 주목을 받고 있다. 또 근래 수술부위가 적고 수술 후 통증이 적은 복강경 수술(그림 7)이 보급되어 있다.
- 근치수술이 불가능한 경우에 대해서 가능하면 증상의 경감을 목표로 한 수술을 한다(고식수술).
- 종양의 과진전이나 암성 복막염에 의해 장폐색이 된 증례에 있어서도 폐색 부위에서 구측으로 스토마(인공항문)를 만들거나(그림 8), 바이패스수술을 실시하는 것으로 경구섭취가 가능해지는 경우가 있다.

## 그림 4 결장암의 영상

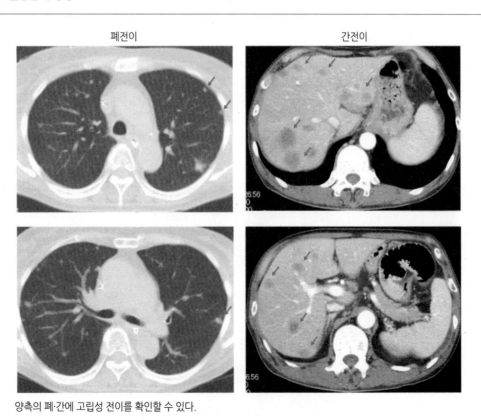

폐전이　　　　　　간전이

양측의 폐·간에 고립성 전이를 확인할 수 있다.

● 출혈 등의 증상을 초래하는 경우는 종양만 절제하는 경우도 있지만 이미 암이 꽤 진행된 경우가 많아, 환자의 체력, 영양상태, 검사치(알부민이나 헤모글로빈 등), 예후 등을 고려한 후에 수술을 한다.

## 화학요법

● 근치절제는 불가능하지만 종양에 수반되는 증상이 특별하게 없는 경우에 있어서는 화학요법을 한다.
● 기본적인 항암제는 5-FU, 류코보린이고, 이에 옥살리플라틴을 병용하는 항암화학요법 FOLFOX나 이리노테칸을 병용하는 항암화학요법 FOLFIRI이 일반적이다. 이 항암화학요법에 표적치료제인 bevacizumab나 cetuximab 또는 panitumumab라는 약물을 병용하므로 상승효과가 있다고 보고되어 있다.
● 세츠키시마부와 파니츠무마부는 Kras유전자변이의 유무를 조사하는 것으로 그 효과를, 이리노테칸은 UGT1A1유전자변이를 조사하는 것으로 유해사상을 추측할 수 있다.
● 화학요법의 상세에 관해서는 「직장암」의 항을 참조할 것.

## 케어 포인트

● 인공항문은 고식수술이나 직장암의 수술(Miles수술, 골반내장전적술 또는 초저위전방절제술

그림 5 내시경하절제

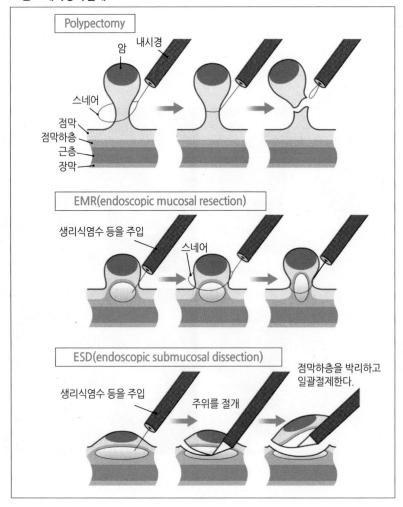

Polypectomy

암 내시경
스네어
점막
점막하층
근층
장막

EMR(endoscopic mucosal resection)

생리식염수 등을 주입
스네어

ESD(endoscopic submucosal dissection)

생리식염수 등을 주입
주위를 절개
점막하층을 박리하고 일괄절제한다.

의 일부)을 할 때 조성된다. 수술 후 변실금에 의한 피부장애, 인공항문의 함몰, 피부점막이식 등에 관해서는 장기적인 케어가 필요하다.

(小林敬明)

## 문헌

1. 대장암연구회 편: 대장암치료 가이드라인 의사용 2010년판. 金原出版, 도쿄, 2010.

## 그림 6 림프절곽청

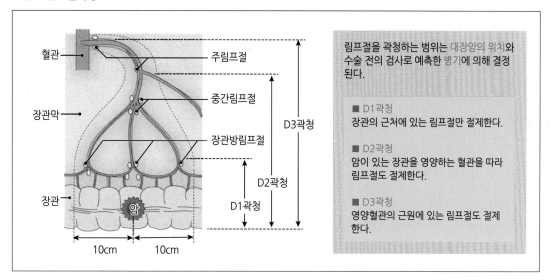

혈관
주림프절
장관막
중간림프절
장관방림프절
D3곽청
장관
암
D2곽청
D1곽청
10cm  10cm

림프절을 곽청하는 범위는 대장암의 위치와 수술 전의 검사로 예측한 병기에 의해 결정된다.

■ D1곽청
장관의 근처에 있는 림프절만 절제한다.

■ D2곽청
암이 있는 장관을 영양하는 혈관을 따라 림프절도 절제한다.

■ D3곽청
영양혈관의 근원에 있는 림프절도 절제한다.

## 그림 7 복강경수술

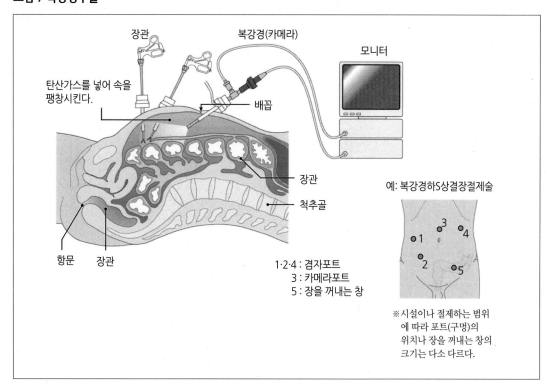

장관
복강경(카메라)
모니터
탄산가스를 넣어 속을 팽창시킨다.
배꼽
장관
척추골
항문  장관

1·2·4 : 겸자포트
3 : 카메라포트
5 : 장을 꺼내는 창

예: 복강경하S상결장절제술
3
1  4
2  5

※시설이나 절제하는 범위에 따라 포트(구멍)의 위치나 장을 꺼내는 창의 크기는 다소 다르다.

**그림 8 스토마(인공항문)의 조성**

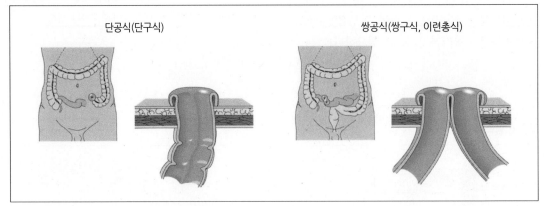

단공식(단구식)

쌍공식(쌍구식, 이련총식)

하부위장관 질환

# 직장암

*rectal cancer*

| point | ● 직장의 점막상피에 생기는 악성 종양으로 가는 변, 복부팽만, 항문부 통증 등이 있다. 치핵으로 인한 출혈과의 판별이 아주 중요하다. | ● 진찰로는 직장검진은 필수. 검사는 국소평가로 대장내시경검사를 권장하고, 타장기 전이의 평가로 CT나 MRI검사를 할 수 있다.<br>● 근치수술이 가능한 경우에는 절제를 시행한다. |

## 직장암이란

● 직장이란 S상결장에 이어지는 항문까지의 장관으로 직장S상부·상부직장·히부직장으로 되어 있다. 직장암은 직장의 점막상피에 생긴 악성종양이다.

● 해부학적으로 복막반전부를 경계로 장관구조와 정맥·림프관 경로가 다르다. 복막반전부보다 구측인 직장(직장S상부, 상부직장)에서는

결장처럼 장관은 장막으로 둘러싸여 있고, 림프관은 하장간막동맥 주위를 주행하고 하장간막정맥은 문맥에 도달한다. 복막반전부보다 힝문측의 직징(하부직장)은 장막에 둘러싸여 있지 않고, 정맥은 중·하직장정맥에서 내장골정맥으로 합류하여 하대정맥에 유입되고, 림프관은 중·하직장동맥·내장골동맥·복부대동맥의 주위를 주행한다(그림 1~3).

● 직장암은 하직장정맥-하대정맥의 경로에서도

### 그림 1 직장

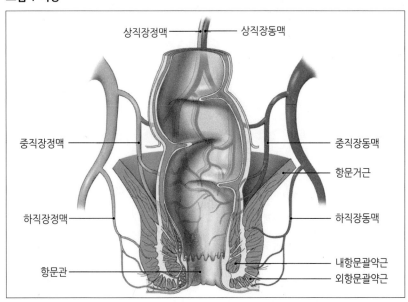

상직장정맥 ─── 상직장동맥

중직장정맥 ─── 중직장동맥

항문거근

하직장정맥 ─── 하직장동맥

항문관 ─── 내항문괄약근
외항문괄약근

## 그림 2 정맥계

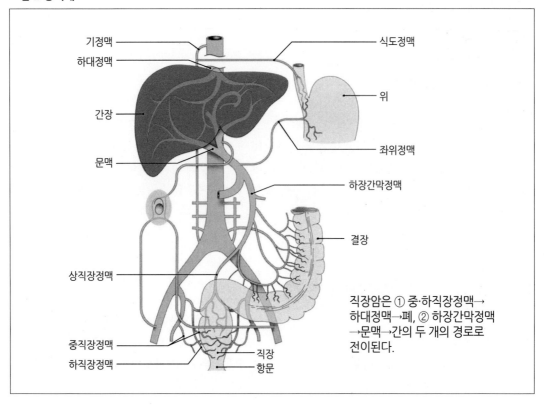

기정맥
하대정맥
간장
문맥
상직장정맥
중직장정맥
하직장정맥
식도정맥
위
좌위정맥
하장간막정맥
결장
직장
항문

직장암은 ① 중·하직장정맥→
하대정맥→폐, ② 하장간막정맥
→문맥→간의 두 개의 경로로
전이된다.

## 그림 3 림프관

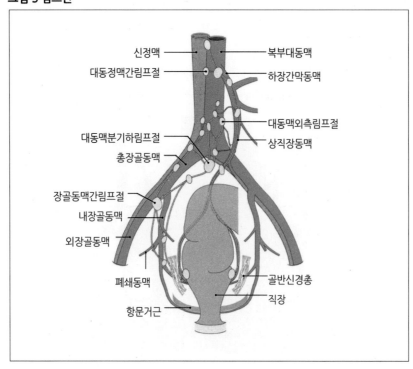

신정맥
대동정맥간림프절
대동맥분기하림프절
총장골동맥
장골동맥간림프절
내장골동맥
외장골동맥
폐쇄동맥
항문거근
복부대동맥
하장간막동맥
대동맥외측림프절
상직장동맥
골반신경총
직장

전이되기 때문에 폐전이의 빈도가 높다.

● 직장주위에는 자율신경이 모여서 연결되어 골반신경총을 형성하고, 배뇨기능이나 성기기능을 담당하고 있다(그림 4). 수술에 의해 수술 후 신경장애를 일으키는 경우가 있다.

● 유전적 요소나 발생위험, 최근의 증가경향 등은 결장암과 같다.

## 증상·진찰 소견

● 직장암의 증상으로 종양의 협착에 의한 변이 가늘어지는 것, 폐색에 의한 복부팽만, 배변 시 출혈, 항문부 통증 등이 있다. 출혈에 관해서는 치핵으로 인한 출혈과 감별하는 것이 아주 중요하다.

● 직장암의 진찰로는 직장촉진이 필수이다. 상부직장보다 구측의 종양을 직접 촉지하는 것은 어렵지만 하부직장암에서는 출혈의 정도나 가동성(장관벽외침윤의 유무), 항문과 종양하연까지의 거리(술식에 영향) 등 중요한 정보를 얻을 수 있다.

## 진단·검사

● 검사는 국소의 평가로 대장내시경검사를 권장하고, 타장기로의 전이를 평가하기 위해서는 CT나 MRI검사를 할 수 있다(그림 5).

**그림 4 골반신경총**

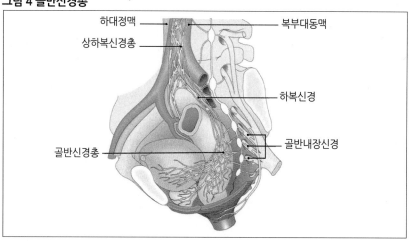

하대정맥 ─── ─── 복부대동맥
상하복신경총 ───
─── 하복신경
골반신경총 ─── ─── 골반내장신경

**그림 5 직장암의 영상**

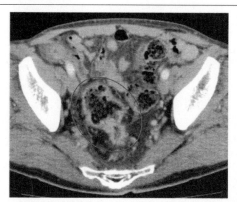 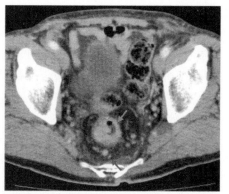

상부직장에 전주성 종양(➡)이 확인되고, 구측의 직장의 확장(○)과 주위 림프절의 종대(➡)가 확인된다.

● 직장암의 전이는 상기와 같이 하대정맥경유에서의 폐전이가 간전이에 이어서 많기 때문(폐전이는 결장암의 약 2배)에 흉부 CT를 반드시 시행한다.

# 치료

## 외과적 치료

● 결장암과 마찬가지로 근치절제가 가능한 경우에는 절제를 한다.
● 심달도가 점막층 또는 점막하층에 경도침윤하고 있는 경우에는 내시경하 절제를 한다.
● 수술에 관해서는 결장암에 준한 수술(암과 림프절을 하나로 해서 절제하는 수술)을 한다. 다만 복막반전부 이하의 직장암인 경우는 내장골동맥 주위의 림프절의 곽청(측방곽청)을 병행해서 하는 경우가 있다.

### 1. 직장 S상부암

● 직장을 절제하고 문합을 한다. 문합선이 복막반전부보다 높기 때문에 고위전방절제술이라고 칭한다.

### 2. 상부 직장암

● 직장을 절제하고 문합을 한다. 문합선이 복막반전부보다 낮기 때문에 저위전방절제술이라고 칭한다.

### 3. 하부 직장암

#### a. 초저위전방절제술

● 직장을 절제하고 문합을 하지만 문합선이 복막반전부보다 아주 낮다(초저위). 문합부에 문합부전의 우려가 있는 경우는 일시적인 인공항문을 조성하는 경우가 있다.

#### b. 직장절단술(Miles수술)

● 직장을 절제하고 S상결장을 인공항문으로 한다(그림 6).

#### c. 골반내장전적술(+측방곽청)

● 직장절단술+방광합병절제(+자궁·난소절제)를 한다.

## 화학요법

### 1. 근치절제불능 또는 전이재발증례

● 화학요법으로는 신약이나 새로운 항암화학요법이 사용된다. 기본적으로는 모든 약물을 사용하는 것으로 생존기간의 연장을 인지하고 있기 때문에, 하나의 항암화학요법이 효과가 없는 경우에는 다른 요법의 검토를 한다.
● 약물의 조합 예를 표 1에 제시한다. FOLFOX나 FOLFIRI에서는 48시간의 지속점적이 필요하기 때문에 중심정맥유치포트를 사용한다(그림 7).
● 표 2에 당과에서 사용한 항암화학요법을 기재했다. 또 각 항암화학요법은 화학요법의 문헌을 참조할 것.

### 2. 근치절제곤란 또는 불능증례

● 국소진전에 의해 절제가 곤란한 경우 등에서는 수술 전 선행화학요법(neoadjuvant chemotheraphy)이 시행된다. 암을 축소시킨 후에 수술을 한다.

**그림 6 직장절단술(Miles수술)**

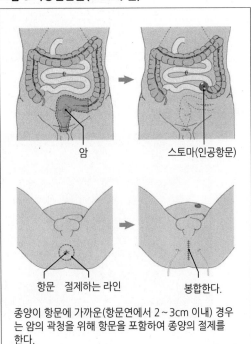

암  스토마(인공항문)

항문  절제하는 라인  봉합한다.

종양이 항문에 가까운(항문연에서 2~3cm 이내) 경우는 암의 곽청을 위해 항문을 포함하여 종양의 절제를 한다.

**표 1 약물의 조합**

|  | 5-FU계약물 | 살세포성약물 | 표적치료제 |
|---|---|---|---|
| 경구 | UFT/UZEL<br>TS-1<br>카페시타빈 |  |  |
| 주사 | 5-FU<br>류코보린 | 옥살리플라틴<br>이리노테칸 | 베바시즈마부<br>세츠키시마부<br>파니쯔무마부 |

FOLFOX   FOLFIRI   XELOX

**표 2 사용 항암화학요법의 예**

| 1st line | FOLFOX(또는 Xelox)(+Bevacizumab) 또는 FOLFIRI(Bevacizumab) |
|---|---|
| 2st line | FOLFIRI 또는 FOLFOX(또는 Xelox) |
| 3st line | Cetuximab(또는 Panitumumab) + 캄프토신 |

## 근치절제후 증례

● 보조화학요법(아주번트요법)은 진행성 암 (stage Ⅲa 이상)에 있어서 수술 후에 예방적으로 항암제를 사용한다. 무재발기간이나 생존기간의 연장을 기대할 수 있다.

## 케어 포인트

● 직장암을 수술함에 있어서는 직장의 해부학적·생리학적 특징 및 수술조작이 가져오는 영향에 의해 수술 후에 기능장애를 가져올 수 있다는 것을 반드시 환자에게 설명해둔다.

### 수술 후 신경장애

● 자율신경이 직장근방을 주행하고, 복막반전부의 측방에서 골반신경총을 형성하고 있기 때문에 배뇨기능, 남성 성기기능(발기, 사정)에 장애가 일어나는 경우가 있다.

### 수술 후 배변장애

● 직장자체는 변을 저류하는 기능을 갖고 있기 때문에 직장절제 후에는 1회 변량의 감소와 변횟수의 증가가 있다.

**그림 7 FOLFOX·FOLFIRI의 지속주입으로 사용하는 중심정맥유치 포트**

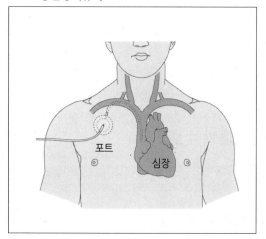

포트
심장

(小林敬明)

문헌

1. Anne M. R. Agur, Arthur F. Dalley저, 坂井乾雄 감역, 小林靖, 小林直人, 市村浩一郎 역: 그랜트해부학 도보 제5판. 의학서원, 도쿄, 2007.
2. 佐藤達夫 편: 림프계국소해부 컬러 아틀라스. 南江堂, 도쿄, 1997.

4 알아야 할 소화기질환

하부위장관 질환

# 염증성 장질환(궤양성 대장염, 크론병)
## *inflammatory bowel disease(IBD)*

**point**
- 궤양성 대장염은 대장에 일어나는 원인 불명의 미만성 비특이성 염증이다. 혈변을 주로 호소하며 정밀검사로 진단이 내려진다. 그 밖에 발열이나 빈맥을 볼 수 있다.
- 크론병은 소장·대장 등의 소화관벽의 전층성으로 특수한 염증을 일으키는 원인불명의 질환으로, 완치시키는 치료법은 현시점에서는 없다.

## 염증성 장질환이란

- 넓은 의미의 염증성 장질환으로 궤양성대장염이나 크론병 외, 세균·바이러스·진균 등에 의한 감염성 장염, 약물성 장염, 방사선성 장염, 허혈성 장염, 폐색성 장염 등이 있다. 한편 좁은 의미의 염증성 장질환은 궤양성대장염과 크론병이 일반적으로 알려져 있다.

## 궤양성 대장염

### 궤양성 대장염이란

- 일본에 있는 궤양성 대장염 환자의 수는 특정질환의료수급자수로 보면 2008년에 10만명을 넘어섰으니 결코 드문 질환은 아니다.
- 주로 점막을 침투하고 자주 '미란'이나 궤양을 형성하는 대장의 미만성 비특이성 염증이다[1].
- 원인 불명이고 면역병리학적 작용이나 심리학적 요인의 관여를 생각할 수 있다.
- 30세 이하의 성인에게 많지만 소아나 50세 이상의 연령층에도 볼 수 있다. 흡연자는 잘 발증하지 않는다는 역학적 결과가 있다.
- 병변의 중심(대부분 직장)에서 연속하여 미만성 염증이 지속된다.

- 성별의 차는 보이지 않고 증상 발현 시 연령은 25~29세에 최대라고 보여진다[2].
- 충수절제는 궤양성대장염의 발증을 억제한다는 연구결과가 시사되고 있다.

### 증상·진찰소견

- 대부분의 환자들이 혈변을 주로 호소하므로 정밀검사로 진단되는 일이 많다. 지속성, 반복성의 점혈변이 있다.
- 그 밖에 발열이나 빈맥을 볼 수 있다.
- 임상적 중증도에 의한 분류가 제시되어 있다[1](표 1).

### 1. 내시경 소견(그림 1)
- 활동기 내시경 소견에 의한 분류가 제시되어 있다[1](표 2).

### 2. 병리조직학적 소견
- 점막전층의 미만성 염증성 세포침윤, 음와농양(crypt abscess), 배세포(goblet cell)의 감소를 볼 수 있다.

### 3. 합병증
- 장관합병증 : 대량출혈 및 출혈에 동반하는 쇼크, 장관천공, 중독성 거대결장증 등.

- 장관외합병증 : 포도막염, 홍채염, 담석증, 원발성 경화성 담관염, 췌장염, 결절성 홍반, 괴저성 농피증, 강직성 척추염 등.

## 진단·검사
- 병변의 확장에 의한 병형분류가 제시되어 있다(그림 2).

## 치료

### 1. 관해도입
- 중증도에 따라 5-ASA제제(경구·국소제제), 스테로이드(경구제제·국소제제)를 사용한다.
- 격증형인 경우는 긴급수술을 고려한다.
- 난치 예에서는 면역조절제(아자티오프린·6-MP)나 혈구성분제거요법·타클로리무스 경구약·인플리시앱 점적정주요법·사이클로 스포린 유지정주요법을 고려한다.

### 2. 관해유지
- 5-ASA제제(경구·국소제제), 면역조절제(아자티오프린·6-MP), 인플리시맵 점적정주요법을 고려한다.

## 케어 포인트
- 10년 이상의 병력이 있는 환자에게는 대장암의 합병도 생각할 수 있으니, 정기적인 하부위 장관 내시경검사가 필요하다.
- 중증도나 이환범위, 연령 등을 고려한 후에 치료방침은 여러 갈래로 나뉜다. 치료경과 중에 악화되어 전신상태가 불량해지는 일도 있으니, 입원치료가 필요한 환자는 활력징후를 여러 번 체크하고 배변상태를 포함한 복부증상을 관찰할 필요성이 있다.

**표 1 중증도 분류의 진단기준**

|  |  | 중증 | 중등도 | 경증 |
|---|---|---|---|---|
| 1) 배변횟수 |  | 6회이상 | 중증과 경증의 중간 | 4회 이하 |
| 2) 혈변 |  | (3+) | 중증과 경증의 중간 | (±) |
| 3) 발열 |  | 37.5℃ 이상 | 중증과 경증의 중간 | (−) |
| 4) 빈맥 |  | 90/분 이상 | 중증과 경증의 중간 | (−) |
| 5) 빈혈 |  | Hb:10g/dL 이하 | 중증과 경증의 중간 | (−) |
| 6) 적침 |  | 30mm/시 이상 | 중증과 경증의 중간 | 정상 |

중증이란 1) 및 2)번 외의 전신증상이다 3)또는 4)중 하나를 충족하고,
또 6항목 중 4항목 이상을 충족한 것으로 한다.
厚生省특정질환 소화흡수장해 조사연구반(白鳥班) 1985년 업적집. 1986: 26-27.

**표 2 중증도 분류의 진단기준**

| 염증 | 내시경소견 |
|---|---|
| 경도 | ● 혈관투견상소실<br>● 점막세과립상<br>● 발적, 아구창, 작은 황색점 |
| 중증도 | ● 거친 점막, 미란, 소궤양<br>● 이출혈성(접촉출혈)<br>● 점혈농성 분비물부착<br>● 그 밖의 활동성염증소견 |
| 강도 | ● 광범위한 궤양<br>● 저명한 자연출혈 |

**그림 1 궤양성대장염의 하부소화관 내시경검사**

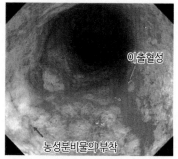

이출혈성
농성분비물의 부착

직장에서 전주성에 연속성으로 구측으로 퍼져가는 병변이고, 활동기의 궤양성 대장염이다.

**그림 2 궤양성대장염의 이환범위**

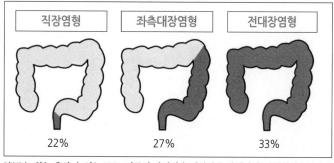

| 직장염형 | 좌측대장염형 | 전대장염형 |
|---|---|---|
| 22% | 27% | 33% |

渡辺守: 한눈에 알 수 있는 IBD, 염증성 장질환을 진찰받은 선생님께, 난치성염증성장관장해에 관한 조사연구(渡辺班).에서 일부 개변인용

# 크론병

## 크론병이란

- 소장·대장 등의 소화관벽의 전층성으로 특수한 염증을 일으키는 원인불명의 질환이다. 입에서 항문까지 소화관의 어떤 부분에나 일어날 수 있다.
- 원인은 불명이다. 유전성소인을 가진 개체에 여러 가지의 환경인자가 관여하여 장점막의 면역계의 조절기능이 장애를 받아 염증이 일어난다는 것이 현재의 의견이다.
- 발증 연령은 젊은 나이에 많고 남성에게는 20대 전반, 여성에게는 10대 후반에 호발한다.
- 일본의 유병률이나 이환률은 한국, 오세아니아 여러 나라, 남아프리카와 함께 세계의 중간으로 되어 있다. 일본은 남성에게 약간 많지만 서구 여러 나라에서는 여성에게 많은 경향이 있다. 또 분석역학적연구에 의해 증상발현 위험으로서 흡연이 알려져 있다.

## 증상·진찰소견

- 진단기준(표 3)에 준하여 진단을 내린다
- 복통, 설사, 체중감소, 혈변, 발열 등의 증상을 볼 수 있다.

### 1. 내시경소견(그림 3)

- 종주궤양, 납작한 돌들이 깔려있는 형상, 아구창 등.

### 2. 영상검사소견

- 종주궤양, 납작한 납작한 돌들이 깔려있는 형상, 누공의 존재(그림 4). 소장 X선 조영검사가 유용하다.

### 3. 병리조직학적소견

- 비건락성 상피세포육아종.

### 4. 합병증

- 장관합병증: 치루·열창 등의 항문병변(그림 5-a), 소화관천공, 누공, 복강내농양(그림 5-b), 구강내아구창, 대장암, 소장암, 치루암, 관절염, 췌장염, 홍채염 등.

## 진단·검사

- 본증의 병형은 종주궤양, 납작한 납작한 돌들이 깔려있는 형상 또는 협착의 존재부위에 따라 소장형, 소장·대장형, 대장형으로 분류된다(그림 6).

## 치료

- 크론병을 완치시키는 치료법은 현시점에서는 없다.
- 치료의 목적은 증상을 컨트롤하고 환자의 삶의 질을 높이는 것이다. 관해유지의 기간을 유지하고, 증상의 개선, 영양상태의 유지, 염증의 재

**표 3 일본의 크론병의 진단기준**

| | |
|---|---|
| 1) 주요소견 | A. 종주궤양<br>B. 납작한 납작한 돌들이 깔려있는 형상<br>C. 비건락성 상피세포육아종 |
| 2) 부소견 | a. 소화관의 광범위에 인지되는 부정형~원형 궤양 또는 아구창<br>b. 특징적인 항문병변<br>c. 특징적인 위·십이지장병변 |
| 확진예 | 1. 주요소견의 〈A〉 또는 〈B〉를 갖고 있는 것<br>2. 주요소견의 〈C〉와 부소견의 〈a〉 또는 〈b〉를 갖고 있는 것<br>3. 부소견의 〈a〉〈b〉〈c〉 모두 갖고 있는 것 |
| 의심 진단 예 | 1. 주요소견의 〈C〉와 부소견의 〈c〉를 갖고 있는 것<br>2. 주요소견의 〈A〉 또는 〈B〉를 갖고 있지만 허혈설대장염, 궤혈성대장염과 감별이 불가능한 것<br>3. 주요소견의 〈C〉만을 갖고 있는 것<br>4. 부소견의 어느 쪽을 두 개 또는 한 개만 갖고 있는 것 |

渡辺守: 궤양성대장염, 크론병 진단기준·치료지침, 厚生노동과학연구비보조금 난치성질환 극복연구사업, 「난치성염증성 장관장해에 관한 조사연구」반(渡辺班) 2010년도 분담연구보고서 별책. 에서 인용

## 그림 3 크론병 : 하부소화관내시경검사

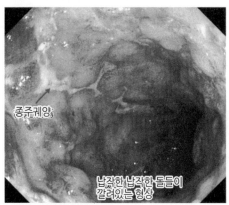

장관의 장축방향을 따라 종주궤양을 볼 수 있다.
비연속성으로 납작한 돌 모양의 점막이 여기저기 보인다.

## 그림 4 크론병 : 소장조영검사

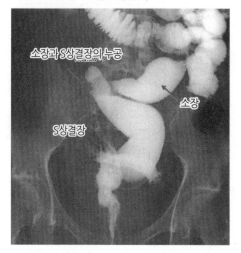

32세 여성. 투병기간 약 10년. 소장조영으로 소장과 S상
결장의 누공이 확인된다.

## 그림 5 크론병 : 골반조영CT검사

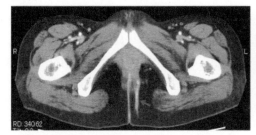

크론병에 수반되는 항문주위농양에 대해서 절개배농 후에
치루를 형성하고 있다.

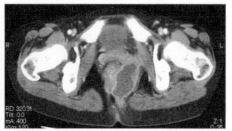

소화관의 누공에서 천공을 확인 골반내에 국한성 농양을
형성하고 있다.

## 그림 6 크론병의 이환범위

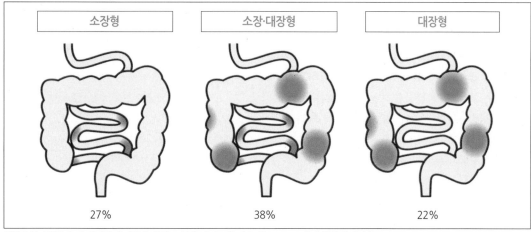

일본소화기병학회 편: 환자분과 가족을 위한 크론병 가이드북. 南江堂, 2011: 7.에서 일부 개변인용

## 그림 7 크론병의 중증도와 치료법

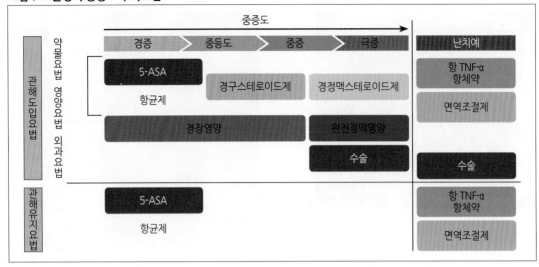

일본소화기병학회 편: 환자분과 가족을 위한 크론병 가이드북. 南江堂, 2011.23에서 인용

발 예방을 하는 것이 중요하다. 또 근래 인플리시앰 등의 항 TNF α(tumor necrosis factor α) 항체치료로 기존 치료에 반응이 없는 경우 효과를 기대할 수 있게 되었다(그림 7).

### 1. 외과적 치료
- 크론병에 대한 근본적 수술은 없다.
- 장관협착·출혈의 조절을 목적으로 하여 수술을 선택할 때가 있고, 증상의 개선이나 약물의 감량, 중지를 시도할 수 있다. 다만 장절제의 반복에 의한 단장증후군이나 문합부전 등의 수술 후 합병증이 생길 위험성이 있다.

### 2. 내시경적 치료
- 크론병에 따르는 소화관 협착으로 장폐색 증상이 있고, 비교적 짧고 굴곡이 적은 양성협착에 깊은 궤양이나 천공을 동반하지 않는 것에, 내시경적 풍선확장술이 적응이 되어서 외과적 치료를 피할 수 있다.
- 내시경적 치료를 할 때는 소화관 천공이라는 합병증이나 재협착에 유의한다.

### 케어 포인트
- 장기 경과에 의해 대장암이나 소장암이나 치루암 등이 보고되고 있고, 관해유지요법 중에도 복부CT검사, 골반MRI검사, 하부소화관 내시경검사라는 정기적인 소화관 검사가 필요하다.
- 젊은 환자 중에 투병기간이 긴 환자가 많아서, 원질환의 치료도 하면서 장기요양에 대한 정신면에서의 케어도 중요하다.

(小河晃士, 松岡弘芳, 正木忠彦)

### 문헌
1. 渡辺守: 궤양성대장염, 크론병 진단기준·치료지침, 厚生노동과학연구비보조금 난치성질환 극복연구사업, 「난치성염증성 장관장해에 관한 조사연구」반(渡辺班) 2010년도 분담연구보고서 별책
2. 渡辺守: 한눈에 알 수 있는 IBD, 염증성장질환을 진찰받은 선생님께, 난치성염증성장관장해에 관한 조사연구(渡辺班)
3. 일본소화기병학회 편: 환자분과 가족을 위한 크론병 가이드북. 南江堂, 2011

하부위장관 질환

# 충수염
## *appendicitis*

| point | ● 충수의 급성 염증질환이다. 이학적 소견과 임상/영상 검사를 엄밀하게 평가하고 종합적으로 진단한다.<br>● 보존적 치료를 하는 경우 증상의 악화에 따라 수술치료로 이행할 수도 있으니 전 | 신상태의 변화를 간과하지 않는 것이 중요하다.<br>● 케어는 활력징후와 배액관의 성상(수술 시행 후 배액관을 삽입한 경우)을 적절하게 평가하고 철저하게 환자를 관리한다. |
|---|---|---|

## 충수염이란

- 충수란 우하복부에 존재하고 맹장의 선단에서 연속해 있는 관상기관으로 존재한다(그림 1). 길이는 평균 5~8cm 정도로 지배혈관인 충수동맥은 회결장동맥에서 분기되어 있다(그림 2)[1,2]. 임신 시에는 자궁의 증대와 함께 충수는 두측방향으로 밀려 올라간다(그림 3)[3].
- 충수염은 충수의 급성염증성질환이다. 충수의 폐색에 의해 충수 내강의 압이 상승하고, 장내 세균의 증식 및 혈행장애에 의한 충수점막방어기전의 파괴 때문에, 장내 세균 등이 충수벽 내에 진입하여 감염을 일으키는 것이 병인이다.
- 소아·청소년에서는 림프조직의 과형성, 성인

이후에서는 장결석·분괴나 이물, 드물게 종양이 원인이 된다. 또 바이러스 감염 등이 원인으로 2차적으로 충수염을 발증할 수도 있다.
- 충수염은 그 염증의 정도에 따라 카타르성 충수염, 봉와직염성 충수염 및 괴저성 충수염으로 분류한다(표 1).

## 증상·진찰소견

### 증상

- 충수염의 임상증상은 과반수에서는 우선 심와부통이 출현하고, 시간의 경과와 함께 우하복부통으로 이동해간다. 처음부터 우하복부, 복

### 그림 1 충수

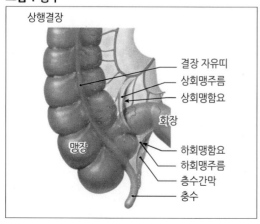

### 그림 2 충수와 동맥

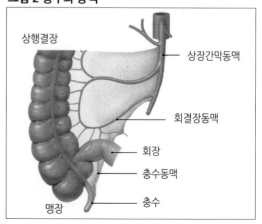

부전체, 제주위 등이 아픈 것도 있다.

- 그 밖의 증상으로 식욕부진, 오심·구토, 발열을 동반하는 경우가 많고, 배변이상, 복부팽만감 등의 증상을 나타낼 수도 있다. 유아나 고령자, 임산부에게서는 놓치기 쉽기 때문에 충분한 주의가 필요하다.

## 소견

### 1. 복부신체소견

#### a. 압통점

- 충수염의 전형적인 압통점으로는 맥버니점, 란츠점, 쿠멜점 등이 있다(그림 4)[4].

#### b. 복막자극증상

- 압통점에서의 블룸베르그 징후(압박했을 때보다 갑자기 압박을 해제했을 때 통증이 현저해지는 현상), 근성방어, 로젠슈타인 징후(좌측와위에서 압통이 증강하는 현상), 로브싱 징후(좌하복부의 압박으로 우하복부통이 유발된 현상) 등이 인지된 경우 수술적응의 가능성이 있다.

### 2. 임상검사소견

- 백혈구수의 증가, 약간의 시간 차를 둔 CRP수치의 상승을 보일 때가 많다.
- 고령자나 중증예에서는 백혈구수가 감소하는 일이 있다.

### 3. 영상소견

- 영상진단의 진보에 따라 충수염의 진단율은 향상되고 있다(그림 5). 그러나 영상소견만으로 충수염을 진단하는 것은 위험하니, 「신체소견을 정확하게 평가하고 종합적으로 진단」하는 것이 중요하다.

#### a. 복부단순 X선검사

- 충수의 염증이 주위에 파급됨에 따라 국한적인 소장가스상을 많이 볼 수 있다. 충수분석에 의한 석회화상을 볼 수도 있다.

#### b. 복부초음파검사

- 충수염의 진단, 중증도의 판정에 유용하고 비침습적인 검사이다. 방사선피폭이 없어서 반복검사가 가능하고, 소아나 임신이 의심되는 여성 등은 아주 유용하다. 한편 시행자의 숙련도나 환자측의 인자(비만도 등)에 의해 정도가 좌우된다.

- 초음파검사에 의한 충수염의 소견은 충수의 종대가 가장 전형적이고, 그 밖에 충수벽비후, 방광직장와에 복수의 저류, 분석의 존재 등이 있다.

**표 1 급성충수염의 분류**

| 1. 카타르성 충수염 | 충수에 부종과 발적이 있다. |
|---|---|
| 2. 화농성 충수염 | 충수벽의 염증이 카타르성 충수염보다 더욱 심해, 충수 내에 농의 저류가 있으며 충수 표면의 복막에도 농이 관찰된다. |
| 3. 괴저성 충수염 | 충수벽에 괴사가 있고, 여러 부위의 천공이 있다. |

**그림 3 임신시의 충수의 위치**

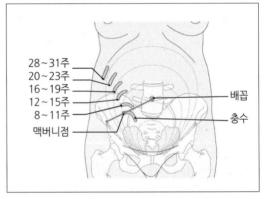

28~31주
20~23주
16~19주
12~15주
8~11주
맥버니점
배꼽
충수

**그림 4 충수염의 압통점**

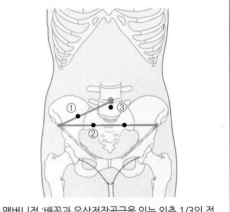

① 맥버니점 :배꼽과 우상전장골극을 잇는 외측 1/3의 점
② 란츠점 :좌우상전장골극을 잇는 우측 1/3의 점
③ 쿠멜점 :제하부 1~2cm인 점

## c. 복부CT검사

- 충수염의 진단·중증도 판정뿐 아니라 급성복증의 감별진단에 유용한 검사이다. 환자측 인자에 좌우되지 않고 객관성에 뛰어나, 복부전체를 평가할 수 있다. 한편으로 방사선 노출의 문제가 있다.
- CT검사에 의한 충수염의 소견은 충수의 종대(10mm 이상 충수가 종대하고 있는 경우는 수술을 고려한다), 충수벽비후, 주위 지방직농도의 상승, 복수저류나 농양형성, 분석의 존재, 회맹부부근을 중심으로 한 장관확장상(봉와직염 이상) 등이 있다[1].

## 진단·검사

- 복막자극증상, 염증반응, 진단영상검사소견(복부단순 X선검사, 초음파 또는 CT검사)에서 종합적으로 중증도 진단을 한다.

## 치료

- 경도의 카타르성 충수염에 대해서는 항생제 투여와 금식 등의 보존적 치료를, 봉와직염성 및 괴저성 충수염에 대해서는 수술치료를 하는 것이 일반적이다.
- 수술치료로는 개복수술과 복강경하 수술이 있고, 보통 충수염을 일으키는 충수만을 적출하는 충수절제술을 시행한다(그림 6~8)[2]. 그러나 명확한 염증의 경우에서는 회맹부절제술 등도 이루어진다.

## 개복수술

- 피부절개는 주로 교차절개로 한다. 복벽이 얇고 마른 환자에게서 충수의 염증이 경도라면 2~3cm의 절개로 치료가 가능하다.

**그림 5 충수염의 영상**

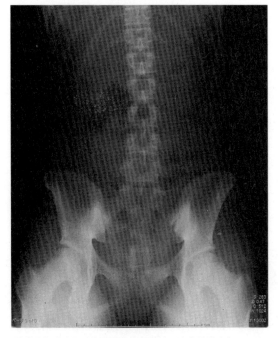

복부단순 X선검사

회맹부 주위에 국한성인 마비성 소장가스상이 확인된다.

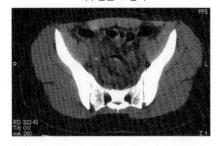

복부단순 CT검사

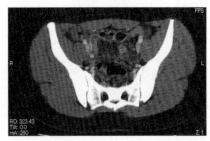

복부조영CT검사

충수의 종대, 충수벽의 비후, 분석에 해당하는 석회화상이 확인된다.

- 염증이 명확한 예나 회맹부절제의 가능성이 있는 예에서는 큰 수술창이 필요하고 방복직근절개나 정중절개로 한다.
- 고도의 복막염·복강내농양이 있는 경우에는 골반강내 등에 배액관을 삽입할 때가 많다.

## 복강경하수술

- 종래의 복강경하수술은 세 군데에 트로카를 천자하고, 복강경으로 관찰하면서 두 군데의 트로카로 겸자 등을 삽입해서 행한다.
- 복강경하수술은 특히 부인과질환과의 감별진단이 필요한 젊은 여성환자나 근육질 혹은 피하지방이 두꺼운 환자, 게다가 충수가 등 쪽에 위치하는 경우에 유효하다.

**그림 6 충수절개술의 피부절개 부위**

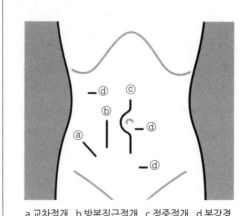

a 교차절개, b 방복직근절개, c 정중절개, d 복강경하수술

**그림 7 개복수술**

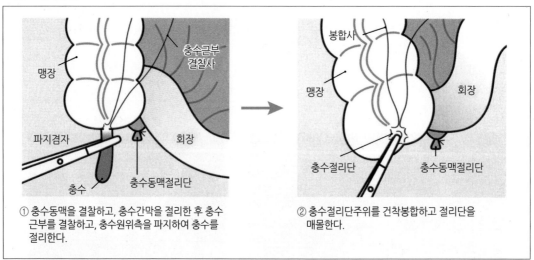

① 충수동맥을 결찰하고, 충수간막을 절리한 후 충수근부를 결찰하고, 충수원위측을 파지하여 충수를 절리한다.

② 충수절리단주위를 건착봉합하고 절리단을 매몰한다.

**그림 8 복강경하수술**

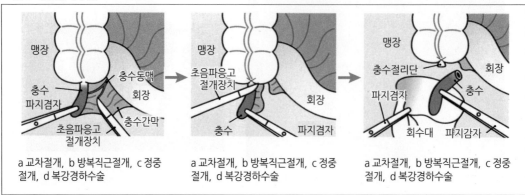

a 교차절개, b 방복직근절개, c 정중절개, d 복강경하수술

a 교차절개, b 방복직근절개, c 정중절개, d 복강경하수술

a 교차절개, b 방복직근절개, c 정중절개, d 복강경하수술

●근래 단공식(하나의 절개창만으로 한다) 복강경하수술로 이루어진 경우도 있다.

## 케어 포인트

### 보존적 치료를 하는 경우

●증상의 악화에 의해 수술치료로 변경하는 일도 있다. 그래서 전신 상태를 적절하게 관찰하고 활력징후의 급격한 변화를 놓치지 않는 것이 중요하다.

### 수술치료를 하는 경우

●수술을 받을 환자는 갑자기 복통과 오심 등이 발현하고 조기에 수술이 필요해지기 때문에 육체적으로도 정신적으로도 큰 스트레스 하에 있다. 정신적 지지, 복통이나 오심·구토의 케어, 복막염 등의 중증의 경우에는 집중적 간호 케이 등을 할 필요가 있다[5].
●충수절제술 후의 술식에 관련된 가장 중대한 합병증은 복강내농양과 수술부위 감염이고, 수술 후 케어로써 발열·복통의 유무와 수술부위의 상태에는 충분한 주의가 필요하다.
●배액관을 넣은 경우에는 배액의 성상(혈성인 경우에는 출혈을, 장내용액인 경우에는 장관 손상을 고려한다)에 주의하는 것도 중요하다[5].

(竹內弘久, 杉山政則)

### 문헌

1. 中山吾郎, 中尾昭公: 각론충수염 국소해부·진단. 외과 2009; 71: 1362-1368.
2. 中川国利: 충수절제술. 소화기외과 Nursing2010; 15: 710-713.
3. 平松晋介, 足立靜: 합병증이 있는 임부의 케어 (Q&A). 너스빈즈SmartNurse9, 2007:761-764.
4. 野上仁, 谷達夫, 飯合恒夫, 외: 급성충수염의 치료. 소화기외과Nursing 2009; 14:1240-1242.
5. 中郡聡夫: 충수절제술. 소화기외과Nursing 2005; 10: 549-552.

하부위장관 질환
# 치핵, 치루
## *internal (external) hemorrhoid and fistula*

**point**
- 치핵은 정맥총이 배변이나 출산 시의 힘주기 등에 의해 울혈되어 생긴다. 내치핵과 외치핵으로 분류되고 외치핵은 심한 통증을 수반한다.
- 약물치료가 제1의 선택이고 배변 시의 힘주기를 대비해 온욕요법을 지도한다.
- 치핵의 탈출이나 출혈을 반복하는 경우에는 수술요법을 검토한다.
- 치루는 항문주위 농양이나 크론병의 수반 증상으로서 많이 볼 수 있다. 자연치유를 기대할 수 없는 경우에는 수술요법이 필요하다.

## 치핵

### 치핵이란

- 치핵은 정맥총이 배변이나 출산 시의 힘주기 등에 의해 울혈을 일으켜, 치상선을 경계로 내치정맥총에서 발생한 내치핵과 외치정맥총에서 발생한 외치핵으로 분류된다(그림 1).
- 내치핵은 지각신경이 존재하지 않는 부위에 발생하기 때문에 통증을 느끼는 일은 없지만, 외치핵은 체성신경이 풍부한 부위에 발생하기 때문에 심한 통증이 일어난다.

## 증상·진찰소견

- 배변 시 출혈이나 항문통, 항문부종류를 호소하며 진찰을 받는 경우가 많다.
- 혈전을 형성하고 있는 급성기의 외치핵인 경우는 시진상 구상의 응혈괴가 청자색으로 나타나기 때문에 진단은 용이하다.
- 내치핵인 경우는 항문경을 사용하여 내진하고 치핵의 탈출 정도와 장소를 특정한다. 치핵의 탈출이나 통증이 심한 경우에는, 시진만으로 멈추고 무리를 해서 항문경을 사용하는 일은 하지 않는다.

**그림 1 치핵**

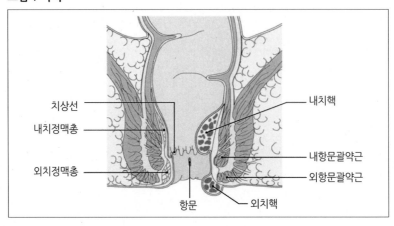

## 진단·검사

● 내치핵에 있어서는 골리거 분류(그림 2)가 널리 사용되고 있고, 치료방침의 표준이 된다.

## 치료

● 기본적으로는 약물치료가 제1 선택이다.
● 배변 시에는 힘주기를 대비하도록 지도하고 입욕 등의 온욕요법을 권한다. 변비 경향이 있는 환자는 완하제를 처방한다.
● 혈전성 외치핵이나 감돈치핵도 약물치료와 일상생활의 지도를 하지만, 증상 개선에 몇 주간이 걸릴 수가 있다.
● 약물치료로 개선할 수 없고 치핵의 탈출이나 출혈을 반복하는 경우에는 수술요법을 검토한다. 항문통이 심한 경우나 환자가 원하는 경우에는 긴급수술을 선택한다.
● 경화요법의 하나인 ALTA요법은 탈출을 동반하는 내치핵만 치료 대상이 된다.

## 케어 포인트

● 진찰할 때는 적절하게 말을 걸어 환자를 안심시킨다.
● 항문 주위는 혈관총이나 신경총이 풍부한 장소이기 때문에 수술 후 항문통이나 수술 후 출혈에 유의하여 간호할 필요성이 있다.

## 치루

### 치루란

● 항문주위농양이나 크론병의 수반증상으로서 나타나는 일이 많다.
● 항문관내의 항문선을 원발소로 하는 감염을 계기로 화농성염증이, 주위에 파급된 것을 항문주위농양이라고 한다. 항문주위농양은 저절로 없어지거나 절개 배농되지만 같은 부위에 이차 병소가 발생하며 원발소와의 사이에 누

---

**그림 2 골리거(Goligher) 분류**

| I 도 | II 도 |
|---|---|

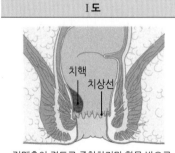

치핵
치상선

정맥총이 경도로 종창하지만 항문 밖으로의 탈출울 나타내지 않는다.

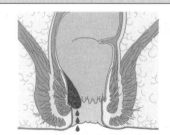

배변시에 항문 밖으로 탈출하지만 배변 후는 자연스럽게 환류한다.

| III 도 | IV 도 |
|---|---|

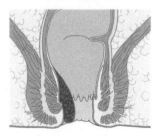

배변시에 항문 밖으로 탈출하고 배변 후에는 자연스럽게 환류하지 않고 손을 사용해야 한다.

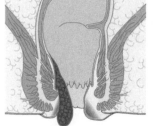

항상 탈출해 있는 상태

## 그림 3 치루의 분류

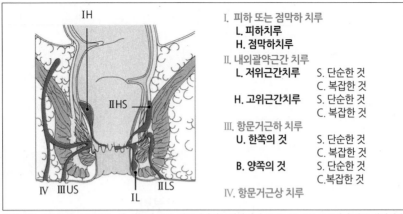

I. 피하 또는 점막하 치루
- **L. 피하치루**
- **H. 점막하치루**

II. 내외괄약근간 치루
- **L. 저위근간치루** — S. 단순한 것 / C. 복잡한 것
- **H. 고위근간치루** — S. 단순한 것 / C. 복잡한 것

III. 항문거근하 치루
- **U. 한쪽의 것** — S. 단순한 것 / C. 복잡한 것
- **B. 양쪽의 것** — S. 단순한 것 / C.복잡한 것

IV. 항문거근상 치루

隅越幸男, 高野貞博, 岡田光生, 외: 치루의 분류. 일본대장항문병학회지 1972; 25: 177-184.에서 일부 개변인용

관을 형성하고 장기간에 걸쳐 배농을 반복하게 된 것을 치루라고 한다.

## 증상·진찰소견

- 항문주위농양이나 크론병 이환의 유무에 대한 병력청취, 시진, 촉진이 필요하다.
- 이차병소 및 원발소에서 이차병소까지의 누관을 확인한다.
- 그 밖에 조영CT검사, MRI검사, 누관조영검사가 이용되고 누관의 국소를 확인한다.

## 진단·검사

- 누관 주행의 소견을 기재하는 데 있어서는 스미꼬시 분류가 널리 쓰인다(그림 3).

## 치료

- 감염을 반복하고 자연치유가 안 되는 경우에는 수술치료가 필요하다.
- 단순치루에서 크론병 등으로 합병하는 복잡치루까지 병태에 따라 치료방침이 다르다.

- 단순치루에 대해서는 누관을 절개 개방하는 레이 오픈법과 누관을 도려내는 코어링 아웃법이 자주 이용된다. 크론병에 합병한 복잡치루에서는 근치술의 적응은 없으므로 누관의 소파와 배액만 한다(시튼법)(그림 4).

## 케어 포인트

- 크론병에 기인하는 치루는 복잡치루가 많고 시튼법을 이용한 수술은 근치하기까지 장기간이 소요되기 때문에 외래에서의 신중한 케어가 필요하다.

(小河晃士, 松岡弘芳, 正木忠彦)

### 문헌

1. 隅越幸男, 高野貞博, 岡田光生, 외: 치루의 분류. 일본대장항문병학회지 1972; 25: 177-184.
2. 浅野道夫, 松田保秀: 저위근간치루에 대한 수술. 소화기외과 2011; 34: 321-329.

**그림 4 치루의 술식**

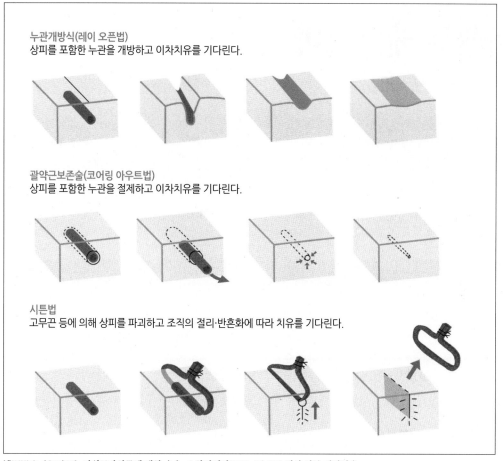

누관개방식(레이 오픈법)
상피를 포함한 누관을 개방하고 이차치유를 기다린다.

괄약근보존술(코어링 아우트법)
상피를 포함한 누관을 절제하고 이차치유를 기다린다.

시튼법
고무끈 등에 의해 상피를 파괴하고 조직의 절리·반흔화에 따라 치유를 기다린다.

浅野道夫, 松田保秀: 저위근간치루에 대한 수술. 소화기외과2011; 34: 322.에서 일부 개변인용

4
알아야 할 소화기질환

그 밖의 질환

# 서혜부 헤르니아

*inguinal hernia*

**point**
- 헤르니아는 장기의 일부가 본래 있어야 할 부위에서 이탈한 상태를 말한다. 대부분이 문진이나 서혜부의 진찰로 진단할 수 있다.
- 치료는 수술이 원칙이다.
- 수술 전·수술 직전·수술 후에 수술 부위의 확인, 수술 내용에 대해서 이해하는 것이 중요하다.

## 서혜부 헤르니아란

- 탈장은 장기의 일부가 본래 있어야 할 강에서 선천성 또는 후천성으로 이탈한 상태를 말하며, 헤르니아문, 헤르니아내용, 헤르니아낭으로 이루어져 있다(그림 1)[1]. 헤르니아내용이 탈출한 채 돌아오지 않게 된 상태를 감돈헤르니아라고 한다.
- 서혜부 헤르니아란 서혜인대의 두측에서 복강 내의 장기가 서혜부로 탈출하는 외서혜 헤르니아와 내서혜 헤르니아를 말한다(그림 2). 또 탈출한 장기에 장관이 많기 때문에 '탈장'이라고도 불린다.
- 대퇴헤르니아는 서혜인대의 미측에서 탈출하여 서혜부 헤르니아와 구별되는 경우가 많다[1].

## 증상

- 울기를 멈추지 않는 유아나 수술 기왕이 없는 장폐색 환자에게서는 감돈헤르니아를 생각할 수 있다.
- 감돈헤르니아에 혈류장애가 생긴 교액상태가 되면 탈출한 장기가 괴사를 일으키기 때문에 응급외과처치를 필요로 한다.

## 진단·검사

- 서혜부 헤르니아의 진단은 대부분 진단 시의 문진이나 서혜부의 진찰로 진단할 수 있다.

### 신체소견

- 서혜부에 종류상을 촉지한다. 또 입위복압 시에 헤르니아 내용이 나오거나 앙와위에서 제자리로 돌아가거나 하는 것(탈출, 환납)이 특징이다.
- 남성에게서는 음낭까지 탈출하여 음낭이 부을 수도 있다.

### 보조검사

- 감돈례에서는 내용이 장관인가 아닌가의 진단이 중요하다. 서혜부를 포함한 복부단순 X선 검사는 필수이고, CT검사나 초음파검사도 유용하다(그림 3).

### 그림 1 헤르니아의 기본 구조

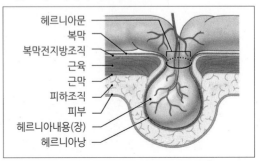

헤르니아문
복막
복막전지방조직
근육
근막
피하조직
피부
헤르니아내용(장)
헤르니아낭

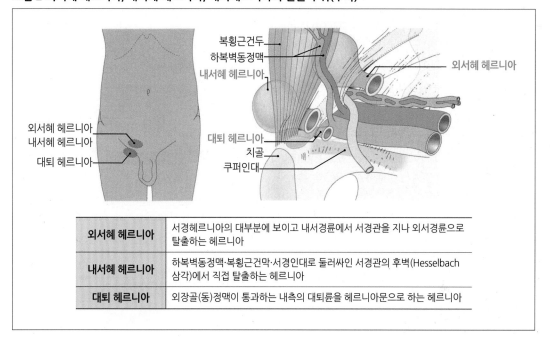

**그림 2 외서혜 헤르니아, 내서혜 헤르니아, 대퇴헤르니아의 탈출 부위(우측)**

복횡근건두
하복벽동정맥
내서혜 헤르니아
외서혜 헤르니아
대퇴 헤르니아
치골
쿠퍼인대

외서혜 헤르니아
내서혜 헤르니아
대퇴 헤르니아

| 외서혜 헤르니아 | 서경헤르니아의 대부분에 보이고 내서경륜에서 서경관을 지나 외서경륜으로 탈출하는 헤르니아 |
| --- | --- |
| 내서혜 헤르니아 | 하복벽동정맥·복횡근건막·서경인대로 둘러싸인 서경관의 후벽(Hesselbach 삼각)에서 직접 탈출하는 헤르니아 |
| 대퇴 헤르니아 | 외장골(동)정맥이 통과하는 내측의 대퇴륜을 헤르니아문으로 하는 헤르니아 |

# 치료

● 진단하자마자 수술을 하는 것이 원칙이다.
● 헤르니아밴드(그림 4)는 서혜부를 압박하기만 할 뿐이고 근본적인 치료는 아니다.

## 교액감돈시의 처치

● 우선 용수정복을 시도한다. 정복할 수 없는 경우는 긴급수술이 된다.
● 정복한 경우라도 입원치료 등의 면밀한 경과관찰을 하고 그 후 신속하게 수술을 한다.

## 수술

● 수술 자체가 만성통증이나 불임의 원인(특히 남성에게)이 될 가능성이 있으므로 주의가 필요하다[2].

### 1. 소아의 서혜부 헤르니아

● 대부분이 태생기에 있어서 서혜관이 형성될 때 생기는 복막초상돌기(여아에서는 Nuck관)의 폐쇄부전에 기인하는 병태이기 때문에, 헤르니

**그림 4 헤르니아 밴드**

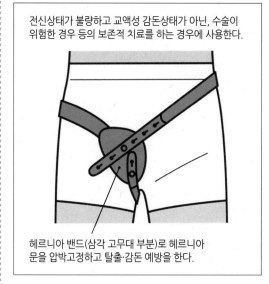

전신상태가 불량하고 교액성 감돈상태가 아닌, 수술이 위험한 경우 등의 보존적 치료를 하는 경우에 사용한다.

헤르니아 밴드(삼각 고무대 부분)로 헤르니아 문을 압박고정하고 탈출·감돈 예방을 한다.

아낭을 근원에서 묶는 고위결찰술을 한다.

### 2. 성인의 서혜부 헤르니아

● 원인의 대부분이 복압상승이나 노화에 의해 복벽이 약하게 되므로 생기는 후천성이기 때문에, 헤르니아문의 폐쇄·봉축, 서혜부관의 후벽보강이 필요하다.

●이전에는 자기의 조직을 이용하여 수복하는 수술(바시니법, 머시법, iliopubic tract repair 법 등)이 이루어졌다. 그러나 현재는 장절제 등의 수술부위에 오염이 있는 경우 이외에는 망사 모양의 인공막(메쉬)을 이용하는 방법이 권장되고 있다.

●메쉬를 이용하는 술식에는 메쉬 플러그법, 리히텐슈타인법[*1], PHS법, 다이렉트 쿠겔법[*2], 쿠겔법(서경관을 개방하지 않는 수술법)·복강경하수술 등이 있다(그림 5)[3]. 복강경하수술은 유용하지만 충분한 경험을 필요로 한다.

[*1] 리히텐슈타인법: 플러그를 삽입하지 않고 위에서 시트 모양의 메쉬만으로 덮는다.
[*2] 다이렉트 쿠겔법 : 커넥터가 없는 분리된 메쉬로 헤르니아문의 내측과 외측을 고정한다.

## 케어 포인트

●수술 전에는 수술 부위가 좌우의 어느 쪽인지 확인해 둔다. 수술 후에는 수술 부위의 출혈에 의한 종창이나 통증에 대한 세심한 케어를 한다.

●서혜부 헤르니아에는 많은 수술방법이나 여러가지 형상의 메쉬가 존재하기 때문에, 수술내용에 대해서 주치의와 긴밀하게 연계를 하는 것이 중요하다.

●메쉬를 사용한 경우는 그 메쉬의 이점·결점이나 사용방법, 사용상의 주의점을 숙지할 필요가 있다.

(竹內弘久, 杉山政則)

### 문헌

1. 沖永功太: 소화관의 헤르니아. 소화기질환 가이드라인 제1판, 高橋信一 편, 종합의학사, 도쿄, 2007: 236-238.
2. 竹內弘久, 正木忠焉, 杉山政則: 소화관의 헤르니아. 소화기질환 가이드라인 제2판. 高橋信一 편, 종합의학사, 도쿄, 2011: 264-269.
3. 木下敬史: 헤르니아수술. 소화기외과Nursing 2010; 154: 350-351.

**그림 5 서혜부 헤르니아의 수술방법**

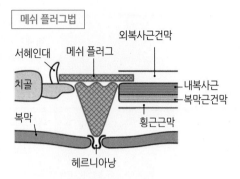

메쉬 플러그법

우산 모양의 플러그를 헤르니아문에 삽입하고 위에서 시트모양의 메쉬로 덮는다.

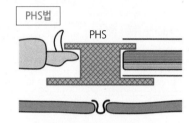

PHS법

헤르니아문에 메쉬를 삽입하고 헤르니아문의 내측과 외측에서 메쉬를 고정한다.

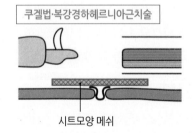

쿠겔법·복강경하헤르니아근치술

서경관전방이나 복막전강으로 다가가서, 복강경을 이용하여 할 수도 있다. 복강내로 복강경을 이용하여 접근하는 방법도 있다.

## 그 밖의 질환
# 복막염
### *peritonitis*

| point | ● 복강내의 염증이 복막에 파급된 상태로 대부분은 급성복막염이 된다. 파급범위에 따라 국한성 복막염과 범발성 복막염으로 크게 나뉜다.<br>● 복막자극증상의 유무로 진단이 가능하지만 원인질환에 관해서는 병력, 복통의 | 부위나 단순 X선 검사, CT검사 등의 영상검사가 필요하다.<br>● 복막염의 치료에 더하여 패혈증, 쇼크, 호흡부전, DIC(파종성혈관내응고증후군)등의 심각한 합병증에 대한 치료가 필요하다. |
| --- | --- | --- |

## 복막염이란

● 복막염이란 복강내에서 어떤 염증이 일어나 복막(그림 1)에 파급된 상태이다. 원인질환으로써 급성충수염, 소화관천공, 게실염, 담낭염, 담낭천공 등이 있다. 대장균이나 포도구균이 원인균이 된다.

● 대부분은 급성경과를 거치지만(급성복막염), 결핵 등으로 만성의 경과를 취하는(만성복막염) 것도 있다.

● 염증의 파급의 범위에 따라 국한성 복막염과 범발성 복막염(염증이 복부 전체에 파급된 것)으로 크게 나뉜다.

## 증상·진찰소견

### 증상

● 복통, 발열, 오심·구토, 복부팽만감, 변비 등.

### 이학소견

● 복부의 압통, 반동압통, 복근의 강직 등이 나타난다. 또 장관마비에 의한 복부 팽윤이나 장연동음의 소실이 나타난다.

● 혈압저하, 빈맥, 요의 양 감소, 의식장애 등을 초래할 수도 있다.

## 진단·검사

● 복막염은 진찰 시의 복막자극증상의 유무로 진단이 가능하지만, 복막염의 원인질환에 대해서는 병력, 복통의 부위나 단순 X선검사, CT검사 등의 영상검사에 의해 진단이 가능해진다.

● 혈액검사로는 백혈구의 상승 등을 인지한다.

● 단순 X선검사로는 복강의 유리가스(free air)나

### 그림 1 복막

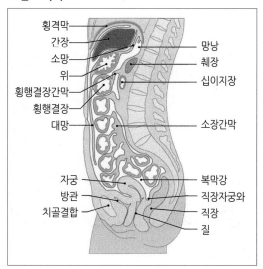

소장가스상의 유무를 본다.

- CT검사로는 free air나 복수의 유무, 장관벽비후, 농양의 유무나 장기의 이상소견의 진단이 가능하다.

## 복막염의 주요 원인 질환

### 1. 급성충수염

- 충수염에는 카타르성, 봉소염성, 괴저성 충수염이 있고, 특히 봉소염성, 괴저성 충수염에서는 복막염을 병발하는 일이 많다.
- 우하복부에 압통, 블룸베르그 징후(반동압통 :rebound tenderness)나 복근의 긴장(defens musculaire)이 나타난다.
- CT검사에서는 충수의 종대가 보이고, 주위의 농양형성, 복수 등이 나타난다. 또 충수내강에 통분 등이 나타난다.

### 2. 소화관천공(그림 2)

- 위·십이지장, 소장, 대장 어떤 부위에나 발생할 수 있다.
- 궤양, 악성종양, 외상, 이물 등이 원인이 된다.
- 상부소화관 천공을 의심하는 경우 위·십이지장 궤양의 기왕이나 검은 변의 유무, 소염진통제의 복용 등 병력청취가 중요하다.
- 소장천공의 원인은 암이나 궤양 외에 외상이나 이물에 의한 것이 있다. 교통외상 등의 둔적외상에 의한 소화관천공으로는 50% 이상이 소장이고, 이어서 S상결장이나 횡행결장, 상행결장이 호발부위로 되어 있다.
- 대장천공의 경우 대장게실이나 대장암, 분변에 의한 허혈 등이 원인이 된다.
- 하부소화관천공에 의한 복막염은 때로 패혈증, 쇼크, 다장기부전을 병발하고 예후가 불량하다.

## 치료

- 복막염이라고 진단된 경우 외과적 처치가 필요한 경우가 많다.
- 범발성 복막염인 경우 수술에 의한 원인질환의 치료와 배액법이 이루어진다.
- 수술법으로는 급성충수염인 경우는 충수절제, 소화관 천공인 경우는 천공부 폐쇄술 또는 절제 등을 한다(그림 3).
- 대장천공인 경우 단순폐쇄나 천공부의 장관절제·문합만으로는 문합부전 등의 위험이 높아, 인공항문 조성을 병행하여 하기도 한다.
- 복막염을 동반하는 경우 복강내의 감염성 삼출액 제거가 필요하다. 보통 수술 중에 생리식염수로 세척을 한다. 또 감염성삼출액의 배액 목적이나 수술 후 농양의 예방, 문합부전의 정보로써 배액관을 유치한다.

**그림 3 십이지장궤양 천공례의 수술 중 소견**

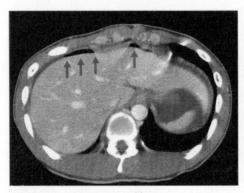

간표면에 free air를 인지한다(▲ 부).

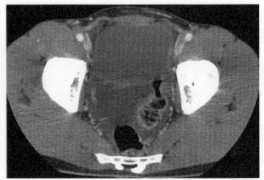

골반강에 복수를 인지한다(▲ 부).

**그림 3 십이지장궤양 천공례의 수술 중소견**

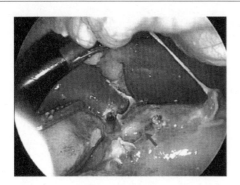

약 10mm 크기의 천공부(➡)를 확인하고, 주위에는 백태가 관찰된다.

- 복강내에는 좌우횡격막하강, 간하강, 좌우방결장구, 골반강 등 복강내 농양호발부위가 있고, 원질환에 의해 배액관 유치 부위를 결정한다.
- 수술요법에 더하여 패혈증, 쇼크, 호흡부전, 신부전, DIC(파종성혈관내응고증후군 : disseminated intravascular coagulation) 등의 다장기에 걸쳐 중대한 합병증에 대한 치료가 필요하다. 특히 하부 위장관 천공에 의한 복막염이나 고령자인 경우 상기의 심각한 합병증으로 죽음에 이르는 경우도 있다.

## 케어 포인트

- 복막염의 원인질환을 이해하는 것이 중요하다. 원인질환에 의해 경과나 합병증이 다르기 때문에 그에 따라 충분한 케어가 필요하다.
- 급성 증상발현이기 때문에 환자나 환자 가족에게 있어서 수술이나 치료의 불안은 강하다. 따라서 그에 대한 케어도 필요하다.

### 수술 전 케어

- 특히 범발성 복막염인 경우 급격한 변화를 초래하는 경우가 있고, 패혈증, 쇼크, 호흡부전, DIC 등 다장기에 걸친 중대한 합병증을 일으킬 수 있으니 활력징후의 체크를 충분히 한다.

### 수술 후 케어

- 수술로 원질환을 제거해도 패혈증, 순환부전, 호흡부전, DIC 등의 다장기에 걸친 중대한 합병증을 초래할 수 있으니 호흡·순환상태의 관리에는 충분히 주의한다.
- 배액관 관리 등을 꼼꼼하게 하고 수술 후 합병증(후출혈, 문합부전이나 수술 후 농양 등)의 조기발견에 노력한다.

(青木久惠)

# 색인

## 약어·구문(歐文)

### A-C

### D

### E

# 보고 배우는 소화기
## See & Learn, Digestive System

**첫째판 인쇄**   2016년 1월 1일
**첫째판 발행**   2016년 1월 4일

**감    수**   MICHIMATA Yukihiro
**편    집**   SUGIYAMA Masanori, ARIMURA Sayuri
**옮 긴 이**   김연희, 최혜정
**발 행 인**   장주연
**출판·기획**   김봉환
**편집디자인**   박선미
**표지디자인**   군자출판사
**발 행 처**   군자출판사
　　　　　등록 제4-139호(1991.6.24)
　　　　　본사 (10881) 경기도 파주시 회동길 338(서패동 474-1)
　　　　　전화 (031)943-1888　　　팩스 (031)943-0209
　　　　　홈페이지 | www.koonja.co.kr

MITE WAKARU SHOKAKI KEA
by MICHIMATA Yukihiro (supervisor), SUGIYAMA Masanori (ed.), ARIMURA Sayuri (ed.)
Copyright ⓒ 2012 MICHIMATA Yukihiro, SUGIYAMA Masanori, ARIMURA Sayuri
All rights reserved.
Originally published in Japan by SHORINSHA INC., Tokyo.
Korean translation rights arranged with SHORINSHA INC., Japan
through THE SAKAI AGENCY and A. F. C. LITERARY AGENCY.

ISBN 978-89-6278-403-9
정가   25,000원